我々の内なる狂気

統合失調症は神経生物学的過程である

著
ロバート・フリードマン

監訳
鍋島俊隆

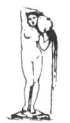

星 和 書 店

Seiwa Shoten Publishers

2-5 Kamitakaido 1-Chome
Suginamiku Tokyo 168-0074, Japan

The Madness Within Us

Schizophrenia as a Neuronal Process

by
Robert Freedman

Translated from English
by
Toshitaka Nabeshima

English Edition Copyright © 2010 by Oxford University Press, Inc.
Japanese Edition Copyright © 2011 by Seiwa Shoten Publishers, Tokyo

［謝辞］

　私が力の及ぶ限りこの病気の理解と診察に努めている間、辛抱強く共に取り組んでくれた患者たちに心からの感謝を申し上げます。

　私の師である Barry Hoffer 先生と、亡き Jarl Dyrud 先生は、私に神経生物学と、私に何かを伝えようとしている人々の声に耳を傾けることを教えてくれました。

　私の同僚たち、Sherry Leonard、Randy Ross、Lawrence Adler、Lars Olson、Homer Olsen、Ann Olincy、Herbert Nagamoto、Paula Bickford、Christine Miller、Karen Stevens、Cathy Adams、Allan Collins、William Byerley、William Kem、Pablo Gejman、David Braff、Josette Harris、Laura Martin、Merilyne Waldo、Yiping Du、Jason Tregellas は、精神医学の科学と実務のすばらしさを教えてくれました。Roberta Payne 博士は私の精神的な支えであり、原稿執筆にあたっては Elaine Steffen が手助けをしてくれました。Joan Bossert は、惚れ惚れするほど我慢強い編集者でした。

　私の仕事は Jerome H. Kern、Mary Rossick Kern、John and Janet Albers、Richard Saunders、Sam and Dr. Nancy Gary の援助と、NIMH、Department of Veterans Affairs、NARSAS、そして Stanly 財団からの助成金による支援を受けています。

　私の妻 Sari は私が夢を決してあきらめないよう支えてくれ、私たちの子供の Aaron、Jason、Andrew、そして両親は私がやりたいと願うすべてのことを、いつも応援してくれるのです。

はじめに

　この本は人の心と脳の病気として統合失調症を紹介することを目的としています。この病気になった人たちは脳の働きに作用して病状を緩解させる薬を飲んだり、人格の回復を目的とした精神医学的な治療を受けたりします。この本ではこの二つの療法のどちらも詳しく述べます。なぜならば、どちらも統合失調症の治療として非常に大切な様相をもつからです。全編を通じて Paul（ポール）と Rachel（レイチェル）という二人の患者の経過を追いました。二人とも私が主治医を務め、永年関わってきた病気の悪いところが集まったような患者です。

　この本は統合失調症の原因や治療法について研究している仲間たちに向けたものではありません。私がそうであるように、彼らは統合失調症の神経生理学的論説は多種多様であることをわかっています。統合失調症の全てを十分な説明を以ってお伝えしようとするなら、大変なページ数が必要となります。同様に、文中の臨床エピソードは医療従事者に統合失調症の治療法について助言するものではありません。治療に携わった人は、レイチェルとポールの症例をはるかに超える対応が難しいケースがあることを知っているでしょう。

　私はこの本を、統合失調症を理解しようとするときに生じるギャップを埋める架け橋にしたいと思います。そのギャップとは病

気を神経細胞上で起きている生理学的に異常な活性の障害として捉える時と、実際に統合失調症に係わり経験する時に生じるものです。身体と精神を二分して議論することは、しばしば西洋哲学に起因する過ちの一つといわれます。一般的にデカルトが初めて二元論として唱えた説を元にしていますが、デカルトは結果的に信仰の理解が及ばない問題の解決策を見つけられなかったのです。統合失調症は精神疾患の中でも最も特異で人間的な病気です。なぜならばその最も特徴的な症状が思考の障害であるからです。この病気はまた、神経生物学的レベルで、最もよく検討されている病気でもあります。統合失調症を心と体という二つの局面から同時に検討することで、どのような特徴的な神経機序が思考というプロセスに関係しているのかということを明らかになる、というのが私の持論です。

多くの人が精神と肉体の相互作用を確実に理解するのは不可能だと提言していますが、彼らは統合失調症のような病気をその調査対象として取り上げたことがないのです。医学の歴史を通じて、病気になることによって、普段は認識しない生理作用の機序が明らかにされてきました。例えば、グルコース代謝の精密な調節作用は糖尿病の障害時に解明されました。しかしながら、この本が正統派の哲学書でも科学的専門書でもないことは明言しておいたほうがよいでしょう。この本では取り上げていない哲学や科学の問題はたくさんあります[1]。

それらを書く代わりに、私の研究グループが行った、統合失調症に認められる神経機能障害、感覚情報処理機構に起きた障害の調査、そして私の患者が経験したことについて述べました。結論

から言えば、決定的な治療法というものが未だないので問題の解決には至りませんでした。この本はどちらかというと、私たちが学んできたことを、医学生や大学院生、そして統合失調症について自ら調査し、臨床的経験を積むことによってこの病気を理解しもっと研究しようとしている次世代の人々に、伝える書となりました。私はこの本が、精神疾患に何らかの形で係わって、この病気がどのようなものであるかを理解したいと願っている家族や関係者の役に立てばよいと思います。そのため、専門的資料は多くありますが、どのように脳が働くのかということに興味をもつようになったばかりのビギナーにも理解できるように、できる限りシンプルな表現で記述しました。専門的資料が必要な方は、巻末の「文献」を参考にしてください。

もくじ

はじめに ……………………………………………………………ⅴ

第1章 統合失調症は賢者の関心事である …………………1

第2章 統合失調症の臨床症状 ………………………………31
統合失調症の診断 ……………………………………………31
統合失調症に関する神経生物学の発見 ……………………38
統合失調症における基本的な脳機能障害 …………………43
感覚情報処理障害としての統合失調症 ……………………46

第3章 感覚情報処理障害の神経生物学 ……………………61
神経細胞と細胞の連結 ………………………………………61
神経ネットワーク ……………………………………………64
抑制性神経 ……………………………………………………66
ヒトにおける神経活動 ………………………………………68
情報処理と神経の抑制 ………………………………………71
実験動物における神経回路に関する知見 …………………76
海馬における情報処理過程 …………………………………80
抑制と海馬機能 ………………………………………………85

第4章 感覚情報処理機構の微調整に対する考察 ……… 89
  ニコチン性アセチルコリン受容体は抑制を調節する ……… 92
  α7-ニコチン性アセチルコリン受容体 ……… 93
  アセチルコリン受容体の驚くべき役割 ……… 96

第5章 統合失調症の遺伝学的研究からの洞察 ……… 109
  統合失調症の遺伝率 ……… 116
  遺伝子が脳機能に及ぼす影響 ……… 130
  統合失調症の家族 ……… 143

第6章 妄想の確信 ……… 151
  妄想の確信のはじまり ……… 154
  人間的過程としての確信 ……… 161

第7章 統合失調症の治療 ……… 177
  症状と症状の緩和 ……… 178
  治療によって統合失調症の経過は変わるのか？ ……… 184
  統合失調症の早期治療 ……… 193
  非薬物治療の成功 ……… 197
  神経遮断薬による治療での劇的な結果 ……… 200
  治療の結果は神経科学研究を促す ……… 202
  脳における抗精神病作用 ……… 204
  抗精神病薬の限界 ……… 209
  副作用の可能性 ……… 211

第8章 ドパミン仮説を越えて ……………………………217
- レイチェルとポールの治療の経過 ……………………225
- ドパミン仮説を越えて……………………………………227

第9章 統合失調症患者との会話 ……………………235
- レイチェルの落ち着ける場を見つけること ……………237
- ポールの世界を広げること ………………………………244
- 暴力の評価 …………………………………………………248

第10章 統合失調症の発生過程 ……………………259
- 他と異なるDBAマウスからの手掛かり ………………262
- 予防における最初の試み …………………………………270
- 多くの遺伝子の関連 ………………………………………273
- 発達過程……………………………………………………276

第11章 神経生物学における最後の知見
―最終的な考察― ……………………283
- 神経生物学からの最後の教訓 ……………………………286

文献 ……………………………………………………………291
参考資料 ………………………………………………………299
監訳者あとがき ………………………………………………305
さくいん ………………………………………………………309

第1章
統合失調症は賢者の関心事である

　一人の若い男性患者が、「学生寮の自分の部屋の鏡の中に蛇が住んでいて、私の頭の中にその考えを送り込んでくる」と、渋々自分の考えを話した。彼はその恐怖を1年間心の中に隠していたが、落第した時にそのことを母親に告白し、私のところに紹介されてきた。彼の蛇の話は妄想であり、統合失調症の症状の一つである。私は彼に抗精神病薬と一連の心理療法を処方し、すぐには大学へ復学できないだろうと彼と両親に伝えた。さらに、このPaul（ポール）という名前の若い患者の両親に、彼が自殺する危険性が高いこと、信仰上の理由から両親が特に不快に思っている喫煙やマリファナの吸引が彼の病気と関係があることを伝えた。

　彼の妄想は、創造性、懐疑、強迫観念、確信、記憶といった人間の思考を反映した多くの特徴をもっている。鏡の中に蛇が住み、彼の思考を支配するという妄想は、ハリーポッターがホグワーツ魔法アカデミーの森に潜む蛇と戦うという話と同じくらい創造的で劇的である。蛇はいつも体をくねらせ、シューシューと音を立てて威嚇し、彼を殺そうと鏡の中から出てきそうだ。彼は、鏡を見つめ、鏡に映った自分自身を見ていると、ますます自分の顔の像の後ろに蛇が隠れているということを確信するようにな

る。蛇は、彼が罪人であり失敗者であると囁き、部屋から出ていかないように命令する。結局、彼は授業に出るのをやめ、クラスメートとの関わりを断った。彼は食事と喫煙のためにだけ部屋を出るようになった。

その蛇はポールを怖がらせているが、彼は自分自身が蛇の存在を疑っていることに気付いており、蛇の存在は正常な現実の認識と違っていることを理解している。しかし、その妄想に対する強迫観念は彼の思考を強くとらえ、彼は授業に集中できずに落第した。彼の蛇に関する確信は、両親や彼自身がどんなに理性に訴えても打ち消すことができない。ルームメートは彼が興奮しているのを見ると、落ち着かせるために煙草を差し出した。彼は喫煙により現実の感覚が一時的に回復し、自分の思考に蛇が侵入するのを抑えることに気付き、日常的に喫煙するようになった。しかし、学生寮は禁煙なので彼はホールや通路に隠れて喫煙し、同じように隠れて喫煙していた学生が彼にマリファナを渡した。マリファナを吸うと彼の不安は軽減するが、自分の部屋に戻ると違法な薬物を使用したので警察が捕まえに来ると蛇が脅した。しかし、彼は1週間に数回マリファナを吸うようになった。

私が処方した薬はすぐに効いたが、その効果は部分的であった。蛇に関する彼の確信の強さは著しく低下した。しかし、それは特にストレスのある時には再活性化され、ときには悪化する記憶として内面に残っている。ポールは控え目で無口な若者である。彼は機械に興味があり、工学部に入った。彼は小さな発動機を掃除したり修理したりすることが好きで、近所の芝刈り機店は喜んで彼をアルバイトとして雇用した。彼の技能は自動車整備士

あるいは飛行機整備士にもなれるほど優れていたが、車や飛行機を早急に修理してその安全性に責任をもつことの重圧は彼にとってあまりにも大きすぎた。彼は芝刈り機や発電機を数日かけて修理する仕事に満足していた。安い賃金で働く優秀な整備士はめったにいないため、店が閉まって、顧客がいなくなった後に時々アルバイトするという彼の要求を店長は受け入れた。

　両親は、彼が復学することに興味がないことを悩んでいた。二度ほど母親が彼をコミュニティ・カレッジに登録したが、彼が授業に出ることを拒んだためにその試みは実を結ばなかった。これは拒絶症と呼ばれることもあり、ちょうど蛇の話と同じように理性に従わない。彼と私は非常に制限された枠組みの中で話し合いをした。彼は蛇の話をしたがらなかったが、私が蛇のことを理解していることに安心していた。また、機械修理のアルバイトのこともほとんど話さなかった。私との面会中、彼は、自分に対する母親の期待が過大であること、それを自分自身で伝えることができないということを母親にわかってもらいたいと訴えた。一方、母親は、プロの整備士として独立・成功するという息子の将来が打ち砕かれたと悲嘆にくれていた。父親はポールを私のところに連れてきて以来、自分の気持ちを語らなかった。

＊＊＊＊＊

　歴史上、統合失調症は思考と行動の障害として認識されてきた。精神病の初期の記述は旧約聖書のサムエル記・上にある。王 Saul（サウル）は、統治を何年も続けるうちに、次第に問題行動

を示すようになった。これは予言者Samuel（サムエル）が伝えた神の意志に従わなかったためであるとされた。"今や神の霊はサウルから離れ、悪霊が彼を脅かすようになった"（サムエル記・上：16章14節）。David（ダビデ）は、その竪琴の腕前から王の病気を治療するように呼ばれた。"悪霊がサウルを捕らえた時、いつもダビデは竪琴を弾いた。サウルは恐怖が軽減し気分がよくなり、悪霊は去った"（16章23節）。しかし、ダビデが巨人兵士ゴリアテを倒すとサウルは彼を妬んだ。"その日以来、サウルはダビデを妬みの目で見るようになった。次の日、悪霊がサウルを捕らえた時、サウルは家の中でわめき散らし、いつものようにダビデは竪琴を弾いた。サウルは槍を手に持っていたが、ダビデを壁に突き刺そうとダビデに槍を投げた"（18章9－10節）[1]。（図1-1）

紀元前1000年頃の聖書のサウルの時代から19世紀後半まで、統合失調症は神の霊と呪いの融合と考えられた。多くの聖隠者は、一人で他者を信じずに暮らし、ポールの蛇と大差ない終末の幻想を抱いていた。神の声が聞こえると言う人は異端者として焼かれた。最も有名なのはJoan of Arc（ジャンヌ・ダルク）であろう。1431年、ルーアン大聖堂での異端裁判における彼女の発言が書き残されている。"彼女は、13歳の時に自分を助け導く神の声を聞いたと言った。そして、最初は大変恐ろしかったと…フランスに来てから、彼女はたびたびその声を聞くようになった…彼女にとってその声は耳を傾けるべきものであり、神から送られたものであると信じた… 'その声は神であり、それについて全てを話すつもりはありません。私は、あなたがたの質問に答えることよ

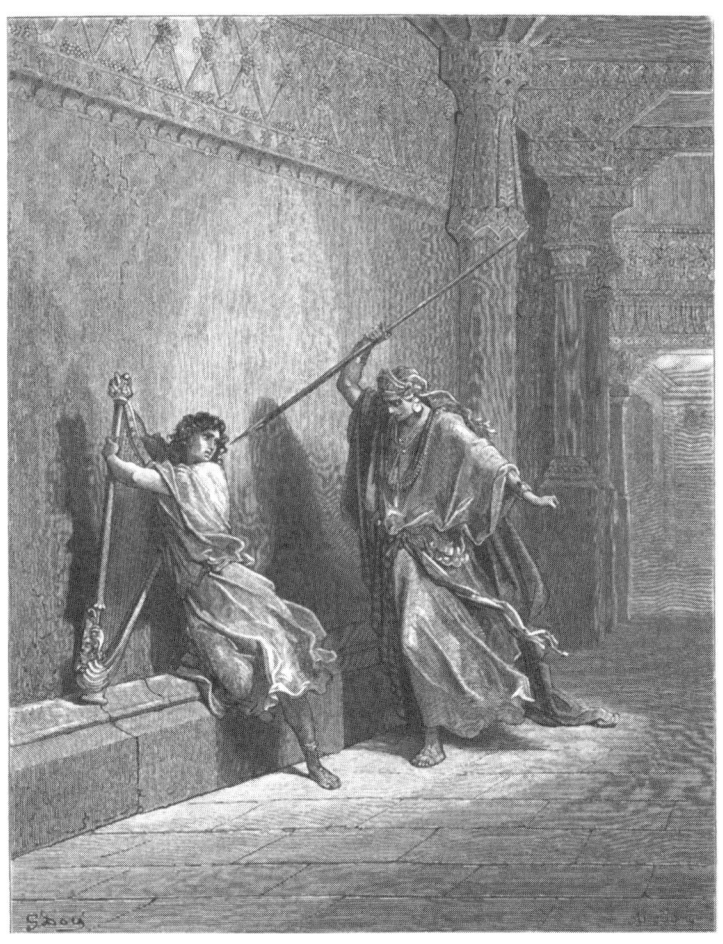

図1−1 サウルは彼の好敵手で治療者でもあるダビデを槍で壁に突き刺そうとする。Gustave Doré(ギュスターヴ・ドレ,1832−1883)による版画

りも、神が不愉快になるようなことを話してその声が聞こえなくなることのほうを恐れます'"(pp42−43)[2]。当初その裁判は、彼女が変説し男装をやめて女装することに同意して結審したが、彼女が再び男装したために有罪宣言が下され、彼女は処刑された。

しかし幻聴や妄想のある人の多くは聖人や異端者としては認知されず、障害者とみなされた。彼らは精神病院に収容された。15世紀初めに貧困、犯罪行為、精神障害や精神病へ対応するため、当初は慈善事業として、後には政府の事業の対象となって設立されたものである。もともとベツレヘムの星宗教団体によって設立された、現在の王立ベツレヘム病院に、1403年、最初の9人の精神病患者が収容され、その後19世紀にロンドン市に移管されるまで多くの患者が収容された。見学者は1ペニーで入場でき、患者を突っつく棒を持ち込むことさえできた。病院名ベツレヘムのロンドンなまり「ベドラム」は騒々しい混乱の場という意味の英単語になった。画家 William Hogarth（ウィリアム・ホガース）の作品「A Rake's Progress（放蕩息子一代）」の最後の1枚には、精神病院の大きなデイルームに集まった様々な収容患者たちが描かれている。統合失調症と気分障害に加えて、初期の探検家がアメリカからヨーロッパにもち込んだ梅毒の脳感染による精神障害のために、多くの患者が入院した。この絵の主人公 Rake（レイク）は、そこに描かれた彼の生活の様子から、当時多かったこの脳梅毒による精神病の犠牲者の一人であると考えられる。（図1−2）

施設への収容により精神病患者は種々の範疇に分類され、医師は統合失調症をより正確に記述して他の病気と区別するようになった。これに関して最も素晴らしい業績を残した Emil Kraepelin

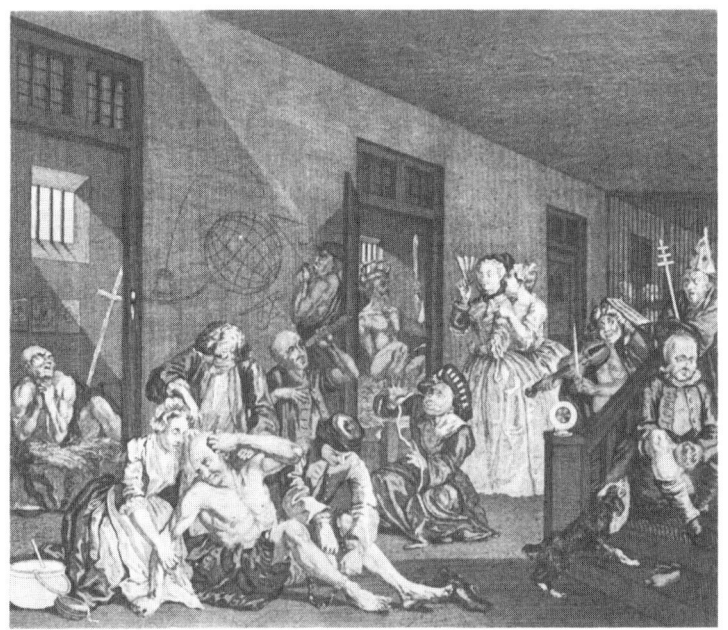

図1−2 1735年、英国人画家 William Hogarth（ウィリアム・ホガース）が発表した8枚組版画「A Rake's Progress（放蕩息子一代）」の最後の1枚。主人公レイクはロンドンに来て、婚約者であるセイラー・ヤングを捨て、ギャンブルと女遊びに溺れる。彼の堕落は、結局このベツレヘム精神病院の場面で終わる。レイクはセイラーに介護され、異様な姿勢の患者に囲まれている。社会見学の数人の貴婦人がその様子を観察している。

（エミル・クレペリン）は、19世紀後半、統合失調症を双極性障害、老年期痴呆と区別した。彼はこの病気を「dementia praecox（早発性痴呆）」と名付けた。その理由はこの病気が老年期ではなく成人早期に発症し（早発）、精神機能の著しい消失（痴呆）を示すためであり、その点で回復期間が期待できる双極性障害とは異なると強調した。

統合失調症というものが認識されるようになると、病気の記述が洗練されただけでなく、その原因に関する人々の関心が増した。初期には、多くの患者が入院している大病院に勤務していた精神科医は、患者が示す複雑で奇妙な幻覚、妄想および行動障害の背景にある精神障害を見きわめる要素を明らかにしようとした。他の痴呆とは異なり、統合失調症では患者の精神の一部は正常であり、その他の部分には著しい障害が認められた。奇妙で無秩序な思考などの成人早期の障害は、それまで正常であった精神機能を圧倒するようであったことから、1908年、Eugen Bleuler（オイゲン・ブロイラー）はこの病気を「精神の分裂」を意味するスキゾフレニア（統合失調症）と名付けた。精神の分裂とは、行動、感情、知性が一体となって作用するはずのものが全体として機能しないという状態であり、多重人格を意味するものではなかった。ブロイラーはクレペリンと同時代人であり、Autism（自閉）、Affect（情動障害）、Association（連合障害）、Ambivalence（両価性）という4A障害を明らかにした。

自閉症とは患者が周囲の世界から解離していることである。ポールが一人で部屋に籠り、生涯友人を作ることができなかったことは、唯一彼だけが蛇の声を聞くことができるという彼の確信によるものであると同時に、彼の自閉徴候を示している。情動障害とは、多くの患者が経験する、他人に対する情動的な引きこもりや、怒りなどの感情の制御が困難なことを表す。ポールは私とほとんど情動的な接触をしないし、彼の母親でさえ彼が遠い存在であると感じている。彼と工具修理店の店長は毎日一緒に仕事をしたが、彼らの間に友情はほとんど生まれなかった。蛇に対する急

性の恐怖が過ぎれば、彼には周囲の人と共有できる感情はほとんどなかった。連合障害とは思考の混乱のことであり、そこでは不合理で象徴的な連想が起こる。例えば、ポールは、学生寮のホールにある出口標識（EXIT）にはXの文字があるので、それは悪魔からの通信であると考えた。両価性とは、患者がある行動計画に本腰で取り組むことができないことである。時としてそれは、指示や規則に従うことに対する頑固な反抗、社会で平穏に生活することを不可能にする特性として現れる。その結果として、患者の多くが路上生活者となる。ポールの復学への拒絶は両価性の一例である。ブロイラーはこれら4Aの特性が統合失調症の行動障害の基盤であることに気付き、これがこの病気の診断となった。

　ブロイラーの4A障害に加えて5番目のA、Attention（注意欠陥障害）があり、これが統合失調症患者の機能障害の最も基本的なものである。ブロイラーは、統合失調症患者は注意機能に著しい障害があることに気付いていたが、彼はそれをある事柄に関心をもち続けることの障害、すなわち情動障害の一部と考えていた。しかし、彼はそれがもっと複雑なものであることに気付いた。注意機能は脳の機能のどれか一つが司っているわけではない。注意を払うということはある対象に関心をもつ一方で、それ以外の騒々しい、あるいはより魅力的なものを無視することである。混雑したレストランの中で新聞を読むということは、より興味をひく匂いや光景、音に囲まれた環境の中で、いかにして灰色で無言の紙面に注意を集中するかということの一例である。

　急性期の統合失調症患者は注意を集中することができない。な

ぜならば、周りの全ての刺激に患者の興味が向くからである。病気が進行すると、患者は引きこもりが増え周囲に対して無反応となり、この過剰刺激に対して自己防衛するようである。治療をしないと引きこもりは徐々にカタトニー（緊張病）となり、患者は完全に無反応になり不自然な姿勢で硬直する。統合失調症は意思に反した注意の欠陥であるというブロイラーの臨床的観察には、この疾患を神経生物学的に理解するうえで注目すべき先見性がある。"興味がなく自閉症のように殻に閉じこもった患者は外界にほとんど注意を払わないのにもかかわらず、関心のない出来事を驚くほど数多く記憶している。選択機能がゼロになる、つまり注意を集中するものと無視するものを選ぶことができなくなるので、感覚が感知したことのほとんど全てが記憶される。したがって注意機能の促進的および抑制的特性の両方が障害される"。

　カタトニーの患者は世界から完全に引きこもって、外界刺激を無視しているかのように見えるが、実は刺激に対して特殊で高い感受性をもっている。"患者は何年も前に病棟で起こった全く興味のない出来事や通りすがりに聞いただけの事件を詳細に再現することができる。しかしその時点では、患者は自らのことに心を奪われているようだったり、あるいは部屋のすみをじっと見つめているようだったりするので、彼がどうやってそのことを知ったのか想像するのは困難である。あるカタトニーの患者は何カ月間も壁に向かって顔をしかめることに夢中だったが、回復した後、その間のボーア戦争での出来事を知っていた"[3]。

　神経系は神経細胞のスイッチを入れたり消したりすることによる促進と抑制の相互作用であるという概念は、1932年に Sir

Charles Sherrington（チャールズ・シェリントン卿）がノーベル賞を受賞するまでは完全には受け入れられていなかった。彼は膝蓋腱反射に関与する脊髄神経を脳神経が抑制することを証明した。通常、膝を打診しても、脳が膝に対して注意を集中していると反射を抑制するために、下肢の筋肉は収縮しない。医師が患者に目をそらすよう、あるいは何か他のことに注意を向けるように指示をして、患者の気がそれた時にだけ腱反射が生じる。シェリントンは次のように述べている。"したがって、純粋な興奮反応のように見える反射は、詳細な実験により、実際には興奮と抑制が混じり合ったものであることがわかった"[4]。こうして患者の行動の基本的障害に関するブロイラーの臨床的観察は、脳がどのように働くのかということに関する新しい発見で説明できるようになった。神経生物学的な視点から統合失調症を理解することができるのではないかという見込みが、この本のサブタイトルを"Schizophrenia as a Neuronal Process（統合失調症は神経生物学的過程である）"とした理由の一つである。

　精神病の入院治療を専門とする精神科医は患者の症状を観察していたが、外来クリニックに勤務する神経科医は後に神経症と呼ばれる精神疾患に興味をもつようになった。ヨーロッパにおける人間性研究としての哲学の発展は、人間の行動は心の中の無意識の力に従った結果であり、より意識的な要素によっては心はなんとか制御されるのみである、という理解につながった。かつての聖隠者と同様、こうした見方をした哲学者もやはり隔離された妄想の人であった。最も際立った例がArthur Schopenhauer（アルトゥール・ショーペンハウアー）である。彼の父方の祖父は精神病施

設に入所し、父親は自殺した。母親は彼を階段から突き落としたが、その理由は、Goethe（ゲーテ）がショーペンハウアーを天才と呼び、作家であった彼の母親は一家族のうちで天才になれるのは一人だけだと信じていたからである。ショーペンハウアーは一人で生活した。彼は首を切り裂かれるかもしれないという理由で理髪師を恐れ、毒を入れられるのを防ぐために喫煙用パイプを鍵のかかるキャビネットに保管した。ショーペンハウアーは、自分ではコントロールできない何かの意思が人間の行動を支配しており、さらに、自分の意思は父親から遺伝していると信じた。しかし、ショーペンハウアーも、ブロイラーと同様、どのようにして関係のない刺激に脳が反応するのかを考えた。"私はずっと次のように考えてきた。煩わされることなく我慢できる雑音の量はその人の精神容量に反比例する…雑音はすべての知的な人間にとって拷問である…ノックやハンマーの音、ものが転がる音などすべての雑音は私にとって生涯続く日常的な苦痛である"[5]。このようにショーペンハウアーは、ブロイラーが統合失調症患者に観察したのと同じように、外界刺激や雑音に対して意に反して注意が向いてしまうことに悩まされていたようである。

　Sigmund Freud（ジークムント・フロイト）の精神分析は、ショーペンハウアーによる無意識の衝動についての哲学を精神疾患へ応用したものである。フロイトは、統合失調症では脳機能に問題があり、これを彼は体質性と呼んだが、性的対立を解決する心の能力が障害されていると考えた。したがって、フロイトは統合失調症の精神分析を行うことに反対し、自伝的あるいは架空の説明を基にした妄想について記述することに専念した。最も有名な

論文はドイツ人の裁判官であるSchreber（シュレーバー）の精神病について考察したものである。シュレーバーは自分が操り人形のようにコントロールされる妄想について書いている。フロイトはシュレーバーの妄想について次のような仮説を立てた。すなわち、シュレーバーは同性愛の衝動を恐れており、その妄想は性的対立に向き合い解決することができないことの結果であるというものである。シュレーバーは自分の病気の説明として、これは女性として性交したいという突然侵入してきた考えから始まったと記述している。

統合失調症が当初、神の霊と呪いのせいとされたように、同性愛は統合失調症を取り巻く根も葉もない作り話となった。フロイトの業績は統合失調症の無意識の根源として同性愛を示したことであるとしばしば言及されるが、彼はシュレーバーが統合失調症ではなく、同性愛者でもないことを明らかにしている。シュレーバーはパラノイア（妄想症）であり、フロイトはパラノイアと統合失調症を区別した。パラノイアでは時々妄想となるが、統合失調症では生涯にわたって自閉性の精神病から抜け出すことはない。さらに、統合失調症には幻覚という特徴がある。フロイトは、妄想のある患者が自己の問題を他者に投射したものが幻覚であり、より原始的な防衛機構であるとした。フロイトはパラノイアと統合失調症のそれぞれの症状が同時に起こり得ることを理解していたが、統合失調症が同性愛の結果として発症するとは考えていなかった。

フロイトは次のように結論づけた。

パラノイアは正に病気であり、その性的病因論は決して明らかではない。それどころか、妄想の原因として際立って目をひくものは、特に男性の場合には、社会的な屈辱と軽蔑である。しかし、もし我々が事情をもう少しだけ深く調べれば、この社会的障害に本当に関与する因子として同性愛の要素が一部関係することが明らかになるだろう。個人が正常に日常生活を送っていればその精神活動の奥底を見ることはできないので、社会における隣人との感情的な付き合いが実際に、あるいは起源的に、性欲と関係があるというような印象はおそらく受けないだろう。しかし、妄想は秘めた感情を必ず暴き、社交性の異常の根源が直接、快楽趣味の性願望にあることを明らかにするものだ。シュレーバーの妄想は明らかに同性愛を切望する空想だったが、彼も健康な間は誰に聞いても世間の普通の感覚では同性愛の徴候は全くなかった[6]。

統合失調症の心理学的治療を最も熱心に追究した精神分析のグループは、メリーランド州のシェパード・プラット病院で診療を行っていたHarry Stack Sullivan（ハリー・スタック・サリヴァン）を代表とするアメリカのグループであった。サリヴァンは若い時には奔放であり、同性愛が違法であるという理由から、連れになったある年上の男と同性愛関係になった。フロイトが神経症の症状を内面的な性的対立が外面的に現れたものとしてみていたように、サリヴァンは精神病の症状を若者、特に若い男性の、不適格であるという感情の二次的な現れとみていた。なぜなら、彼らは性的な能力と個性を発達させようともがいているからであ

る。サリヴァンは次のように信じていた。"さらに研究を進めることで我々は、統合失調症の第一段階と呼べるような状況を明らかにできるであろう（なぜなら、第一段階は第二段階、つまり統合失調症であると断定できる状態と密接に関連しているためである）。第一段階では、治療上の調整がうまくいっていないか、実際の治療が行われないと、自己と森羅万象に対する信頼の急激な喪失が起こる。それは人生で過酷な打撃を受けた時には我々のほとんど全員に起こり得ることである"。不幸な若者、その理由は貧しい育児環境のような不幸な環境などに対して生まれつき虚弱な体質をはじめとして様々であるが、彼らは突然そして破滅的に自分の能力と周囲の世界の基本的な善良さを信じられなくなる、とサリヴァンは考えた。思春期前半に自分自身の性別を受け入れ安定した友人関係を築けないということは、精神発達上の一つの徴候である。これは大人になるために求められる有能感が必要となる思春期後半においてうまく発達ができないということを示してる。

　サリヴァンは、そのような若者が現実の世界との接触を一時的に失い、短い精神病期に入ることを観察した。精神病期は身体的な病気の期間と一致することもあり、回復可能のようであった。彼は、若い患者が不安と闘っている間は自我が回復する可能性があると考えた。最も悪い徴候は統合失調症の第二段階が現れて、その奮闘が止まる時であった。"私が考えた統合失調症の第二段階とはおおよそ以下のような状態である。自己と森羅万象に対する信頼に深刻な障害のある人は、重大な非難の転移が起こるような状況に進行し、その結果として慢性の妄想状態になる"[7]。

　非難の転移は、結晶化、患者の問題に対する妄想の説明、と記

述されることもある。それは安定しているが悪性であり、ほとんど回復する見込みはない。例えばポールの場合、孤独と怯え、家族と離れた生活、大学と社会から落ちこぼれたことなどに対する説明は、蛇が彼の脳に影響を及ぼしたということであった。彼が自分自身を蛇に明け渡した時点で、それらの問題事象は彼自身ではなく蛇の責任になった。サウルのリーダーとしての失敗と息子Jonathan（ヨナタン）の離反は、彼のパラノイア（妄想症）の対象であるダビデのせいにされた。シュレーバーは自らの性的対立を太陽神のせいにし、フロイトはそれが躾の厳しい父親の投影であることに気付いた。妄想症自体は、圧倒的なストレスに対する一般的な人間の反応である。陰謀は政争の本質である。なぜならば、国が危機の時に外に敵を求めることは最も容易いからである。統合失調症の明白な症状、特に妄想症の症状が、人間の自然な発達過程であるとするサリヴァンの説明は、彼の死後、彼の講演や論文を集めて彼の学説の信奉者によって編集された最後の本"Schizophrenia as a Human Process（邦題：『分裂病は人間的過程である』）"の基本となった。本書のサブタイトルの二つめの根拠は、統合失調症が思春期から大人への自然な発達過程の一端として現れる病状であるとしたサリヴァンの基本的な洞察に拠っている。

　20世紀半ばまでに社会心理学は、性的対立とその結果として生じる精神病の両方を示す統合失調症は加虐的な母親と子供のことを顧みない父親の産物として特徴づけた。統合失調症を生み出す母親は家族療法の対象であり、精神病の発症は家族に現れる病理であるとされた。家族は統合失調症の子供に様々なストレスを与

え、逆に、統合失調症の子供もその家族にストレスを与える。しかし、この過程が糖尿病、喘息あるいは精神遅滞の子供をもつ家族では起こらないという証拠はない。しかしながら、精神病の子供を治療に連れてきた家族は、助けようとしている子供の病気のことで非難されることがあり得る。

　幸いにも、統合失調症は安易な説明を常に撥ね退ける。社会心理学的な解釈が頂点になった頃、この説明を打ち消す二つの発見がなされた。第一の、そして最も重要な発見は抗精神病薬の発見であった。コールタールから抽出されたアニリンの紫色素として19世紀に合成されたクロルプロマジンは、70年後にある製薬会社に販売され、その会社はクロルプロマジンが抗ヒスタミン作用を有することを発見した。当時は、新薬がヒトに使用して安全かどうか調べるために、統合失調症のような不治の病人に投与するのが一般的であった。したがって、抗ヒスタミン薬としての初期の臨床試験として、フランスのある精神病院において統合失調症患者にクロルプロマジンが投与された。そして、思いがけなく患者の妄想を軽減することが判明した。その効果の最初の記述は、やはり患者が周囲の環境に対しての反応や注意に欠けることに集中している。"患者は通常その治療効果に気付くが、多幸を示さない。覚醒と意識の状態や知的能力に変化がないのに外部刺激に対して明らかに無関心あるいは反応が緩慢、自発性の低下と不安などの精神症状の改善がこの薬による"[8]。その観察は、クロルプロマジンの効果が最初に調べられた有名なベツレヘム精神病院における状況とは対照的であり、それ以前に唯一使われていたバルビツール酸が誘発するひどい鎮静とも対照的であった。クロルプロ

マジンが精神運動を減速し、感情を鎮め、情動を安定化することから、フランス人精神科医である Jean Delay（ジャン・ドレイ）と Pierre Deniker（ピエール・ドニカー）はこの薬を神経遮断薬と名付けた。周囲の環境に対する反応の減弱は今ではある種の治療薬により誘発されるが、部屋の隅に立ち壁に向かってしかめ面をしているカタトニー（緊張病）の患者に関するブロイラーの記述を思い出させる。一方は薬により生じる状況であり、他方は自ら課した隔離であるが、両方とも記憶して反応しなければならない情報を制御しようとするものである。

　統合失調症の臨床治療に対するクロルプロマジンの発見と同じように、神経生物学的現象としての統合失調症の解釈は注目すべきことであった。神経科学という新しい学問分野では、神経細胞がいかに相互連絡するかということがわかり始めたところであった。神経細胞間の特殊な結合であるシナプス[訳注1]は、化学物質を介して連絡することができる。シナプスは促進と抑制という脳の複雑な相互作用の基盤であり、ブロイラーが想像した注意の制御過程であり、シェリントンがすでに証明していた一見は単純な反射の過程でもある。神経細胞は細胞毎に異なる化学物質（現在では神経伝達物質[訳注2]と呼ばれる）をシナプスで利用することが示されている。

　神経遮断薬により惹起される症状は、神経伝達物質としてドパ

訳注1）シナプス
　一般に神経細胞は細胞体とそこから伸びる1本の長い軸索と比較的短い数本の樹状突起からできている。長い軸索は終末で分岐し、その先端は別の神経細胞の細胞体あるいは樹状突起と接続している。ある神経が他の神経に接続する部分は特殊な構造をしておりシナプスと呼ばれる。

ミンを利用する神経細胞が消失するパーキンソン病の症状に似ていたことから、Arvid Carlsson（アーヴィド・カールソン）は、クロルプロマジンがドパミンによる化学的神経伝達を遮断することを提唱し、後にこの仮説を証明した。クロルプロマジンが神経細胞間の連絡をシナプスのレベルで遮断するという彼の仮説からついには、神経伝達物質であるドパミンの5つの受容体[訳注3]のうちの2番目の受容体（ドパミンD2受容体）を遮断するクロルプロマジン等の薬は、精神病の妄想を強力に抑えることが明らかになった。クロルプロマジンおよびその他の神経遮断薬は受容体を見つけるのに役に立ち、次にはその受容体が、精神病の治療に有効な新しい薬を開発するために用いられた。複雑な人間の現象は表面上、単純な生物学的メカニズムに還元された。（図1-3）

このような考え方は、精神科医とその患者に神経遮断薬の治療効果と同じ程度の哲学的騒動をもたらした。統合失調症の精神療法を研究していた精神分析者やその他の人にとって、その考え方は異説であった。クロルプロマジンはドパミンD2受容体遮断薬

訳注2）神経伝達物質
　シナプスにおいて神経細胞間の情報伝達に用いられる化学物質は神経伝達物質と呼ばれる。ある神経細胞が興奮すると、その神経終末部からシナプス間隙に神経伝達物質が放出され、シナプスを形成している受け手側の神経細胞に情報が伝わる。神経伝達物質にはドパミンなどのアミン類の他、グルタミン酸などのアミノ酸やペプチドがある。
訳注3）受容体
　シナプス間隙に放出された神経伝達物質は、受け手側の神経細胞の細胞膜表面に存在する特殊なタンパク質と結合することにより神経細胞間の情報伝達を行う。このタンパク質は受容体と呼ばれる。神経伝達物質とその受容体の結合は非常に特異性が高く、例えば、ドパミン受容体にドパミン以外の神経伝達物質は結合することができない。

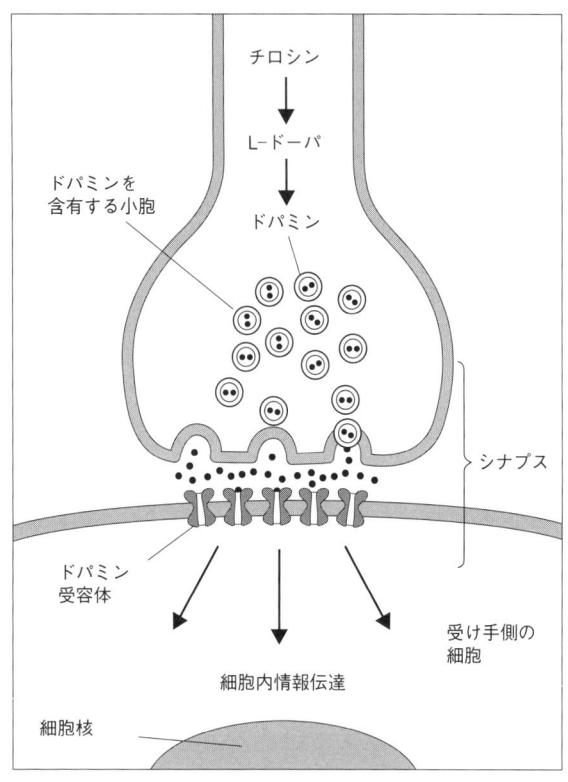

図1-3 ある神経細胞から別の細胞へのメッセージは様々な化学伝達物質により伝えられる。これは神経細胞間の特定の接触点つまりシナプスで起こる。化学伝達物質であるドパミンは前駆体であるチロシンとL-ドーパから合成され、神経終末部の小胞体に貯蔵される。神経インパルスによりドパミンが放出されると、受け手側の細胞のドパミン受容体はその情報をさらに細胞内に伝達する。Arvid Carlsson（アーヴィド・カールソン）の研究により、ドパミン以外にも、多くの薬のメカニズムの理解が進んだ。彼は主に統合失調症に使用される抗精神病薬がドパミン受容体をブロックすることにより、シナプス伝達に影響することを明らかにした。（カールソン教授のノーベル賞受賞の発表の本文と図表より。カロリンスカ研究所、ノーベル生理学・医学賞 2000年）

としてはとらえられなかった。むしろ、精神分析者は次のように警告した。"その薬はエス（イド）から自我（エゴ）を分離する"。換言すると、薬の有効性は、治療を求める動機づけとなっている患者の苦悩を減弱したので、精神病の心理的な解決を不可能にした。サリヴァンは、苦悩の期間は患者が精神病を解決できる可能性のある唯一の時期であると教えた。

　患者は精神病を理解しようと苦闘しているから、薬を使わない心理療法が長期的には患者をよりよい状態にする、ということを証明しようとした臨床研究は完全に否定された。非常に印象的なこととして、最近のアメリカ国立精神衛生研究所における統合失調症治療の研究では、治療様式の一つとしての心理療法が完全に排除されている。この措置は、ほとんどの患者は精神病の慢性期の過程で何らかの心理的支援を受けるが、それは治療結果に影響しないという想定の下に行われた。しかし、これとは逆の仮説、すなわち、精神病の薬物治療を早期から行うことは、慢性精神病患者が経験する衰弱性の精神的苦悩を予防することになり、病気を治癒することに近い効果があるという仮説も、常に否定されている。統合失調症におけるドパミンの役割は今も議論されているが、それが主たる原因であるという証拠はほとんどない。しかし、現在承認されている治療薬は全てドパミンＤ２受容体を遮断するものである。

　統合失調症についてより正しく理解することにつながった二つ目の発見は、より不吉なことにその端緒を発した。精神科医は、統合失調症が病気だとしたら、この病気が遺伝するのではないかと考えるようになった。なぜならば、家族の中に複数の精神病患者

が発生することが時々あったからである。住民の中から病気の根源を隔離して除去するという古典的な疫学的戦略に基づいて、患者に不妊手術を行うべきかどうかという議論が生じた。クレペリンの弟子の一人は、ドイツで統合失調症の患者を見つけて不妊手術する計画の立案者になった。精神病院における患者の不妊手術は、優生学の名の下にヨーロッパで行われた残虐行為が第二次世界大戦の終結後に公表された後でも、実際にまだ米国の2、3の州で行われた。優生学の動きと同じくらい嫌悪感を引き起こすことに、精神病が遺伝するかどうかという研究も大きな関心を集めた。

統合失調症の患者を長期間施設に収容することにより、両親が共に精神病であるという子供が多く誕生した。多くの子供はすぐに養子に出された。追跡調査した結果、それらの子供は統合失調症に対するリスクを有することが判明した。同じ遺伝子をもつ一卵性双生児の片方が統合失調症の場合、もう一人も統合失調症になるかどうか調べられた。遺伝子の分子生物学的検討がますます進んだので、不可解な精神病の原型であった統合失調症が遺伝病として説明可能かどうか研究することが重要になった。もし遺伝性であれば、統合失調症は明らかに脳の生物学の病気であり、統合失調症を作り出す母親により育まれた心の機能障害ではないのである。

1962年、アメリカ心理学会の新しい会長に選ばれたPaul Meehl（ポール・ミール）は、会長講演において統合失調症を理解するために心理学的理論のみにこだわることは問題だとした。彼は、個人あるいは家族に対するいかなる心理テストも、一卵性双生児

が統合失調症の場合、双子のもう一人が50％以上の確率で発症するということを予想できないと指摘した[9]。

遺伝子マッピングは他の病気ではその原因を明らかにすることに先例のない成功を収めていたので、近代分子生物学によって統合失調症に関しても同じような成果が出るのではないかとの期待があった。統合失調症は親から子供へ必ず遺伝するものではないが、一家族の兄弟では十分な頻度で起こる（10例中1人）。二人とも病気の兄弟とその両親の染色体から、病気の二人に共通する遺伝子マーカーを検索することができる。同じ両親から同じ遺伝子マーカーを受け継いだ二人の兄弟が生まれる確率は50％である。なぜならば、親はそれぞれに遺伝子マーカーを二つの相同性染色体、つまり対染色体上に2コピーもっている。これら対の染色体の一つが父親の精子と母親の卵子にいくので、父親と母親からの遺伝子はランダムに兄弟それぞれの遺伝子の50％に受け継がれる。しかし、もし二人の兄弟が共に病気で、その病気が一つの遺伝子の異常で発症するのであれば、その遺伝子の異常な変異体は兄弟二人ともから見つかるはずである。ある一つの家族だけでは、その一致が偶然なのか遺伝によるものなのかはわからない。しかし、多くの家族で研究が行われ、全ての統合失調症が同じ遺伝子変異の遺伝によるものであれば、その一致率は50％を超える。このようにコイントスのような無作為の出来事を数理的解析を用いて、ある遺伝子変異が病気の原因であるかどうかを調べることができる。

しかし、この仮説から統合失調症を説明することはできなかった。その理由は統合失調症に関連する遺伝子が見つからなかっ

からではない。その逆で、1ダース以上の遺伝子が同定され、その多くが統合失調症の脳機能障害に関連している可能性が高く、複数の研究において多くの遺伝子の関連性が確認された。しかし、全ての研究で関連性ありと判定された遺伝子は一つもなく、遺伝子変異が病理に密接に関連している他の遺伝子疾患のように特定の遺伝子変異は見つからなかった。この問題は統合失調症に限ったものではない。第一に遺伝以外の重大な要因の関与がある。もし完全に遺伝子が同じ一卵性双生児の片方が病気の場合、もう一人が病気になる確率が50％であるならば、残りの50％は環境的ストレスなどの非遺伝的要因であり、それが生前あるいは生後の赤ん坊に影響したかもしれない。第二に、もしある一つの遺伝子が病気に関係するのであれば、一卵性双生児以外の兄弟・姉妹のリスクは25％、つまり一卵性双生児のリスクの半分でなければならない。しかし、実際のリスクは10％程度である。一卵性双生児と兄弟の間でリスクの一致率が減少することから、病気の原因となる遺伝子が複数あると考えられる。有病率1％の統合失調症のような一般的疾患（複数の疾患関連遺伝子と環境要因が関与する）においては、どんな遺伝子の変異も人口の約15％で認められるであろう。もし仮に統合失調症の発症に二つの遺伝子の変異が必須であるとすると、人口の約30％が統合失調症に関連する遺伝子を少なくとも一つ保有していることになる。

　こうして統計的遺伝学は、優生学の精神科医が想像もできなかった方法で統合失調症の概念を変えた。統合失調症は、中枢神経系に大障害を誘発するようなまれな遺伝子変異によるものではなく、また不妊手術で根絶する必要があるような病気ではない。統

合失調症は、正常な人にも認められるごく一般的な遺伝子変異を含めた普通の出来事の組み合わせの結果である。たいていの場合、これらの遺伝子変異は病気を引き起こさない。むしろ、それは他の動物や昆虫の社会生活と比べても、人間関係をより複雑で豊かにする個性の発現に寄与する、脳機能の多様性の一部である。この遺伝学的な洞察は、統合失調症は基本的に正常な人間の発達の一過程であるというサリヴァンの仮説を支持している。

統合失調症を理解しようとして挫折した学問領域は遺伝学ばかりではない。この病気は神経病理学者の墓場とも呼ばれている。神経病理、すなわち顕微鏡下での死後脳の研究により、アルツハイマー病とパーキンソン病の発症がある特定の種類の神経細胞の消失によることがつきとめられた。統合失調症における発見はそれほど劇的ではなく、患者間での一致は少なかった。同様に、脳波はてんかん研究の柱であるが、当初から統合失調症を理解する重要なツールとして期待されていた。同じような期待がCT[訳注4]、PET[訳注5]およびMRI[訳注6]に寄せられた。これらの技術を用いた結果は、その変化が少なく患者間における一致率が低い神経病理学的発見と同じようなものであった。これらの研究結果は、統合失調症は脳内において遺伝子変異により生じるわずかな影響がいくつか重なって起こるという遺伝学的な仮説と一致している。かくして、ポールは幻覚と妄想の障害はあるが、ほとんどの認知能力は正常なのである。

聖書の時代の悪霊から現代の遺伝子変異まで、統合失調症とはどういう病気かということについて本書で紹介することにしたのは、これまでの努力を貶したり、病気の原因が明らかになること

はないという立場を強調するためではない。次章以降の内容から、これまでに得られた知識は膨大であることがわかるだろう。その知識は不完全ではあるが、病人のポール、彼の家族および看護に関わる人々から学んだことを共有する機会となる。統合失調症は、精神がもはや正常に機能していないと訴え、助けを求める唯一の病気であるという点で独特である。患者の悩みは明白であり、患者の恐怖、例えば、ポールの場合には彼を支配しようとする蛇に対する恐怖は、非常に強く、最初はその考えを隠すほどである。その後、病気の進行とともに、ヒトだけが明確に表現できる症状に対して助けを求める。ポールのように未知の力でその精神が強奪されていると絶叫する自己観察力は他のいかなる動物にもない。脳の病気の中でも統合失調症は最も重篤なものの一つで

訳注4) CT
 コンピュータ断層撮影 (computed tomography) の略称であり、通常はX線CTを指す。X線を利用して人体の（輪切りなどの）断面画像を得た後、人体の内部画像を構成する技術であり、主に組織の形態を観察するための検査法である。

訳注5) PET
 ポジトロン断層法 (positron emission tomography) の略称であり、陽電子検出を利用したコンピューター断層撮影技術である。陽電子反β崩壊する半減期の短い核種（^{15}O：2分、^{13}N：10分、^{11}C：20分、^{18}F：110分など）で標識された化合物を放射性トレーサーとして人体に投与し、生体の機能を観察することに特化した検査法である。中枢神経系のグルコース代謝、血流量あるいは受容体の観察などに用いられる。

訳注6) MRI
 核磁気共鳴画像法 (magnetic resonance imaging) の略称であり、核磁気共鳴 (nuclear magnetic resonance, NMR) 現象を利用して生体内の内部の情報を画像にする方法である。断層画像という点ではX線CTと一見よく似た画像が得られるが、CTとは全く異なる物質の物理的性質に着目した撮影法であるゆえに、CTで得られない情報が多く得られる。

あるが、相当の自己観察力が正常に保たれる。さらに、幻覚と妄想は病気の過程を通してどんどん作り込まれていくので、人間に特有の能力である創造性が病理の一部を担っている病気でもある。この本では、このような症状を経験した人やその世話をする人々のために、患者に何が起こっているのかを説明する。その他の読者にとっては、統合失調症での障害を理解することにより、脳がどのように構成され、どのように機能するかということをよりよく理解することができる。

1710年、George Berkely（ジョージ・バークリー）司教は次のことを指摘した。脳は観察に必要な基本的特性を有していない。脳は意識へ情報を送るが、我々は、脳内（意識）の変化が周囲の世界からどの程度影響を受けたものなのか、そして、どの程度が周囲の実在性と無関係な我々自身の精神機能の産物であるかについて理解する方法はない。"我々が（周囲の人や物体のような）外部の実在性を理解するために最大限の努力をする時、我々はただ自身の考えを黙想しているのである"[10]。

Plato（プラトン）は2000年以上も前の対話篇「国家」の中の洞窟の寓話で、認知に関する同じような議論をしている。

見よ！　地下の洞窟に人間が住んでいる。光に向かって入口があり、洞窟につながっている。人間はそこに子供の時から住んでおり、足も首も鎖で縛られているので、身動きできず、前の方だけを見ており、鎖のせいで頭を回すこともできない。彼らは、焚火で洞窟の反対側の壁に映った自分たちの影、あるいは他人の影だけを見ている。もし彼らがお互いに

話すことができれば、話している自分や相手は実際に目の前にある影だと思うのではないだろうか？　彼らにとって真実は文字どおり、ただ肖像の影だけであろう[11]。

　私がここで椅子に座って原稿を書いている時、私たちにとって明確でないことは、私とあなたが実在する人間かどうか、あるいは二人のうちのどちらかはもう一人の想像上の作りごとではないか、ということである。私の存在は現実であるかもしれないが、あなたは私の想像かもしれないし、またその逆もあり得る。数学者で哲学者でもある Alan Turing（アラン・チューリング）は、別の人から送られたものかどうか人間には判断できない問題を一連の根本的計算プロセスによって解くコンピューターを創ることが可能であると提唱した。哲学者は、そのような機械は人間と考えられるかと問うた。実在するものと精神の副産物を識別する能力に障害のある病気は、チューリングの挑戦を受けられるかもしれない。チューリングの説から類推すると、正気とはそれが実在なのか想像なのか、自分自身の認知に問いかけ、決定する能力であろう。たいていの人はいちいちこんな問いかけをしないが、統合失調症患者の多くは意外にも、実在するものを認識する能力に問題を抱えていることを直感的に理解しているらしい。バークリー司教は、もし実在性の問いかけに支障をきたす病気があれば、その病気の人は健常な人以上に自分の存在に強い疑念をもつだろう、と予想したかもしれない。統合失調症患者は、その問題について明らかに他の人よりも悩んでいる。普通の人のほとんどは通常この問題に気付かない。統合失調症のもう一つのパラドクス

は、実在しないとわかっている蛇を恐れているポールのように、患者の多くが、他の正常な人以上に自分の存在の難しさについて洞察する力をもっているということである。したがって、これはおそらく意外なことではないのだが、哲学の歴史、そして結局我々は誰なのかということの理解は、統合失調症の症状と非常に絡み合っている。

第2章
統合失調症の臨床症状

　Rachel（レイチェル）は三人目の息子の出産後に私のところに紹介されてきた。彼女には分娩の際の痛みに対して麻薬が投与されており、分娩後の彼女は不自然な様子だった。彼女は、とても上手に赤ちゃんの世話ができるのに、看護師が彼女の精神状態を心配するくらい感情的に看護師を警戒していた。そして彼女は担当の産科医に、病院の中では大変不安を感じると言っていた。彼女は28歳で、これまで精神的な障害の病歴はなかった。彼女の担当医はレイチェルが「頭がおかしくなっているかもしれない」と私に連絡してきた。私は翌日の朝、彼女と会うことにした。

統合失調症の診断

　ここで、統合失調症の診断がどのように行われるのかをみていく。19世紀、長期的な入院以外に治療法がなかった時、診断は重症の行動障害があるかどうかに基づいて行われていた。20世紀の初め、精神科医が統合失調症により関心をもつようになって、統合失調症と診断される患者が多くなった。時に、精神分析を受けている患者は、治療者に対して妄想を示すようになる。この妄想

は、どんな患者も治療者に対して抱く通常の激しい感情転移[訳注1]を超えるほどである。改善するどころか、彼らの行動は悪化し始める。このような患者は、はじめのうちは神経症にかかっているように見えるが実は統合失調症であることから、偽神経症性統合失調症と呼ばれた。一部の精神科医は、異常であるか落ち着かないと彼らが感じたどんな患者も、統合失調症と診断するようになった。

20世紀中期には、患者を簡単に統合失調症と診断することは市民権を損なうのではないかと考えられるようになった。もしも統合失調症と診断され、その病名により患者が長い間入院させられてしまうのであれば、そのことは、精神科医が、患者の自由を終わらせてしまう、裁判官と陪審員のような働きをする力をもつとみることができる。統合失調症は心のライフスタイルが異なるだけで病気ではないという美化された見方のせいもあって、精神科医が横暴にも、人とは違った形で現実をとらえているだけの人を「病気である」と言っているのではないか、という考えが起こった。実際に、ソビエト連邦では、異なる政治的な信条をもった者は正気のはずがないということで、一部の政治的な反体制派が精神病院に軟禁されたのである。

1970年代にはすでに研究者は厳格な診断の問題に取り組み始

訳注1）**感情転移**
　心理療法などの過程で、患者が過去に出会った人物に対する感情や態度を、治療者に向けることを転移と言う。転移感情には、陽性転移と陰性転移の2種類があり、陽性転移とは、患者が治療者に、信頼・尊敬・感謝・情愛・親密感の感情をもつことをいい、陰性転移とは、患者が治療者に、敵意・不信感・攻撃性・猜疑心・恨み心などをもつことをいう。

め、遺伝子学的、神経生物学的な研究が進歩するにつれ、その研究結果を世界中の患者集団において比較することがますます重要になった。米国の精神科医が、英国やヨーロッパの精神科医の2倍、統合失調症の診断をしていることが懸念されていた。双極性の気分障害である躁うつ病の特異的な治療薬である炭酸リチウムの導入により、躁うつ病と統合失調症の鑑別診断はこの薬が効くか効かないかを判定基準とすることによってより適切になった。そのようななか、セントルイスのワシントン大学で Eli Robbins（エリ・ロビンス）は、統合失調症の診断を20世紀の初めにクレペリンが示した厳しい鑑別による診断に戻すべく「研究診断基準」を確立した[1]。ロビンス医師は若い頃、トレーニングの一環として精神分析を受けた。彼は、担当の精神分析医への病的な感情転移が深まったことがきっかけとなり精神病を発症し、その後一過性に視力をなくした。結局彼は、神経科医の診断を受けた。初期に精神病と視力喪失を発症することのある多発性硬化症と診断された。彼は、彼が行った研究と臨床実習が精神科の診断を改善すると結論づけた。

　米国精神神経学会はロビンス医師の要請に従うことを決定し、「診断と統計マニュアル（DSM）」にある単純な診断リストを、第二版（DSM-Ⅱ）では「研究診断基準」に基づいた統合失調症と他の精神疾患に対する具体的な尺度へと変更した。その後、DSM-Ⅲから DSM-Ⅲ-R（改訂版）に、さらに DSM-Ⅳから DSM-Ⅳ-R（本文改訂版）へと、この25年間で改訂が行われた。DSM-5は、現在、初期の準備段階にある。統合失調症と双極性障害との間の鑑別が適切となったので改訂を大きく進めることが

できるようになった。

　他の全ての精神病を除外して統合失調症と確定できるような特徴的な症状は一つもない。したがって、基準の第一は特徴のある最も変わった症状を複数見つけることである。五つのカテゴリーの症状が記述されており、患者は少なくともそのうち二つの症状を１カ月間継続していなければならない。一つ目は妄想である。妄想とは真実ではないことを頑固に信じることである。蛇が自分の思考に影響を与えているとポールが信じていることは妄想の一例で、思考吹入と呼ばれ、統合失調症ではよくみられる症状である。レイチェルは、はるか遠方の銀河系の軌道を回る宇宙船に乗っている宇宙人が自分に影響を与えていることを信じていると私に漏らした。幻覚、一般的に幻聴が二つ目のカテゴリーである。幻覚であるとされるには、１～２語を超える言葉が必要になる。人は様々なストレスの多い状況で、自分の名前が呼ばれているのを聞くことがあるが、それは、幻覚として十分ではない。最も重度な病状として、患者自身について軽蔑的な意見を継続的に、互いに話し合う声を聞くことがある。この病状での幻覚は、統合失調症の特徴的な症状としてそれだけで十分であるとみなされる。ポールの罪に関して蛇が批判するのが聞こえるのは幻聴の例になる。レイチェルは看護師たちが自分について内緒話をしていると感じており、これは事実かもしれないと思われたが、彼女の姉が面会時間が終わってから病院にそっと戻ってきたとも感じていた。姉の声を聞いたというのである。彼女が真実ではありえないということをわかっていたその現象は、幻聴とみなされた。患者は声を聞く、あるいは妄想をもつというだけで、それらが現実で

あると信じていなくてもよい。多くの患者には、それが事実ではなく、自分自身の考えに基づいているとわかっている妄想や幻覚がある。バークリー司教は、声が現実でないという彼らの確信の強さに惹きつけられた。

　支離滅裂な話し方と、ひどくだらしのない、あるいは緊張病性の行動が、統合失調症の三つ目、四つ目の症状であり、幻覚や妄想ほど一般的ではない。これらは、長い間治療を受けなかった者に起こるようである。五つ目の特徴的な症状である陰性症状は、一般的に観察される。これ以外四つの症状は陽性症状であり、正常な人々にはほとんどみられない。陰性症状とは、正常な行動が欠けていることである。一例としては会話能力の低下があり、会話において思考の内容が乏しいことをいう。レイチェルはいつも話すための思考をもっているが、ポールは会話がうまくできない。会話能力の低下は沈黙という意味ではない。ポールは話しかけられればいつも答えるし、彼の言うことはいつも筋が通っている。ただ、最小限のこと以外を話すことができないのである。彼は、とても基本的なことしか受け答えができず、基本的なこと以外の、興味のあることも話すことができない。仕事は OK、家事も OK、彼は OK である。その一方で、彼は自分のしていることに対して全く関心を示さない。自分に起こったことについて顧みることをしない。自分の将来について好奇心を示すこともない。話し方だけからみれば、彼は本当に空っぽだということである。意欲喪失と呼ばれる、何かを達成することに対する興味がないことや、自閉的なあるいは無感情な情動も、陰性症状の例である。

　五つの特徴のある症状のどれもが、普通の人々に起こる可能性

がある。少数であるが、普段から声を聞く人がいる。前にも述べたように、普通に暮らしていても、多くの人々は、いくらかパラノイア様妄想の素質をもっている。それは特別なことではない。陰性症状は正常な十代の行動と見分けることが困難である。これらの症状は、どちらにしてもこれらだけで病気と見なすことはできない。第1章で検討した遺伝子学と神経生物学に沿って、それらの症状は正常な思考と行動の変形として考えたほうがよい。そこで、統合失調症の第二の重要な基準がある。それは社会的な、また職業的な機能障害である。ポールは、エンジニアになりたかったのだし、もし病気になっていなければ、高校時代のアルバイトと同じ自動車修理の仕事は、明らかに彼に期待できる能力のレベルを下回っている。レイチェルの場合、診断はさらに困難であった。彼女は文学の修士号をもっており、子供をもうけた後で教師か作家になろうと考えていた。我々は、彼女の母親が多少の監督支援をしてくれることを当てにして、彼女は子供の世話をすることができると慎重に診断した。さらに、三人の息子が頻繁に祖母と会えること、そして直接連絡を取ることができることを確認した。

　精神病は様々な理由で一時的に起こることがあるが、統合失調症は、生涯の病気と考えられてきた。ポールは幻覚を引き起こす物質がどっさり混じっているマリファナを吸っていたし、レイチェルもまた麻薬の投与を受けた後に病気が始まったので、精神病が薬剤性のもので、薬物が脳からなくなった時に病気も治ることを期待した。統合失調症の患者の家族でも、家族の中の何人かが就学などの変化期のストレスの間に短期の精神病になることがあ

るが、我々はそのような人に慢性の精神疾患というラベルを貼ることは避けたいと思っている。したがって、第三の基準は、少なくとも病気の徴候が6カ月間はあるということである。残念なことに、ポールとレイチェルはその基準を満たすことになった。我々は、彼らをよく知るようになるにつれて、病気が非常に早い時期から始まっていたことがわかったが、最初の診察でその病歴を聞き出すのは困難であった。

　最後に、三つの基準が統合失調症を他の精神疾患から鑑別するために使われる。一つ目の鑑別は統合失調症と気分障害である。躁状態の絶頂期やうつ状態のどん底にいる間、これらの疾患をもった者は精神病状態になることがある。診断を下す医師は、その二つの病状のうちどちらが顕著であるか、そして特に感情症状がない時にも精神症状がみられるかを、評価しなくてはならない。レイチェルは分娩後の期間に抑うつ的だったので、彼女の家族は友人から、彼女は双極性障害かもしれないと言われた。なぜなら、多くの統合失調症の患者よりはずっと調子がよく、目立った精神症状がある通常の患者ではないとはいえ、双極性障害の患者のようだったからである。しかし、実際には、彼女は抑うつ的ではない時に起きる精神病の期間があった。もし、抑うつ状態あるいは躁状態と精神病がほとんど必ず同時に起きるのであれば、基本的に統合失調症と双極性障害の両方の特徴をもつ病気である統合失調感情障害の診断ができる。私は可能な限り、統合失調症と双極性障害を鑑別したいと考えている。なぜなら、それが治療の指標の一助になるからである。二つ目の鑑別は薬剤性の精神病と統合失調症である。ポールは自宅に戻ることで薬の入手先を失っ

たのでマリファナを使うことをやめた。レイチェルは分娩時にだけ麻薬の処方を受けていた。したがって、この二人の患者にとって薬は問題ではなかった。三つ目は小児期発達障害にみられる精神病の鑑別である。小児期の精神病については、後の章で論じる。

我々の最後の診断的な課題は、レイチェルとポールを亜類型に分類することであった。類型化することは、その患者にどんな精神的なアプローチをするべきか決定するのを助ける。ポールの蛇に対する深い猜疑心とレイチェルの看護師に対する猜疑心から、それぞれ妄想型という亜類型とされた。緊張型、解体型、鑑別不能型、残遺型に対し、妄想型統合失調症は、最も一般的なタイプであり、その患者は、総じて聡明である。なぜなら、サリヴァンが記述しているように、彼らはただ悪化するというよりは、むしろ責任を他に転嫁するように自らを再編成することができる知能をもっているからである。

統合失調症に関する神経生物学の発見

これらの徴候と症状からすぐに思い起こされるような単純な神経経路はない。医学の多くの分野では、動物モデルを利用して人間の病気を生物学的に説明している。例えば、糖尿病の病理は膵臓を摘出した犬を使って解明された。統合失調症では思考過程そのものに独特の病理があるため、明らかな動物モデルがいない。あるいは、少なくとも、動物に思考障害があるかどうか検出する確かな手段が我々にはない。また、医学は問題のある器官を取り出して、顕微鏡の下でそれを調べることにも頼ってきた。例えば

肺炎が肺の細菌感染によるものであると確定するために顕微鏡は不可欠である。しかし、生きている間に脳組織を摘出することは、抑え難い病状の進行が認められる場合でも、非倫理的であると考えることが賢明であろう。しかし、死後の脳検査では、統合失調症の完全な徴候的病像を明らかに引き起こす異常を解明できていない。したがって、医学の伝統的な手段は統合失調症の原因解析には役立たなかった。第1章で述べたように、遺伝子調査などのより新しいツールや、より新しい技術を使った医学画像でも同じである。

　統合失調症が他の医学領域と同じなのは、脳の異常を理解することに価値があるという点である。統合失調症を引き起こす脳の異常を理解することは、統合失調症そのものについて説明するだけでなく、正常な脳が情報を思考へと処理するためにどのように働いているかということについていくつかの洞察をもたらす。病気とは、啓発実験である。実験（病気）においては、しばしば機能不全が、通常は認識できない正常な働きを確認するのに役に立つからである。我々の脳機能は普段、自分自身は認識できない。なぜなら、バークリー司教が指摘したように、正常な人は、脳はとても自然でなめらかに機能するので、その働きについて意識的に考えないからである。しかし、統合失調症の患者は自分の脳が異常であることをわかっている。そしてそれほど重篤ではないので、脳機能の問題について話すことができる。彼らのコメントは我々が脳機能を理解するのに役立つ。

　統合失調症に関連した異常には二つの特徴があるが、これは次の第3章で考えたい。まず答えなければならない疑問は、どのよ

うにして脳の情報処理が誤ったほうに向かうかということである。その疑問の答えがわかれば、統合失調症で機能不全を起こしている神経をつきとめることができる。次の疑問はなぜこれらの神経が機能不全を起こしているのかを明らかにすることである。あなたも気付いているかもしれないが、これらの問題のどちらか一つでも信頼できる答えが見つかれば、それはもう一方の答えを導くために使われる有意義な根拠ももつことになる。例えば、最初の問題の答えで、統合失調症の全体、あるいはその徴候のうちの一つが、特定の神経細胞機能の不全に起因していることがわかったとする。そうなるとその機能と関連した遺伝子の異常、あるいはそれに関係する神経細胞を攻撃するウイルスなどを調べることになる。一方、統合失調症の原因となる特定の遺伝子あるいはウイルスがわかっているのであれば、その遺伝子またはウイルスにより影響を受ける全ての神経細胞機能を調べて、どの機能が統合失調症の症状をもたらすために不可欠なものであるかを決定することができる。たとえストレスが統合失調症の原因であると考えるとしても、どの神経細胞機能がストレスの下で衰えるか、そして、どのストレスホルモンがその機能不全を引き起こすかを我々は知りたいのである。

　第1章からわかっているように、統合失調症には明解な答えはない。幻覚や妄想と、特定の神経細胞やその細胞が関与している特異な機能不全とを結びつける、信頼できる精神医学的説明はできないのである。遺伝子やウイルスにしても、またストレスや何か別のものにしても、どの要素が機能不全を起こすか確認し得るだけの決定的な病因はわからない。クロルプロマジンと関連した

薬剤はかつて一見成功したように思われ、特異的な機能障害を明らかにするための希望であった。しかし薬効の仕組みがドパミン[訳注2]D２受容体との関係でうまく説明できるのに、受容体の機能障害については確認できず、統合失調症の原因解明には至らなかった。

この章では、統合失調症の精神医学的な病状の要素の一つであり、統合失調症で注目されてきた、感覚情報の処理における異常に着目する。そして、統合失調症の病状の精神医学的・神経生物学的な特徴を明らかにすることを試みたいと思う。できる限り、心理学的、生物学的情報を共に使って異常を説明したいが、それらの情報が全て確認されているわけではないので、それを用いた説明も完璧ではない。しかしこの方法により、統合失調症の原因について多くの説（それら全てが正しいとするにはあまりに多いだろう）が生まれている。このことに注意しながら、できる限り完全な理論として組み立てるよう努める。そのうえで、科学的な理論と同様に、その理論をできるだけ厳しく検証する。

長い間、脳は体系的に機能すると当然のように思われてきた。予想外の音に反応するといった単純なことだけでなく、子供が恩

訳注2）ドパミン
　ドパミン（Dopamine）は、中枢神経系に存在する神経伝達物質である。運動調節、ホルモン調節、快感、意欲、学習などに関わる。セロトニン、ノルアドレナリン、アドレナリン、ヒスタミン、ドパミンを総称してモノアミン神経伝達物質と呼ぶ。統合失調症の陽性症状（幻覚・妄想など）は中脳辺縁系神経細胞のドパミン過剰によって生じるという仮説がある。パーキンソン病では黒質線条体のドパミン神経が減少し筋固縮、振戦、無動などの運動症状が起こる。したがって抗精神病薬などドパミン遮断薬の副作用としてパーキンソン様症状が起こることがある。

知らずであることに関して母親が本当に心配無用だったかどうか判断するといったような複雑なこともする。さらに、多くの動物が、単純なことについては、我々と同様に、あるいはよりよく、対処できることがわかっているが、読書などのより複雑なことは、そういった動物たちの知能を超えていると考えられている。しかし、ネズミの脳と我々の脳は一見したところ、根本的な違いはみられない。むしろ、我々の脳は、より大きく、より精巧なネズミの脳として作られたもので、ネズミの脳は全ての基本的な要素をもっているように思われる。このように、人間の脳が、その複雑な機能を単純な機能から引き出していると仮定することは、合理的なように思われる。

したがって、統合失調症における脳の機能不全がどのように起きるのかを理解しようとするならば、患者が正しく考えることができない全てのことを極めて詳細に記述しようとするのではなく、むしろ彼らがすることができない非常に単純なことを見つける試みが糸口になるかもしれない。第1章でも述べたように、単純な感覚刺激に対する反応は、長い間、統合失調症の研究者にとっての関心事であった。あなたが自分の母親についてどう思うかというようなもっと複雑な思考は、脳の中で始まり脳の中で終わる。したがって、外部の観察者である私は、いつあなたの思考が始まったのか、あるいはどのくらいでそれが終わったのか、言及する方法がない。結局のところ、自分自身の思考の正確性について確信することもできないのに、どうしてあなたの思考について確信することができるであろうか。ただ、あなたと私が共に単純な音を聞いたり単純な物を見たりすることであれば、ちょうどプ

ラトンの暗い洞窟の中で互いに隣どうし繋がれた人のように、二人が共に同じポイントから反応を始めただろうと私は確信できるといえるだろう。

統合失調症における基本的な脳機能障害

統合失調症の研究が始まった頃の観察者は、患者がまわりの環境にどのように反応するかについて、周囲を意識していないようなのに、過剰に反応するようであるという特徴に注目した。オイゲン・ブロイラーは、前章で引用した統合失調症の注意機能に関する論文の中で、その障害の概念を最初に提唱した。

レイチェルには幻聴が聞こえるだけではなく、雑音も聞こえる。その雑音は、彼女の家族にも聞こえてはいるが、無視してよいことを知っている音である。彼女は常に叫び声を聞いている。そして、時々、誰が叫んでいるか知るために、近所を歩き回るのである。私の同僚の Merilyn Waldo（メリリン・ワルド）が、彼女にそれは車の往来かもしれないと指摘した時、彼女は自分の母親も同じことを言っていたと語った。彼女の家の近くに騒がしい交差点がある。そしてそこではいつも車が止まっては加速して行き去っていく。妻と私は最初の子供を病院から家に連れて帰った夜に、私たち自身、大変似通った知覚的な異常を経験した。私たちは赤ん坊をベッドに寝かせ、自分たちも眠ろうとしたが、私は叫び声を聞いた。私は赤ん坊を確認したが、彼は眠っていた。それから私の妻も同じ声を聞いた。私たちは再度確認した。それから私たちはドアのところで耳をすませた。叫び声はアパートの他

の部屋から聞こえてきているようだったので、幼児虐待を警告するように警察を呼ぶべきか迷ったが、この建物の中には私たちの他に子供がいる夫婦はいないのだった。午前2時に建物の前の高速道路の車の往来が止まった時にようやく、子供を初めてさずかった私たちは、大変な不安や警戒心をもち、それが二人の周囲の世界を誤解させていたことを理解した。

レイチェルにとって問題は一晩の緊張した夜だけではなかった。それは一生の問題であり、彼女は28歳で病気を発症するずっと前の十代の頃から苦しんでいた。彼女は全く学校で集中できなかった。ほんの小さな雑音でも彼女は気になってしかたがなかった。彼女はこう言っている。「私はここにもあそこにも注意しなければならないものがあって、何にも集中することができない」注意を集中することがほとんどできない注意欠陥障害の定型的な子供とは異なり、彼女は、キーキーという車の往来から冷蔵庫の作動音や隣人の口げんかなど全てに注意が向いた。結果として、彼女はほとんど集中することができなかった。

一方、ポールは周囲に対して距離を置いているように見えた。彼が初めて病気になり蛇のことを心配し始めた時、私はもしかしたら蛇の声は寄宿舎における彼の周囲の雑音に起因するものではないかと疑った。彼は寄宿舎の雑音は非常に苦痛であると告白したが、それを蛇に結びつけることはできなかった。現在の彼は内にこもっている状態であると思われた。私が待合室に彼を呼びに行くと、彼は自分の周囲の人々に気付いていないように見えた。彼は周囲に心理的な殻を築いてきた。これはそうしなければ押しつぶされそうな環境的プレッシャーから自分自身を保護するため

に、多くの患者が使う解決策である。

　緊張病は統合失調症の特徴的な症状の一部である。この状態では、周囲で起きていることに何も気がつかない。これは、今日ではめったにみられない。患者は、徐々に環境刺激に応えるのをやめて、最終的に完全に動くことをやめる。最も進行した症例では、人は突然凍りつく。もし、誰かがその人の身体を動かすと、その新たな姿勢で凍りついてしまう。この症状は「ろう屈症」と呼ばれている。家族や時にはかかりつけ医も、たいてい彼をその状態から目覚めさせることができる。このため、仮病を使っていると思ってしまう。事実、彼らは仮病ではないのだから、医療者は苦しい姿勢をとらせたり、彼の顔を叩くふりをしたりして、患者を試そうとしてはいけない。

　緊張病患者には、熟睡状態や麻酔状態というよりは、むしろかなり活動的な精神状態と一致した亢進した脳波活動がある。彼らは、鎮静的な薬剤であるバルビツレートとベンゾジアゼピンを服用させると、通常の運動を再開する奇異な「目覚め」を示す。この奇異反応は、彼らが積極的に周囲の世界から引きこもりをしており、おそらく刺激に対する自分の反応を阻害していることを示している。バルビツレートあるいはベンゾジアゼピンが部分的に彼らの脳の反応を阻害した時、彼らはこの引きこもりを忘れ、一時的に正常な会話を再開する。彼らは緊張病の間、自分の周囲について十分に理解しており、本当に鋭くよく意識していることがしばしば報告されている。緊張病は症状が現れるまでに数年かかり、ほとんどの人々はその症状に気がつかないうちに薬物療法を受ける。私は時折、信仰上の理由で家族が治療に反対し、最愛の

家族である患者とふれ合おうと多大な努力をするために、深刻な緊張病へ悪化していく患者を見かける。家族は、患者の凍りついた姿勢の状態を見ると、それが宗教的な試練の一種ではないかと思ってしまうのである。

感覚情報処理障害としての統合失調症

　統合失調症における感覚情報処理障害の現代における説明も同じように黙示録的な起源をもっている。第二次世界大戦の間、英国では、草創期のレーダーはあったものの、ヨーロッパから英仏海峡を横断してくる飛行機の動きを発見したり確認したりするのは偵察員の視覚に頼っていた。帰還機ならば飛行場はさえぎるものなく帰還機を受け入れる準備をしなければならなかったし、ナチの侵略機であれば全く別の対応が要求された——飛行場は、やってくる爆撃機と戦うために、出動できる全ての飛行機を回送して、それらが離陸できる滑走路にしなければならなかった。英国は、外観による識別が困難な場合でも、飛行機偵察官が遠方から迅速に飛行機を見分ける能力を向上させられるよう、実験心理学者を招聘した。英国の偉大な実験心理学者である Donald Broadbent（ドナルド・ブロードベント）は、すぐにその課題には別個の二つの側面があることに気付いた[2]。第一は探索の問題である。飛行機が雲の中の点であってもそれを見つけることができなくてはならない。第二は分類の問題である。飛行機の形などの外観を識別して、点に見える飛行機の種類を判定できなくてはならない。探索に集中している人は分類があまりできず、逆に、分類

に集中している人は航空機を早く発見することができなかった。ブロードベントは、それらは二つの別々の知覚の特徴であり、それぞれ独立して訓練が行われるべきであることを見抜いた。探索者は飛行機が現れるわずかな兆しに対して注意を研ぎ澄ませていることが必要であり、その仕事をしている間は飛行機の分類についてはうまくできなかった。一方、分類するほうは、飛行機を見つける時に注意を研ぎ澄ませていない代わりに、飛行機の外観を注意深くチェックすることに集中できた。

　ブロードベントは、この二つの異なるタイプの仕事は、知覚の初期段階における別々のステップであると考えた。彼は、どの飛行機がどちらか、というような決定を下す脳の部分には能力に限界があり、過度の刺激から脳を守る働きを必要とすると考えた。脳が常に全ての刺激を完全に処理しようとすると、脳の意思決定能力はすぐに満杯になり働きが非常に遅くなる。その対策方法の一つは、完全に処理する前にまずどの刺激が重要で処理すべきものかを決める方法である。ブロードベントは、第一ステージのフィルターは単純でなければならないと考えた。外部刺激を全て切り捨てる必要はないが、ごくわずかな処理によって大部分は切り捨てなくてはならない。刺激が繰り返されているものかどうかは短い処理で判断できることであり、単純に繰り返し起こる刺激をフィルターで切り捨てるのだと彼は示した。繰り返される情報はほとんど重要ではないし、それゆえに脳はそれを無視することができる。繰り返される情報は一般に重要性はない。広告を出す人、政治家と教育者だけが、人間の神経生物学におけるこの基本的な教えを見落としているようである。

ブロードベントの発想は、精神科医らに統合失調症における感覚の認識について再度考えさせることとなった。この分野においては精神分析によるとらえ方が大勢であり、統合失調症は性的対立に対処する試みの失敗であると考えられていた。だが、問題がはるかに単純だったとしたら？　発症は不必要な感覚刺激の氾濫に対するものかもしれない。急性期にある患者を臨床的に観察すると、彼らが確かに自分の環境における刺激に圧倒されてしまうことが示唆された。

　病院におけるレイチェルの問題は、彼女の退院から 1 週間以内にはっきりした。彼女は大変聡明で妹ととても仲がよかった。しかし、彼女の方が妹より聡明であったが、妹のほうはより外向的であった。高校では、レイチェルは妹の宿題を手伝うことで、妹の Suzan（スーザン）はレイチェルが彼女たちの仲間の輪にいつも含まれていると感じていられるようにすることで、互いにかばい合っていた。レイチェルは優秀な学生だったので奨学金を受けて別の都市の大学へ進むことになった。しかし、スーザンのほうは地元の大学に進んだ。大学の頃に、レイチェルの最初の症状は不安という形で現れた。彼女はそれをタバコやアルコール、マリファナでコントロールした。病状がより深刻で、平均的な知的能力を障害されたポールと違って、彼女には学校で学問をさらに進展させるほどの知性があった。レイチェルの魅力は彼女の経歴にも役に立った。教育助手の何人かに誘われてつきあい、彼らは彼女が要求すれば酒を与えた。

　彼女は自分の現在の薬の消費のペースではアイビーリーグカレッジで勉学を続けることはできないとわかっていた。それで彼女

は実家に戻って妹と同じ大学で修士号をとることにした。また、彼女は妹のボーイフレンドのルームメイトを紹介され、結婚した。統合失調症の女性では珍しいことではないが、妊娠中は症状が比較的よいと感じた。そして、出産後のマタニティーブルーは彼女の家族からも産科医からも正常に見えた。妄想的な経験は、彼女にとって新しいことではなかったが、自分自身の反応に彼女は驚いた。いつも雑音に過敏であった彼女は、寄宿舎の雑音を嫌っていた。そして集会やレコードプレイヤーや楽器に関する規則の実施をするように強く主張した。学校で気持ちの落ち着く場所は図書館だった。しかし時々、彼女は図書館でも幻聴を聞いた。最初は、彼女はその声が他の人のひそひそ話だと思った。しかし、その声が、昔、ジャンヌ・ダルクが聞いたのと同じような神または霊魂からのメッセージなのだと思うこともあった。彼女は、彼女の経験した幻聴は、実際に幻覚的な経験を生じるLSD[訳注3)]によるものだと考えたあるニューエイジの人と親しくなった。

　しかし、病院では何かが違っていた。雑音は圧倒的で、彼女はそれに対する反応をコントロールすることはできなかった。多く

訳注3) LSD（エルエスディー：リゼルギン酸ジエチルアミド）
　LSDは非常に強力な作用を有する半合成の幻覚剤である。LSDは化学合成されて作られるが、麦角菌やソライロアサガオ、ハワイアン・ベービー・ウッドローズやハワイアン・ウッドローズ等に含まれる麦角アルカロイドからも誘導される。純粋なLSDは無臭、無色、無味で極めて微量で効果をもち、その効用は摂取量だけでなく、摂取経験や、精神状態、周囲の環境により大きく変化する。一般にLSDは感覚や感情、記憶、時間が拡張、変化する体験を引き起こし、効能は摂取量や耐性によって変わり、6時間から14時間ほど続く。日本国内では1970年に麻薬に指定されている。

のことが変わってしまった。レイチェルの妹はレイチェルが三人目の子供をもうけたことに戸惑っていた。レイチェルは妹に批判されているように感じ、彼女に腹を立てた。妹の厳しい意見が耳のなかで響き渡っていた。病院は改装中で、本当にうるさかった。レイチェルは高齢になっていたので出産はより難しく、抗コリン薬と幻覚を起こす性質ももつ麻薬の投与を受けなくてはならなかった。

　レイチェルと私は何度も、何が、なぜ起こっているのかについて話した。起こったことは、以前の雑音に対する過敏症という経験よりもさらに不吉であった。この時、レイチェルは看護師たちが彼女について話していたという確信をもっており、妹の声はなかでも目立っていた。しかし、その声は今まで妹が言ったどんなことよりもずっと手厳しく軽蔑した様子で、レイチェルの欠点の全てを批判した。レイチェルの唯一の反応は看護師たちとの全ての接触を絶つことで、それにより看護師たちが、何か異常が彼女に起こっているという正しい判断をするようになった。彼女は私と一緒なら安心していたので、彼女に何が起こったのか正確に推測することができた。どちらにせよ、妹との和解は困難であった。ちょうどサリヴァンが言っているように、彼女は今や、妹を横柄で利己的であるとみなし、妹に責任を転嫁することで、自分の個性の欠陥部分を再構成した。

　Peter Venables（ピーター・ベナブルス）は、飛行機を探すためのブロードベントモデルが、統合失調症の発症を理解するために応用できることに気がついた[3]。統合失調症における感覚情報処理障害にはブロードベントモデルの二つのメカニズムに相当す

る二つの面があった。一つ目は、周囲に対して感受性が高まり感覚をコントロールできないことである。患者は、刺激を完全により分ける機序がないので刺激が溢れてしまう。ベナブルスはこの状態を「入力機能障害」と呼んだ。もっと一般的には「感覚情報処理機構欠損」といった呼び方をする。ブロイラーが早期に記述しているように、脳の情報処理センターに達する刺激の制御あるいは関門が失われるのである。そうなると患者は、過剰な情報から逃れるために、自発的に隔離するか、または無意識の緊張病のどちらかで、引きこもってしまうことが考えられる。ブロードベントモデルの二つ目も同様に重要である。決定を下すという次の処理段階がうまくいかないのであれば、刺激の分類違いが起こることが予測される。単純に刺激が溢れていることは恐ろしいかもしれないし、あるいは気持ちのよいサイケデリックな体験かもしれない。しかし、分類の間違いは行動のためには問題となる。この要素はレイチェルにも存在した。妹が看護ステーションに来ている時があり、レイチェルは実際に看護師と妹の話を立ち聞きすることができたが、妹が看護師に何を言っているのか、あるいは看護師が妹に何を言っているのかは不明確だった。しかし、彼女には「狂人」という言葉が聞こえたようで、妹が自分を「狂っている」と言ったといい、彼女に対して怒っていた。しかし、彼女は妹が本当に自分を「狂っている」と言ったのかはわからなかった。妹は話している時に「狂っている」という単語を使ったかもしれないが、何も悪いことは言っていないと言った。出産後の病院でのストレスの中で、このたった一つの誤解が、レイチェルの人生を変え、妹との関係を変えてしまったことは、驚くべきこと

だった。

　単純な問題については、時々であるが、私たちは感覚の処理工程を変えることによって、患者を治療することができる。レイチェルは一度、面会の時間になってから携帯電話で私を呼び出したことがある。レイチェルは「私は狂っているように見えるから、今日はあなたのオフィスに行くことができない」と言った。彼女はその日まで1年間、2週間毎に面会をしており、適切に行動していた。もし、彼女が具合が悪くて来られないのであれば、彼女の子供を世話する能力が危険に瀕しているかもしれない。私は、私のオフィスの外の中庭に10分後に来るように言った。私は、感覚情報処理の問題の観点から彼女が自分がどのように見えるのかを理解するのを助けることにした。「あなたはあなたが考えているほど悪くは見えません」と私は彼女に会った時に言った。「シャツの裾がはみ出している、髪がきちんととかされていない、口紅をつけていない。この三つのことに対処できますか？」彼女は隅に歩いていき、ポケットミラーで身なりを整えた。そうすると彼女はオフィスに来る準備ができたと言った。

　患者は、自分が何かを誤って認識した時、そのことはおかしいと気付いている。レイチェルは、彼女が家に掃除機をかけている時にある声を聞いたが、その声が掃除機からの音であると正確に指摘することはできず、また掃除機をかけている間、彼女が聴いている音が現実ではないかもしれないということは感じている。それでも彼女は確心がもてないのでその声が母親の声ではないか確かめるために、母親がこの家ではなく母親の家にいるかどうか電話して確かめる。統合失調症の人を治療する人は誰でもこうい

った電話の呼び出しを覚悟しておかなくてはならない。治療の間は疑いの気持ちや確信のなさが行ったり来たりするものである。タイミングの悪い時に患者から電話がかかってきた時、私はバークリー司教が現実について必ずしも確信していなかったことを思い出す。

　もっと複雑な感覚情報処理の誤りはより長期の妄想や幻覚につながるが、それは感覚情報処理の誤りを正すことをさらに難しくしてしまう。統合失調症の人の治療を最初に学んだ多くの人々は、患者の妄想や幻覚の心理的な意味を理解しようと悩まないように言われた。なぜなら理解することは困難で、成功したとしても、軽減につながることはまれだからである。そうではなく、彼らは、患者たちが日常生活において仕事を維持する能力のような、意味のある活動について患者を助けることに集中することを教えられる。幻覚的体験の本質についていくらか解説することは患者にとっては役立つ。なぜなら、彼らの仕事を維持する能力はおそらく、仕事の状況と同僚についての誤った感覚情報処理を避けることに左右されるからである。ポールと私は、顧客との対話の問題に取り組み始めた。なぜなら彼の店の主人は自分が休暇を取る間、ポールに店のことをやってほしいと思っていたのである。そこで私たちは、部品の到着を待つ間の遅れに対する顧客の欲求不満を、ポールに対する個人的な攻撃と受け取らないように取り組んでいた。

　精神療法的あるいは精神薬理学的に感覚情報を処理する機能を改善する手法は、第5章と第6章で議論する。しかし、実際的な助言は大変役に立つ。例えばポールは両親の家で暮らすことを望

まれていた。しかし、両親は土曜の夜には好んでカクテルパーティーをしていた。彼がその家で暮らしていることは近所で知られていたので、彼の両親にとってはポールが部屋から降りてきて友人たちに挨拶することは大変重要な問題であった。カクテルパーティーは酒の影響以上に、誤った感覚が起こる舞台としては典型的である。統合失調症の人は、たくさんのおしゃべりによる感覚情報処理の情報量の多さに圧迫を感じてしまう。レイチェルとそっくり同じようにポールが不満を言う。「全ての人の会話が一度に聞こえて誰一人の会話も理解できない」。私はポールに、カクテルパーティーの問題の対処の仕方を情報処理の問題として教えた。彼は直接居間の中に入るのではなく彼の寝室から台所を通っていく裏の通路を使うこと、そしてパーティの端を徐々にまわって行くことを学んだ。全ての人に挨拶をしたら、彼は両親のために役目を果たしたことになる。

　Linus Pauling（ライナス・ポーリング）は、一つは化学、一つは平和と、二つのノーベル賞を受賞した唯一の人物であるが、ナイアシンの欠乏が統合失調症の原因であること、そして大量のビタミン療法が病気を治すことを確信していた。伝えられるところでは、患者は、ナイアシン療法[訳注4]を基本とした治療団体に入ることで改善した。しかし、より伝統的な医学的根拠に基づく厳しいテストではその効果は否定的であった。ただ、治療団体における集団という観点からの説明は、なかなか有益である[4]。患者は最初に一つの課題（治療団体の全てのメンバーの名前を挙げることができる、など）だけを与えられた。毎朝、全ての人の名前を学ぶために患者を援助するためのグループの輪が作られた。こ

の単純な技術は、ポーリングの協力者により巧妙に考案されたのであるが、患者が心を落ち着け、彼らがより周りの人々につながっていると感じることを助けるよい方法であった。

　入力機能障害は、精神機能を著しく障害する。統合失調症の全てを慢性入力機能障害の結果と考えてしまいたくなるくらいである。しかし、基本的な機能障害は、問題の主要な原因では全くないかもしれない。例えば、人がテストで失敗する理由は答えを書きこむ欄を見つけられなかったせいではないだろう。それと同じように、これらの基本的な感覚機能障害は、これらの感覚機構と正常に噛み合うべきより高い次元の機能障害の結果であると考えられる。心理学者はかつて被験者に催眠をかけて聞こえないと信じさせ、人の集まる場に送り出した[5]。彼らの多くは、周囲の人が自分について言っていることに懐疑的になった。この実例は、人間の知覚は複雑であり、「トップダウン」で制御されることができることを説明している。この例では、基本的な認知作業は良好であるが、その連結は催眠暗示によって変えられてしまっている。

　おそらく、統合失調症における根本的な問題は、知覚ではなく、むしろ動機づけである。私たちは通常、自分の周囲の世界を

訳注4）ナイアシン療法
　ナイアシンはビタミンの一種で、ニコチン酸とニコチンアミドの総称であるが、タバコに含まれているニコチンとは異なる物質である。人間にとって必要不可欠な栄養素で、糖質や脂質を燃焼させてエネルギーに変える代謝の元となっている。ニコチン酸とはビタミンB3で、ニコチンアミドとはビタミンB4である。ナイアシンが不足すると、精神状態にも様々な支障がでるといわれている。

深く気にかけるのでフィルターにかける。注意を集中しようとしているもののいくつかの要素を正確に知覚したいのである。しかしながら統合失調症の人は、彼らの内面的な思考に関心が向いているからかもしれないし、概して人生に無関心だからかもしれないが、外界に注意を払うことを望まないことがある。そのために知覚のための全ての神経回路が適切にかみ合わないのかもしれない。よく話のタネになる体験として、ある精神科病院の建物の一つが燃え落ちた夜の話がある。最も病気の重い患者でさえ素早く集合して消火活動を行い、その時彼らの症状は一時的に休止していた。火がついに消された時、最高責任者は患者たちを食堂に招いてホットチョコレートを振る舞ったが、夜が明ける前に彼らの多くが全ての症状を再発してしまった。注意についてのトップダウン制御に対するボトムアップという問題は、脳は両方向に働くので解決できない。

　もう一つの例として、コンピュータトラブルで考えるとよいだろう。コンピュータが単語を正しく処理することができない場合、辞書を使ってテストしたりしないだろう。──それはナンセンスである！　その代わり、どの記憶チップが機能障害を起こしているか明らかにするために、最も単純な信号（電気信号）を与える。もし統合失調症は神経生物学的な病気であると考えるならば、できる限り神経のレベル、コンピュータでいうならチップのレベルをみていかなくてはならない。しかし、たとえ我々が単純な機能テストによって神経の問題を見つけたとしても、問題の影響が単純な感覚処理に限られているという意味にはならない。それと同種の神経が、より複雑な仕事をしている間、脳の他の領域

で機能障害を起こしているかもしれないのだ。感覚情報処理の機能障害仮説の価値は、特に神経生物学的な分析を受け入れやすいことである。入力は、まさしくブロードベントのフィルターが作用すると考えられたその状況であり、感覚刺激の繰り返しである。これらの単純な知覚の概念的枠組みの有利な点は、それらが被験者の関心や意欲に直接左右されないことである。被験者が適度に意識があり協力的である限り、有意義なデータを手に入れることができる[6]。

　統合失調症の症状は、幻覚や妄想を含め、心理学的な機能障害である。それに該当する脳障害あるいは神経機能障害があるかを明らかにすることが、神経的な病気として統合失調症を説明することにおけるゴールである。入力機能障害、感覚情報処理の機能障害とは仮説に基づいた用語である。それらは、知覚的な刺激に対する脳内の反応を変化させる働きをすると同時に精神が知覚の変化をもたらすメカニズムを想定している。そこには意外にもほとんど相関関係がない。哲学的にはそのような対応を証明する何らかの方法はないと思っている人もいる。フランスの哲学者Descartes（デカルト）は、信仰のみが身体の生物学と神を信じる精神をつなぐことができると主張したが、しばしば彼が精神と脳の二元論の起源を作ったのだとされる。精神機能障害と神経機能障害の読み替えは、一方が他に依存するという厳密な証明を妨げると感じている人もいる。解明されるには複雑すぎるシステムに対して、単純化されすぎている仮説をただ押し付けようとしていると感じている人もいる。脳の100億の神経は、未だ解明されていないシステムで動いている。実際、脳が理解できるほど単純

であったならば、それはそんなによい脳ではないといえる、という人もいる。

　哲学者の見方も分かれ、混乱している様子を見たところ、統合失調症は、哲学的に論説が整えられた状況にはない。統合失調症は、精神についてのどのような哲学的な見方も考慮しなくてはならない性格をもっている。まず、精神力の喪失、感覚の認識における問題、理性に対する多くの妄想の抵抗、という自己観察がある。次に、病気の遺伝には、これらの機能障害の各々に対して関与している特定の生物学的要素が明らかにできるという裏付けがある。後者については、もっと詳しい検討が必要である。なぜなら、遺伝子変異による神経障害と精神障害が似ているという研究結果があれば、心理学と神経生物学が対応しているというエビデンスの一つとなるからである。遺伝子レベルに踏み込むことは非常に興味深い試みであるが、遺伝子をたどることは簡単ではなく、遺伝的にわかったことが精神障害を説明するわかりやすい秩序立った方法として信頼できるといえるようになるわけではない。実際、後の章で、これが当てはまらない事例と向かい合うことになる。

　統合失調症研究では、「興奮」と「抑制」の生物学的特徴を明らかに示さなければならない。想像・推測するだけでは不十分である。神経生物学の多くの研究方法は脳組織を破壊するので、人間を対象とする神経生物学者がこれを明らかにするのは難しい。研究のために頭骸骨を開けたり、生きた脳組織を取り出したり、薬物や毒や放射性の標識物を注射したりすることは、神経生物学者にとっては全て普通の技術だが、いうまでもなく、これらの技

術は人間の研究では不可能である。統合失調症の適切な動物モデルがあればその問題は解決するだろうが、実在性についての認知は人間に固有の機能である。したがって、感覚情報処理機構の神経生物学を明らかにする動物と人間の相関的な研究を行うことが必要であり、そうすれば人間の特異な欠陥を識別する助けとなる。次の章でこの課題を取り上げる。

第3章
感覚情報処理障害の神経生物学

　前章では感覚情報処理機構の基本概念を、基礎的な神経生物学と統合失調症の原因となる精神機能障害を結びつける導入として述べた。この章では、読者は神経細胞の機能不全がどのようにして統合失調症を発症させるのだろうかと興味をもってはいるが、神経回路がどのように構成され、また神経回路がどのように機能しているのかということは知らないものとして述べる。脳生物学は単純ではなく、神経細胞や神経回路の機能不全がどうして精神病をもたらすかを説明するには、まず神経細胞や神経回路について十分な知識を身につける必要がある。そのために前置きが長くなってしまうが理解していただきたい。

神経細胞と細胞の連結

　神経細胞は生体内に存在する最も大きな細胞である。神経細胞の細胞体では、ブドウ糖を原料としたエネルギーの産生および細胞の成長や修復に必要なタンパク質の合成を行っている。神経細胞の機能は、情報の伝達である。神経細胞は新しい細胞に分化することができない。そのため、神経細胞は情報を長く保存できる

貯蔵機能を有していると考えられているが、その貯蔵機能がどのようなものであるかは不明である。わかっていることは、神経細胞が情報を受け取り、その情報を処理して伝達する一般的なメカニズムである[1]。神経細胞膜の内側は高濃度のカリウムイオンで満たされている。逆に、細胞膜の外側には高濃度のナトリウムイオンが存在する。神経細胞が海水に浸かっているような状態である。細胞が細胞膜中に存在する通路（孔）を開くと細胞外のナトリウムが細胞内へ流入し、逆に細胞内のカリウムイオンが細胞外へ流出する。このナトリウムイオンとカリウムイオンの移動により電気信号（インパルス）が発生する。孔の開閉が、約0.1ボルトで1ミリ秒よりも短いインパルスとなる。この電気的な興奮は活動電位と呼ばれ、細胞全体に伝わるが、特に細胞の中で最も長い線維である軸索をこの電気的な興奮が通る。また、軸索の先端は球状になっており、シナプス前終末を形成している。シナプス前終末には神経伝達物質と呼ばれる特有な神経化学物質が充填された袋（小胞）がある。神経伝達物質とはその名のとおり神経伝達を担っていることから名付けられている。活動電位がシナプス前終末に到達すると数個の小胞から神経伝達物質が放出される。シナプス前終末は別の神経細胞膜にあるシナプス後肥厚という構造タンパク質と接合している。シナプス後肥厚に含まれる受容体は神経伝達物質を受け取り、様々な細胞プロセスを活性化する。このプロセスには、神経細胞間を渡って届いた情報を再び電気的な信号に変換するための孔の開放を始めることがある。すなわち、1個の神経細胞のシナプス前終末から別の神経細胞のシナプス後肥厚への化学的な神経伝達が行われているのである。シナプ

ス後肥厚の多くは神経細胞から伸びる樹状突起に存在する。また、シナプス前終末とシナプス後肥厚との複合体であるシナプスを数多く形成できるように、神経細胞は、樹状突起および軸索を分岐させている。通常、1個のシナプス後肥厚部に存在する孔だけでは活動電位を誘発するために必要なナトリウムイオンおよびカリウムイオンの移動を引き起こすことはできない。しかし、多くのシナプス後肥厚部が活性化された時には、大量にイオンが移動して活動電位を発生することができる。シナプスの図解は第1章（図1-3）に示した。

　生物学はシンプルな解釈が求められる学問であるため、脳の複雑なプロセスを説明するには簡潔すぎるように思われるかもしれないが、いくつかの特徴を考えるととたんに複雑になる。第一に、アナログ方式とデジタル方式のメカニズムの興味深い組み合わせである。アナログ方式は樹状突起で行われている。樹状突起は、イオンの流れが活動電位を誘発するのに必要なレベルになるまで数多くのシナプスの力を合計する。神経細胞は何千個ものシナプスを有しており、多くの場合は他の神経に由来するシナプスも数多く有している。神経細胞がどのように情報の蓄積を行っているのかは不明であるが、多くの神経生物学者はシナプス後肥厚におけるわずかな変化がシナプス後肥厚への入力性（求心性）の情報に対する反応を増加、または減少させると考えている。アナログ方式は多数の求心性入力におけるわずかな違いを総和するものであり、情報を連結させるための極めて有力な方法である。第二に、デジタル方式、つまり活動電位は、全てのデジタル化された信号と同じように、精度の高い情報伝達を維持するという利点を

有している。なぜなら、デジタル信号は「オン」あるいは「オフ」のどちらか一方であるからである。「オン―オフ」の信号は速やかに軸索の全体に伝達され、かなり遠方まで到達することができる。このことは、ヒトにおいて脳の容積が劇的に増加することを可能にした。さらに、軸索は電流を伝導しないミエリンと呼ばれる脂肪によって絶縁されている。そのため、電気コードの束のように多数の軸索が並行して伸びることができる。最後に、軸索は分岐し、活動電位は個々の分岐まで伝達される。このように、遠心性神経[訳注1]と呼ばれる神経は多数の軸索終末を有することができる。遠心性神経は多数の他の神経に影響を与えている。軸索が次の神経に到達した時、軸索を伸ばしている神経は次の神経の求心性神経[訳注2]となる。多数の求心性神経の1個の神経細胞への収束および多数の他の神経への遠心性神経の拡散はすさまじい力を生み出す。数十億の神経細胞による力を掛け合わせると、脳が非常に複雑な情報を処理することができる能力となるのである。

神経ネットワーク

収束および拡散しているシナプスの多くは、特に大脳皮質などの脳の部分的な構成をネットワーク化して保っている。単一神経細胞が興奮し、多数の他の神経細胞が興奮させられた時に、情報

訳注1）遠心性神経
　興奮を中枢から末梢に伝達する神経。
訳注2）求心性神経
　興奮を末梢から中枢に伝達する神経。

はネットワークの中を駆け回る。もし、あなたが私のように年老いているとしたら、あなたの脳は現在ゆっくりと働いているが、ネットワークの活動を捉えることが十分に可能であろう。人の名前を忘れてしまってその人の名前をなかなか思い出せない時、その人の身体的特徴、その人と会った状況や場所といった特徴をできるだけ多く考える。その後、注意を他にそらせる。約3～5分後、全く異なることを考えている時に、忘れた名前がぱっとあなたの意識に出てくる。注目すべき現象は、その名前を思い出したということではない。むしろ、無意識に行われているプロセス、そして、直近に考えていることに対して結果、すなわち名前が割りこんできたということに注目すべきである。この現象を解釈すると、忘れた名前についての連想により、互いに興奮性の神経のネットワークが動き始めたということである。これら個々の連想は小さな神経細胞のグループを活性化し、さらにそのグループがネットワークに存在する別の神経細胞を興奮させる。神経細胞は互いに興奮し合うため、全ての連想に関するネットワークの中心にある情報の失われた欠片が活性化されるまで、ネットワークはその活性を増加させる。神経細胞がどのように情報をコードしているかは正確にはわかっていないが、単一神経細胞がある情報に特化しているということではないようである。むしろ、ネットワークが情報という駒を大量に抱えており、1駒の活性化は密接に関連した別の1駒の活性に影響を及ぼす能力を備えている。

　ネットワークに存在するシナプスは全て同じ神経伝達物質を使用するわけではない。一般的に、一つの神経細胞あたり1種類の主要な神経伝達物質が含まれているが、別のタイプの神経ではい

くつもの神経伝達物質が含まれていることもある。最も一般的な神経細胞は、興奮性神経である（上記はこれについて述べた）。神経伝達物質はグルタミン酸であり、生体内でどこにでも存在する化学物質で、タンパク質を産生するのに最もよく利用されるアミノ酸でもある。しかし、シナプス後肥厚では、2種類以上のグルタミン酸受容体が存在する。最も普通のタイプの受容体では、グルタミン酸に反応してナトリウムチャネルを開口することで、樹状突起は電気的にややプラスになり、細胞全体を活動電位を誘発する電気的電位まで導く。グルタミン酸受容体は6種類以上が存在することから、神経細胞において重要な受容体であると考えられる。

抑制性神経

　神経系が興奮性のネットワークだけで構成されていたら、興奮の収束および拡散により常に全ての神経細胞が活性化されることになる。この神経細胞の興奮状態はてんかん発作などを惹起するだけではなく、全神経が興奮した場合には、情報を蓄積させる能力も破綻する。どんな情報の蓄積システムであっても、「オン」と「オフ」の両方の状態が必要である。したがって、脳のあらゆる部位には前述した興奮性神経とは全く異なる特性を備えた神経細胞が存在する。その神経細胞の樹状突起は小さく、軸索は近くにある神経細胞へのみ投射している。脳の局所的な領域で神経連絡の一部を形成していることから介在神経と呼ぶ。介在神経は別の神経の活性を抑制し、興奮性神経のシナプスのように別の神経を活

性化することはない。それゆえ、これらを抑制性介在神経と呼ぶ。典型的な介在神経はバスケット細胞であり、その樹状突起は近くにある興奮性神経の軸索とシナプスを形成する。そのため、近くの興奮性細胞が活性化した場合にはバスケット細胞も活性化する。この細胞のシナプスはバスケット状の形をしており、興奮性神経から投射する軸索の周囲を取り囲んでいる。バスケット細胞が活動電位を誘発すると、バスケット細胞の軸索が投射している興奮性神経の活動は抑制される。このように抑制性介在神経は細胞の活動を制御し、興奮性神経を含むネットワークが過活動を起こさないように維持している。抑制性介在神経はγ-アミノ酪酸（GABA）[訳注3]という神経伝達物質を利用する。GABAはシナプス後肥厚に存在するクロライドイオンチャネルを開口する。クロライドイオンチャネルは膜電位を低レベルに安定化させ、活動電位が誘発されないようにする。GABAも、グルタミン酸と同じように、数種類の受容体に結合する。グルタミン酸およびGABAの神経伝達の総和、つまりグルタミン酸による孔の開口によるナトリウム、カリウムとGABAによるクロライドの総和が神経活動を示しており、グルタミン酸が優位であれば標的シナプス後神経の活動は増加する。逆に、GABAが優位であれば活動は減少する。

訳注3）GABA（γ(gamma)-aminobutyric acid）
　γ-アミノ酪酸（ガンマアミノらくさん）は、アミノ酸の一つで、主に抑制性の神経伝達物質として機能している物質である。英語名のγ(gamma)-aminobutyric acid の頭文字をとった略称GABA（ギャバ）が一般的に広く用いられている。脊椎動物の中枢神経系では、主に海馬、小脳、脊髄などに存在し、シナプスでは、シナプス前膜から放出され、後膜の膜上にあるGABAに対する受容体蛋白質と結合して作用を発揮する。

ヒトにおける神経活動

　どうすれば生きたヒトの脳における神経機能を調べることができるだろうか？　ヒトの脳における神経活動を記録するための最も古い方法は脳波（electroencephalogram，EEG）である。小さな金色の円盤（電極）を頭皮の様々な場所に貼り付ける。イオンが神経細胞の細胞膜を通過すると電場を発生する。時には電極内の電子の流れに影響を与えるほど強力な電場を発生する。電極を、電圧を10,000倍に増幅する装置に接続して、この電極内の電子の移動を検出する。この単純な仕組みの装置が、電圧の経時的な変化を表示する脳波記録計である。ヒトの脳波を最初に記録したのはErlanger（アーランガー）とGasser（ガッサー）であり、彼らは検流計を用いて動いている紙の上に信号を記録した。彼らはEEG記録法が統合失調症の病態を解明するための極めて有力な手法になると信じていた。新しいイメージング技術こそが統合失調症の原因を提示してくれると信じたのは彼らが最初であろうが、その後同様に考える人が続いている。EEGは睡眠状態、てんかんの有無といった病態学的な特徴を見出すことができるが、統合失調症における目立った精神症状はEEGでは検出できない。また、音のような特異的な情報に対する脳の応答はEEGで検出することができない。脳内では多数の情報処理が行われているため、音に対する反応のみを可視化することができないのである。さらに、脳の活動は全ての神経細胞がそれぞれに活動電位を誘発している不協和音のようなものであり、その中から単一刺激にかかわる情報処理過程を抽出することは困難である。

神経の反応を単純化するための一般的な手法は繰り返し何度も実験を行い、結果を平均することである。すなわち、平均値をその時の刺激と関連付けて考えるのである。仮に単一刺激（音）を何度も与えて各刺激後の脳の活動を記録したとする。同じ神経回路が何度も活性化されると、やがて限界に至り、限られた時間枠を超えて展開された同一の神経活動を捉えることができるようになる。もし電気的な活動が毎回同じであるなら、合計し始める。一方、無意味な情報（ノイズ）、すなわち音に対して反応する以外の脳内に存在する他の神経活動は全て排除し始める。技術的には、我々が信号として検出したい刺激反応における活動は単純に総和となるが、ノイズである他の無秩序な神経活動は総和の平方根となる。4回の試行後、信号は4倍に大きくなり、そしてノイズは2倍になる。そのため、正確に信号を検出できるかどうかの指標となるシグナル／ノイズ比は2となる。64試行後では、信号は64まで増加し、ノイズは8となり、シグナル／ノイズ比は8となる。ほとんどの脳領域で、感覚刺激に対する反応を検出するには少なくとも32〜64試行が必要である。この手法を用いれば、非侵襲的なEEG電極を安全に使用して、統合失調症患者が苦にする感覚刺激の種類に対応した脳の反応を記録することができる。この手法で個々の神経細胞の活動を記録することは難しいが、神経細胞の集団が示す全般的な活動を記録することができる。刺激誘発後の特定の時間で認められる反応を同定することができるのである。

　脳の電気生理学的な基礎をなす2種類の特徴である興奮と抑制の両方を調べることが望まれる。仮に個々の神経細胞の反応を記録することができるなら、興奮性神経および抑制性神経がいつ活

動したのかを検出することができるであろう。しかし、非侵襲性EEGを基盤とした手法を用いて、この次元の解析を行うことは不可能である。

シェリントンは第1章で述べた脊髄における抑制機構に関する研究で、抑制にかかわる神経細胞の活動を個々に記録できない時にも抑制機構を調べる方法を開発した。入力信号は樹状突起を介して神経細胞を活性化する。活性化した神経細胞は、神経細胞ネットワークの中に存在する他の興奮性の神経細胞へ活動を伝達する。これが、脳が情報を処理する基本的な方法である。それぞれの神経細胞が、自身が活性化すべきか、その情報を次の神経細胞へ伝達すべきかどうかを、他の入力に基づいて決定し、それらすべてが樹状突起上で合計する。平均誘発電位によって基本的には神経ネットワークを介した信号の移動を記録できる。この神経ネットワーク内にはフィードバックを形成する単純な第二の回路が存在する。興奮性神経は抑制性介在神経と呼ばれる第二のタイプの神経の樹状突起を活性化する。前述したように、この神経の軸索は抑制性の神経伝達物質であるGABAを遊離するので抑制神経である。また、その軸索は局所的な神経ネットワークを形成し、その他の外部領域に対して軸索を投射していないので介在神経である。活性化した興奮性神経細胞は介在神経細胞を活性化する。活性化した介在神経細胞は自身を活性化させた神経細胞に対して抑制のフィードバックを行い、興奮性神経細胞の神経発火が起こらないようにする（図3-1）。

感覚情報処理機構は同一刺激を2回与えた時の反応を調べる実験によって簡単に証明できる。脳のほとんどの領域において、刺

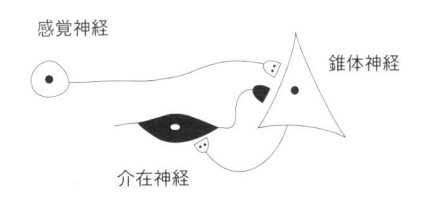

図3−1 単純なフィードバック回路が、ペアになった2回目の刺激に対する反応を抑制する。最初の刺激は興奮性のグルタミン酸シナプスを介して主要な錐体細胞を活性化する。錐体細胞の活性化は、抑制性介在神経を活性化する。さらに、抑制性介在神経は錐体細胞上に存在する抑制性シナプスを活性化して負のフィードバックを行う。この間に2回目の刺激が錐体細胞上の興奮性シナプスを活性化すると、既に介在神経による抑制性シナプスにより錐体細胞は抑制されているため、2回目の刺激に対する反応が減弱する。

激に対する反応は1回目のほうが2回目よりも大きくなる。1回目の反応が抑制性神経を活性化し、2回目の刺激反応を減弱させるからである。2回の刺激の時間間隔を長くしていくと、2回目の反応は次第に増加し、やがて1回目の反応と同じ程度まで回復する。2回目の刺激に対する反応が最も小さくなってからもとに戻るまでの時間の推移を回復曲線という。初期の神経生物学者たちは、神経機能の疲労が起こり、十分時間を与えることで神経細胞は疲労から回復すると考えていた。現在では、2回目の刺激に対する反応の減弱は、1回目の刺激により活性化された抑制性神経が2回目の刺激に対する反応を抑制するためであると考えられている。

情報処理と神経の抑制

我々の研究では、時計が正確に刻む0.5秒間隔のカチカチとい

う音刺激を繰り返して実験を行っている。EEG 反応を記録できるようにするため、このカチカチというペアになった音を10秒間隔で32回行うと、1回の実験でちょうど10分かかる。これらの時間はどのようにして決定されたのだろうか？　この実験は実験動物を用いた神経生理学的な研究で幅広く使用されているもので、大脳皮質においては少なくとも8秒間は抑制が持続するといわれている。したがって、ペアになった音を提示して次のペアになった音を提示するまでの間隔は8秒以上でなければならない。また、ペア内の音の間隔を変えて統合失調症患者と健常者の音の反応性を調べたところ最も差が認められる音の間隔は0.5秒であった。精神医学的には、8から10秒の実験間隔が誰でも成立する時間間隔であると考えられている。例えば、テーブルをスプーンでコンコンと10秒間隔で叩いて、その音をテープレコーダーで記録する。そして、そのテープを再生してペアになった音を待つ。するとしばしば、テープレコーダーが壊れたかのように、もう音は聞こえてこないように思える。しかし、それから突然、ほとんど不意に音が聞こえるのである。

　では、精神学的理論を用いてデザインした神経生物学的実験によって、臨床で得られた知見の研究成果と照らし合わせてみることにする。その記録方法は平均誘発電位と呼ばれている。32試行の合計を調べて、32で割って平均化しているので平均という呼称がつく。また、脳の反応を検出するために音を刺激として用いているため誘発性という。この平均化方法がシグナル／ノイズ比を高めることによって音に対する反応を検出可能にしていることはすでに述べた。さらに、測定しているのは正または負の電気的な

電圧の変化であり、すなわち電位である。健常者は、音に対して一連の反応を示し、その中には音刺激の提示約50ミリ秒後に起こる顕著な正の電位を伴う反応がある。この反応をP50と呼ぶ。50ミリ秒以降の電位と比べて、P50は刺激に対する被験者の興味による影響を受けにくく、音刺激に注意が向いているかどうかによって影響を受ける。

　健常者では、1回目の刺激に対するP50反応は約5μボルトである。2回目の刺激に対する反応は最初の刺激に対する反応の半分以下に減少する。このことは2回目の刺激に対して抑制が起こることと一致している。統合失調症の患者において、1回目の刺激は健常者で認められる電位と同程度の振幅を誘発するが、2回目の刺激に対する反応はほとんど減少しない（図3-2）[訳注4]。この結果は、統合失調症患者では抑制機構が失われていることを示唆している。

　統合失調症の感覚情報処理機構の異常にP50抑制の欠損が重要な役割を担っているのだろうか？　感覚情報処理機構の異常を神経生理学的な異常に結びつけるのは難しい。配線図のないコンピューターの修理を行う時には、診断プログラムを使用して全てのメモリーチップの動作を1個ずつ調べるだろう。ビデオゲームで遊ぶ際にはコンピューターを使用するが、この時には個々のチップが1と0を記憶しているか調べることで回路の異常を検査することができる。もし1個のチップが検査に不合格であればコンピューターの不具合の原因はこのチップであると考えられる。この

訳注4）
　参考資料の図3-1も参照のこと（p.299）

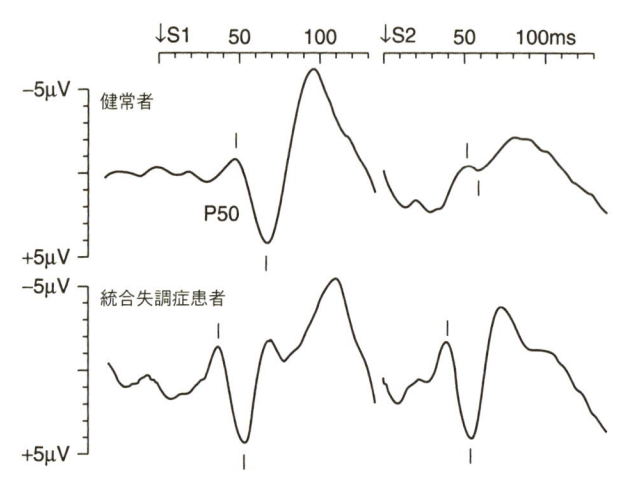

図3-2 健常者および統合失調症患者の頭部表皮から脳波の誘発電位を記録した。

仮説を検証するためにはチップを新しいものに入れ替えて動作確認をすればよい。このような検証を行うためには、P50反応の抑制機構および統合失調症におけるその機能障害について、もっと調べる必要がある。EEGのような頭皮表面からの記録方法がこれほど有益なのだから、単細胞レベルで神経回路を調べることができればいっそう有益な情報となるだろう。

　この方法は、統合失調症の神経生物学を理解する有益な情報を提示してくれる。第一に、コンピューターの診断における1と0のように、刺激は単純で全く等しいものであるため、脳が情報をどのように解釈したかを考える必要がない。もし刺激として言葉あるいは絵を使用した場合は、脳がどのように解釈したのかを考えなければならない。第二に、統合失調症患者は例えば自分で音が聞こえたかどうか手を挙げて知らせる、といった反応をする必

第 3 章　感覚情報処理障害の神経生物学　75

要がないため、彼らのモチベーションを考慮する必要はない。第三の利点は、実験動物にこれらの刺激を与えて、記録することができることである。ペアになったうちの 2 回目の刺激に対する反応の減弱は、サル、ネコ、ラットおよびマウスで認められる。したがって、これらの実験動物におけるこの抑制機構を神経生物学的に解明することができれば、統合失調症において機能障害がどのように起きているのかを予測することができる。統合失調症のモデル動物が存在しないことは既に述べた。しかし、実験動物における神経生物学的研究では正常なヒトの生理学的な行動の神経機序を正確に捉えることができる。また、この観点から統合失調症において異常であると予測される行動の神経機序を指摘することは可能である。さらに、統合失調症の病態生理を再現し、それを治す方法があるかを調べることができる。統合失調症の主要な症状は思考の形成に関係しており、ほとんどの動物はこの精神的な能力を備えていないと考えられる。したがって、モデル動物から統合失調症について類推できるのは神経の情報処理過程のごく基本的レベルに限られる。しかし、少なくとも哺乳類間では、これら基本的レベルにおいては脳は十分似ており、動物モデルは有益であると考えられる。

　実験動物の生命倫理を考慮して、その扱いに関する規則が決められている。ヒトの疾病を動物でモデル化することは医学研究において十分に確立された手法であるが、審査なしで行われるべきではない。大学組織は非人道的な研究から動物を保護している。すなわち、不必要な痛みがないか確認するために獣医が個々の実験を評価する仕組みである。我々は研究室で使用するために繁殖

したマウスおよびラットなどの実験動物に、痛みに対する意識および感覚をなくすために麻酔薬の投与を行い、足の裏をつねり動きが消失していることを確認している。実験の最後には、さらに顕微鏡下での実験も行うために動物の脳を摘出する。動物たちは麻酔から覚醒することなしに死亡し、痛みを経験することがない。しかし、統合失調症に関する神経生物学的理解をより深めるために、我々に動物の生命を奪う権利があるのだろうか？ 研究室で働く個人も、研究を容認し、資金を提供している社会全体も、こういった研究の必要性を考慮しなければならない。深刻な機能障害を引き起こす病気に打ち勝つために実験が価値ある情報を生み出すことができるなら、実験動物の生命の損失は正当化されると私たちの多くが信じている。

ラットの脳は多くの観点でヒトの脳と類似しており、この脳の類似性がこれらの実験を可能にしている。大きな相違点は脳の大きさおよび大脳皮質の発達である。ヒトおよびラットは大脳皮質を有しているが、ラットの大脳皮質はヒトに比べてかなり小さく、ヒトのように多数の種類の領域に分割されていない。前頭皮質はヒトに比べて著しく小さい。しかし、ラットの脳は、耳から大脳皮質に至る聴覚音を情報処理する全ての部位を備えており、ヒトの情報処理過程とほぼ同一であることが知られている。

実験動物における神経回路に関する知見

これで、脳がどのように反復刺激に対する反応を抑制するかを調べるための実験を行う準備が整った。目的は、実験動物が反復

した音を聞いている間、脳の各領域における神経系の基本単位である個々の神経細胞の電気的な活動を記録することである。ラットのような小さな脳でさえ、数百万個の神経細胞が存在する。どこの脳領域に着目するかを絞り込むために、誘発電位を用いる。この方法は上述した頭皮表面で記録するP50波を調べる時に使用したのと同じ方法である。小さな針金をラットの頭蓋骨上に設置し、ヒトで行うのと同じように反復音に反応する一連の脳波を記録すると、小さなP20波と次に大きなN40波が出現する。P20／N40波の組み合わせは2回目の音刺激に対する反応で減少し、健常なヒトで観察された時と同様の抑制減少が認められる。頭蓋骨上で記録された波形は明らかにその下にある脳内神経細胞により誘発されたものである。電極を脳内へ動かすことにより、脳内のどこの領域で発生したのかを正確に知ることができる。まれにヒトではてんかんを引き起こす難治性部位を調べるために使用するが、健常者にこのようなことをすることはない。

　ラットでは、海馬のアンモン角3領域（CA3）で最も大きなP20／N40が観察される。月面の海や山のように、脳の解剖学的な領域の名称は、発見された経緯を反映して形や特徴で命名されており、既知の機能に由来していない。海馬は湾曲した形をしており、タツノオトシゴにその形が似ていたことから海馬と命名された。アンモンは神経解剖学者が海馬を解剖した時に、その内部が湾曲した羊の角に似ていたことから、エジプト神アンモンが羊の角をもっていることに因んでアンモン角と命名したものである。海馬は、CA1からCA4までと歯状回の五つの領域に区分される。歯状回は横断面が歯に似た波形の領域である。電極を脳

内に挿入すると、P20／N40波はCA 3の主要な細胞層で大きなピークを描く。

　ここまで、神経活動がP20／N40波をどの領域で発生させるのかを説明した。次は、どのようにP20／N40波がCA 3領域で得られるのかを説明する。内耳(ないじ)にある蝸牛有毛細胞(かぎゅうゆうもう)が音刺激で最初に活性化する。誘発電位の技術と聴覚系がどのように働くかの知識を用いて、情報がどのようにしてCA 3領域へ到達するのか追跡することができる。脳はいくつもの細胞が層を形成しており、それは原始的なイカのような無脊椎動物を祖として進化したものである。この原始的な動物が進化するにつれ、ある細胞は触ったり、動いたりすることに反応する機能を獲得した。また、他の細胞は接触、温度、塩濃度、光といった環境の変化を感知する機能を獲得した。動物が触れられると動くことは当然のことのように思われる。しかし、この工程には触覚（感覚細胞）と、収縮（筋肉細胞）を結びつける新しい種類の細胞、すなわち神経細胞が必要となった。初期の神経細胞は大きくさまにならないしろものだった。前述したのと同じように、イオンを行き来させるが、イオン交換は軸索の表面でゆっくりと行われる。そのため、感覚の刺激によるパルスの発生から細胞が収縮するまでの時間はゆっくりとしていた。感覚が突発的に動きを引き起こすことを要求されることもあれば、素早い反応が不適切なこともあった。したがって、ある神経線維は筋肉細胞を興奮または活性化させ、他の神経線維は筋肉細胞を抑制するようになった。数百万年前の無脊椎動物の神経筋接合部における興奮性神経伝達物質はグルタミン酸であり、抑制性神経伝達物質はGABAであった。現在でもこれら

の神経伝達物質は、ヒトの脳に存在している。無脊椎動物における第二の革新はグループ化した神経細胞の調和であった。そうして神経細胞が協力して活動し始め、より複雑な操作を行うことができるようになった。数十個の神経細胞集団は、多数の異なる感覚細胞からの情報入力を集計して、多数の異なる筋肉細胞へ出力を分配するという基本的な動作を行うことができた。イカの先祖は飛ぶ、戦う、食べる、交尾に関する意思決定のために神経細胞の集団を利用していた。

　脊椎動物の神経系になると、さらに改善されている点がいくつもある。第一に、ミエリンと呼ばれる脂肪の層が個々の神経線維を取り囲み、神経伝達の速度を著しく改善している。神経細胞は小さくなり、多数の分岐を備えている。無脊椎動物における神経節構造は脊椎動物では脊髄および脳に進化している。脊髄は簡素な反射運動、感覚および運動協調性を操ることができる。脳は、これらの反射運動を増強あるいは抑制する調節機能を獲得している。イカがその機能を獲得した時と比較して、この洗練された神経系では、より協調的で俊敏な動作を実行することが可能である。中枢神経系は古典的な構造をほとんど残して進化した。むしろ、古い構造の上に新たな機能を築いた。魚類は垂直姿勢を保ちながら泳ぐための筋肉の協調性を高めるために小脳を加えた。鳥類は視覚および聴覚の情報処理を改善するために脳幹を改良した。哺乳類では初めて、専用の学習装置として海馬が出現した。個々のシナプスが経験に基づいて活動を変化させることができるようになるまでは、海馬が即時的な学習に関与する唯一の装置であった。また、哺乳類では大脳新皮質が発達した。ヒトを含む霊

長類における大脳新皮質の発達は現在究極の表現に達している。海馬は単純な課題であれば学習できる初期のミニコンピューターのようなものであるが、新皮質は途方もない量の情報を蓄積して操る巨大な図書館のディスク記憶装置に例えられる。ネズミは大脳皮質をもっているが、どちらかといえば海馬が主体の動物である。そのため、ネズミはネコがどこに隠れるのが好きかといった単純な物事をかなり素早く学習することができるが、複雑な記憶を長期的に保存する能力はほとんど備えていないようである。

海馬における情報処理過程

　海馬についての理解をもう少し深め、加えてなぜP50反応抑制の減少が重要であるのかを明らかにするためには、情報がどのように海馬に到達するのかを知る必要がある[2]。脳の進化の過程で脳が層構造を獲得したことを思い出してほしい。この層構造は新しい種を生み出す過程で作り変えられたものではなかった。聴覚刺激は内耳に存在している感覚細胞を活性化し、聴覚神経を興奮させる。その聴覚情報は音量差の初期補正を行う蝸牛核へと伝わり、脳幹外側部の線維経路である外側毛帯を経て、上オリーブ複合体、下丘へと至る。これらの脳領域は鳥類から受け継がれており、音源から離れたり、音源に向かったりするための方向定位反射に重要である。大きな音を聞いて、その音源の方向へ振り向く際には、脳のこの原始的な領域を使用していることになる。もっと識別する、例えば哺乳動物の様々な行動に関する叫びの違いを識別する時には、音の高低に従って内側膝状体が音を組織化し

始め、聴覚野でその一連の操作が完結する。ことばの認知は最も高度な聴覚課題であり、もっぱら皮質依存性である。

　ここまで主要な情報処理中枢を通る聴覚情報についてみてきたので、続いて聴覚情報が海馬へどのように入力しているのかを説明する。嗅内皮質は新皮質の一部分であり海馬入力線維の起始核である。嗅内皮質は臭いの経路を含む全ての感覚野から投射を受けていることから、その名称に嗅、つまり鼻を示す言葉が使用されている。嗅内皮質は2種類の経路を介して情報を海馬へ送っている。第一の経路は歯状回細胞である。歯状回はほとんどが顆粒細胞と呼ばれる小さな細胞で構成されている。脳発達において歯状回は比較的最近になって海馬に加えられたもので、入力信号に特別な重要性を付加する。なぜなら顆粒細胞は苔状線維シナプスという非常に大きな興奮性シナプスを有しているからである。苔状線維シナプスは顕微鏡下で見ると木から苔がぶら下がっているような外見をしている。歯状回はこの苔状線維シナプスを介して情報をCA3へ中継する。（神経解剖学は、驚くほど記述的で歴史的であるが、全ての単語を暗記するのは時に退屈である。もう少し辛抱してほしい。聞かせどころはもうすぐだ）。苔状線維シナプスは、ラットではP20／N40を、ヒトではP50を誘発するCA3錐体細胞に対して情報を確実に運搬する重要な役割を担っている。しかし同時に、嗅内皮質は貫通線維を介して求心性の興奮性シナプスを直接CA3錐体神経細胞へ投射している。貫通線維という名称は、海馬を貫くまたは直接入り込むという意味に由来している。（図4-1）

　とうとう次は、CA3領域における情報の処理である。聴覚信

号は苔状線維シナプスを介してＣＡ３領域に到着し、錐体神経細胞を活性化する。錐体神経細胞は近隣の細胞を活性化し、近隣の細胞はまた錐体神経細胞を再度活性化する。求心性の貫通線維も細胞集団を活性化する。別場所からの入力信号がＣＡ３へ到着し、ＣＡ３領域では聴覚および視覚的な場面の地図を作り始める。この地図は、より重要な領域を強調する苔状線維と貫通路からの反復した再活性化によって形作られていく。近隣にあるＣＡ３錐体神経細胞からの活性化および始めに活性化した神経の再活性化は画像を絶えず更新し続ける。このようにして短期記憶が形成される。目を閉じて再び開いた時に、周りの場面に驚くことがないのは、いつどこで目を閉じたのかという記憶を海馬が保持しているからである。統合失調症の患者はこの単純な課題をこなすことがいつもできるとは限らないため、体の外または奇妙な新しい世界に自分がいると突然感じてしまうことがある。ＣＡ３は「柔軟性のある検出器」として働くために、いくつかの情報が周囲の音や場所から入力せず、新皮質の記憶の倉庫から入力することがある。そして、錐体細胞の活性がさらに増強され、新しいこととそうでないことを見極めるために現在についての印象を形作る。この作業は点と点を結びつけるものではなく、むしろ活性化するための閾値(いきち)に到達している神経細胞の集団に依存しており、対応は完全に一致している必要ない。したがって、例えば、私は妻を見かけるたびに彼女の特徴を隅々まで調べなくても、歩き方から彼女を認識することができる。

　２種類のとても重要な物事が0.5秒以内の短時間に発生した場合には、これらの情報を一つにまとめて一時的に、あるいは長期

的に、記憶することができる。初期の短期的な保存はCA1錐体神経細胞へ出力を投射しているCA3神経細胞によって作り出される。CA1神経細胞－CA3シナプスの連結は長期増強と呼ばれる現象に関係している。このシナプスの連結が繰り返して刺激されると、シナプスは多量のグルタミン酸を遊離する。多量のグルタミン酸は特別なチャネルを開口し、CA1錐体神経細胞内へカルシウムイオンを流入させる。その後、CA1錐体神経細胞は刺激に対して興奮しやすくなり、この状態が数分間は続く。この細胞活動の長期的な変化は、学習過程の開始段階に関連する初期の変化である。ここではCA3の神経細胞の役割が非常に重要である。誰もが時々経験するように、脳の記憶容量には限界がある。ドナルド・ブロードベントが英仏海峡を越えてくる飛行機を発見するための訓練をさせていた時に悟ったように、人は見たり聞いたりしたことの全てを記憶できるわけではない。CA3は、繰り返された情報を送らないことによって、CA1を制御する情報の量を調節しなければならない。この全ての興奮が続けば情報の制御ができなくなるのではないかという点にお気づきかもしれない。第一に、興奮の爆発的な増加である。海馬のCA3神経細胞の全てが相互に連絡したネットワークを形成しているため、単回刺激はネットワーク全体に急速に活性化状態をもたらす。この状態は実際に起こるので、てんかん発作はCA3から始まることが最も多い。CA3が過剰に活性化し、それが今度は脳の隅々まで活性化を引き起こすのである。すると突発的で大規模な全身の筋肉運動を起こし、その後意識を失う。軽度な症状の海馬性発作もあり、複雑部分発作という。このような軽度な症状では、思考の

侵入があり、かつて考えた、あるいは経験したことがあるという感覚（デジャブー：既視現象）を伴うこともある。この症状は、CA3回路に制御不能な活性化を起こしたためであると考えられる。なじみのある曲などの特定の感覚刺激を提示した時に、この症状を呈する人がまれにいる。この反応は、感覚刺激がCA3のうち非常に特異的な機能不全を起こしている部分を活性化するために起こる反応であると考えられる。

したがって、CA3は、脳の情報を処理するコンピューターの非常に洗練された部分である。CA3は柔軟性に優れた情報の流れを作り出すことができ、脳の最も重要な機能である記憶の下準備を行っている。脳が情報を記憶しようとする前に、情報を整理することは非常に重要である。興奮性ネットワークの暴走を防ぐために、抑制性介在神経細胞が興奮性神経の活性を制御している。これについては既に説明した。介在神経は錐体神経細胞の活性化レベルを感知して、抑制する情報を錐体細胞へフィードバックするため、錐体神経細胞がより活性化すれば、さらに抑制がかかる。このように、この神経回路はCA3錐体神経細胞の活動における自己統制または調整器として機能する。介在神経細胞が健全であれば、けいれんを引き起こす過活性化から海馬は保護される。また、フィードフォワード[訳注5]抑制も存在する。これは、錐体神経細胞が活性化された時に介在神経が抑制される現象であ

訳注5）フィードフォワード
　生体の制御機構の一つで、経路の下流にある物質が上流の物質を制御する現象をフィードバックと言うのに対し、経路の上流にある物質が下流の物質を制御する現象。

る。貫通線維は興奮性錐体神経細胞だけでなくCA3介在神経細胞にも投射しており、両細胞を同様に活性化させる。

抑制と海馬機能

　介在神経と錐体神経細胞の接合部分は後シナプスと呼ばれる。抑制性介在神経による後シナプスの抑制は、歯状回の神経から投射する苔状線維の興奮と嗅内皮質由来の貫通線維シナプスの興奮、そして別のCA3錐体細胞神経に由来する興奮性シナプスの興奮の総計で決まる。後シナプスとは別に、前シナプスと呼ばれる抑制性神経が作る接合様式がある。ここでは、興奮性神経の細胞体ではなく終末部にシナプスを形成し、神経終末から神経伝達物質の遊離を抑制している。後シナプス抑制は神経細胞の活動を抑制するが、前シナプス抑制は神経細胞がさらに興奮することを阻止している。前シナプス抑制は錐体神経細胞間と貫通線維入力部における興奮性連絡に対して効果的に作用する。一方、苔状線維は、前シナプス抑制を受けないようである。それゆえ、伝えられるべき情報は特定の錐体神経細胞へ到達することができる。そうはいっても、ネットワークにおける活性は限られた範囲にしか広がらない。

　このように、介在神経細胞の抑制に関する第二の機能は前シナプス抑制が仲介する。後シナプス抑制はネットワークが制御不能になることを防ぎ、前シナプス抑制は検出器にどのような柔軟性をもたせるべきかを調節する。前シナプス抑制がほとんどなければ、互いに動かし合うことで多数の連合ができてしまう。大きな

抑制が行われれば、その余分な連合はほとんどできない。抑制を行うことのメリットは他にもある。赤色の異なった色合いを認識する場合を例に挙げる。運転中に赤信号が突然光ったとすると、できる限り神経を反応させる必要がある。この時、わずかな色調の違いはさほど重要ではない。予期しなかった刺激（光が赤色に変わる時）はネットワークを直ちに抑制されていない状態にさせ、ネットワークの大部分を素早く活性化させる。一方、異なった色合いの口紅を探している場合では、できるだけ色の違いを識別したい。口紅が陳列された棚全体を探して、できるだけ多くの神経を活性化させることで抑制を増加させる。抑制性介在神経が素早く活性化されると、抑制性介在神経は主要な神経を抑制する。結果として、主要な神経細胞がより興奮しにくくなり、ほしい口紅の色である赤紫色の色合いを完璧に作るための正しい色の組み合わせの情報を入手した細胞だけが活性化に必要な興奮を獲得することができる。そして、正しい色の口紅を見つけたと教えてくれる。このように、抑制は脳を過活動から保護するだけでなく、高度な識別が要求された時に脳が正確に反応することを可能にする（図3-3）。

　後シナプス抑制はかなり効率よく作用し、一連の動作を開始してから終了するまでの時間は50〜80ミリ秒以内である。これに対して、前シナプス抑制が作用するのには時間がかかる。さらに、前シナプス抑制の作用は数秒間続き、介在神経が活性化する限り持続する。前シナプス抑制はCA1における連合学習と類似した時間経過を示す。ラットで音と餌ペレットを用いて単純連合学習試験を行うと、単純連合学習に必要な音と餌ペレットを結びつけ

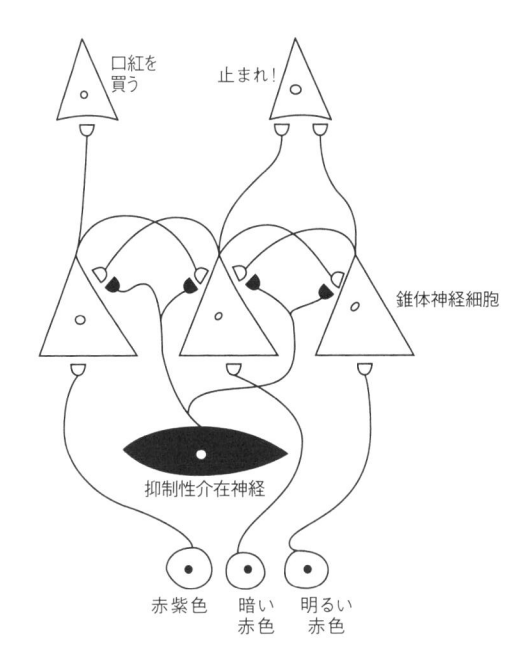

図3－3 赤色全般の刺激や赤紫色のみに反応するために使われる介在神経を含む錐体神経細胞のネットワーク。ネットワークがはじめに活性化される時、抑制性介在神経はまだ活性化されていない。そして、赤色全般に反応するシナプスは神経ネットワークの全ての神経細胞を活性化する。そうなるとネットワークは赤紫色の口紅と赤信号を区別できない。いったん介在神経がネットワーク内の活動によって活性化されると、錐体神経細胞間の興奮性神経伝達物質の遊離を減少させるために前シナプス抑制を利用する。すると神経は赤紫色（赤）の主要な入力に対してのみ反応する。こうして、抑制は制御不能な過活動からネットワークを保護するだけではなく、識別能力を増加させている。

る動機づけ間隔は、前シナプス抑制が最も効果的に作用する時間間隔である約300〜500ミリ秒と同じである。新たな連合を学習する時には、できる限り厳密に覚えようとする。前シナプス抑制がこの学習作業を可能にしている。

前章では感覚情報処理機構を例にとり、反復刺激に対する反応の消失について述べた。この章では抑制機構の果たす役割について仮説を立てる理論的枠組みを紹介した。我々は、精神医学的観点から神経生物学的観点へ移行して、統合失調症を理解しようとしている。

統合失調症患者は時に異常な連合を有している。ブロイラーの四つの定義の一つに連合が含まれていたことを思い出してほしい。統合失調症においてネットワークの問題がどのようにして異常な連合を生じるのかについて、これで理解することができるだろう。実験的に利用された例は、意味的な動機づけである。例えば教会（church）と bardoc といった、言葉と言葉でない語を区別するとする。信徒が座る椅子（pew）という関連した単語で事前に動機づけされていたなら教会という言葉に対する反応時間は減少する。これが無関係なプール（pool）という言葉であれば、動機づけの効果は小さくなる。結論として、神経ネットワーク内において信徒用椅子（pew）はプール（pool）よりも教会（church）に近いところに位置すると考えられる。統合失調症では、ネットワーク内での言葉の広がりを阻止するための抑制機構がより少ないため、死（death）のようなより遠い言葉が教会（church）に対する反応の動機づけとなる。ポールは寮の EXIT（出口）という表示にある X を悪魔のしるしと混同してしまった。EXIT と悪魔との間はおそらく、十字架、教会、説教、悪魔、とつながっている。ポールのネットワークにおける抑制機構の喪失は、より自由で劇的な思考を生み出すが、その思考は健常者が行うような一貫性のあるものではない。

第 **4** 章

感覚情報処理機構の微調整に対する考察

　前章から結論づけられるように、感覚情報処理機構を調節できることは有利なことだろう。時には、私たちの周囲で起きていることに関してできる限りよい判断をするために感覚情報処理機構の抑制を意図的に増加したいこともあれば、どんな可能性にも用心深く警戒するためその抑制を抑えたほうがよいこともあるだろう。

　脳は、グルタミン酸と GABA の相互作用を調節するために、また別の一連の神経伝達物質を用いる。アセチルコリン、ドパミン、ノルアドレナリン、セロトニン、オピオイド、カンナビノイドなどが挙げられる。カンナビノイドと聞くと大麻やマリファナを連想するかもしれない。「マリファナ作動性神経」などというものが存在するのだろうか？　その答えは部分的に「イエス」である。大麻は、ヒトの脳の精密な神経回路網を混乱させる化学物質を産生できるように進化した。ヒトの脳はカンナビノイドを作らないが、その一方で大麻の成分のカンナビノイドや、脳で作られるマリファナ様化合物であるアナンダマイドによって活性化される受容体を発現している。大麻は自然に、あるいは人間の行うバイオエンジニアリングによって、ヒトの脳と相互作用する化合

物を作り出すようになった。これが大麻が強い精神効果をもつ理由である。同様に、ニコチンはアセチルコリン受容体、LSDはセロトニン受容体、コカインはドパミン受容体やノルアドレナリン受容体、ヘロインはオピオイド受容体と相互作用する。神経が化学構造の異なる種々の神経伝達物質を用いるという多様性は脳の神経生物学的機能上、重要であり、ある神経だけに影響する選択的治療薬という観点からいえば、医薬品に詳しい化学者は、マリファナ様化合物を作ることによって、大麻などの植物と同じことができる。我々は感覚情報処理機構の調節物質としてアセチルコリンに注目している。聴覚情報が蝸牛（かぎゅう）訳注1)から上オリーブ核へ入る間に、その経路は分岐し、いくつかの神経は外側毛帯核へ軸索を伸ばす。この神経核は脳幹網様体という脳で最も古い領域へ投射する。脳幹網様体は相互に連結したとても大きな神経で、多様な神経が回路をなす脳の最も基本的な領域である。

　脳幹網様体は、密に連結し自己興奮する海馬神経回路とは異なり、興奮に対していくつかの固有の制御機構をもっている。網様体神経は1〜2回活性化した際に適応反応を示すか、もしくは反応を制止する細胞膜をもっている。それゆえ、網様体は情報の詳細を加工することができず、鳥などの脳の大部分が網様体である動物はほとんど本能のまま、すなわち新しい情報に容易に適応できない生まれもった反射に基づいて行動する訳注2)。かかしが鳥に効果があるのは、鳥はかかしが決して動かないことを理解できな

訳注1) 蝸牛
　　音の機械的振動を神経活動に変換する部位。
訳注2)
　　鳥類の学習能力は霊長類に匹敵するという報告もある。

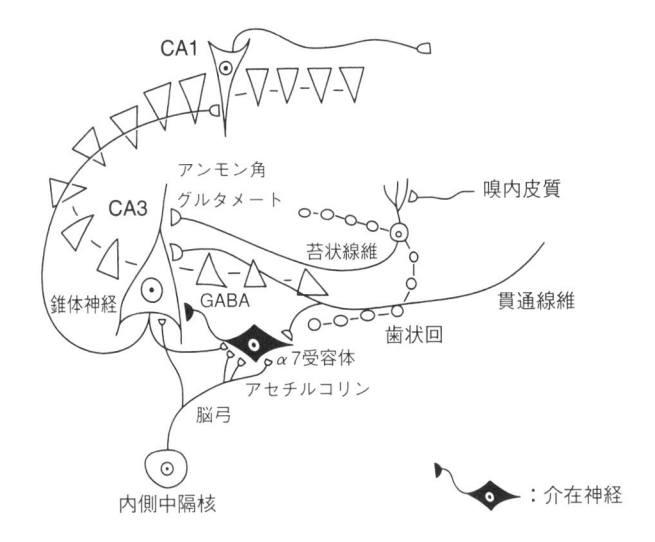

図4-1 海馬錐体神経と抑制性介在神経はフィードバックとフィードフォワード回路によって連結している。介在神経は内側中隔核からのアセチルコリン含有求心性線維によって活性化される。これら求心性神経から放出されるアセチルコリンは介在神経上のα7-ニコチン受容体を活性化する。

いからである。いかなる哺乳類も、ネズミでさえ、すぐにかかしが危険ではないことを理解する。しかしながら、脳幹網様体は驚愕反応を仲介するという重要な役割を果たしている。突然大きな驚愕音が聞こえると、網様体は脊髄に飛び上がるようにと強いシグナルを送る。驚愕音がそれほど大きくない場合、脳幹網様体はシグナルを上位中枢へ送る。そのシグナルは脳の中央に位置する内側中隔核へ伝えられる。ここには巨大な神経細胞が存在し、脳弓と呼ばれる大きな神経束として海馬内へ軸索を投射する。その後、大樹から出る小枝のように軸索は拡散し（海馬采と呼ばれる）、海馬、特に海馬CA3領域を覆う。内側中隔核のコリン作

動性神経は海馬で多くの神経と連結するが、最も密に連結している神経は、CA 3 領域の介在神経である（図4−1）。

ニコチン性アセチルコリン受容体は抑制を調節する

　多くの内側中隔神経は、ここで初めて取り上げる神経伝達物質であるアセチルコリンを含有する。アセチルコリンは GABA やグルタミン酸同様、神経細胞によって合成され、他の神経の樹状突起[訳注3]や細胞体[訳注3]の受容体へと放出される。アセチルコリンの興味深い点はその受容体である。それはシナプス後膜上に存在するタンパク質で、主要な2種類のファミリーに分類され、少なくとも15種類の異なった受容体が存在する。コリン作動性受容体は精神薬理学において最初に注目された受容体である。コリン作動性受容体のファミリーの一つにニコチンによって活性化されるニコチン受容体がある。

　ニコチン受容体は陥凹芯（かんおう）もしくはチャネルの周りに5個のタンパク質で構成されたリングを形成する。通常、このチャネルはそのタンパク質によって閉ざされる。アセチルコリンは神経筋接合部の神経から筋へ遊離されるとリングに結合し、その結果リングはねじれて開口する。それは錠と鍵に例えられることがある。単に鍵が鍵穴に一致するだけでなく、シリンダー錠のタンブラー[訳注4]の形態を変化させることでシリンダー錠が回転するからで

訳注3）樹状突起、細胞体
　神経細胞は主に三つの部分に区分けされ、細胞核のある細胞体、他の細胞からの入力を受ける樹状突起、他の細胞に出力する軸索に分けられる。

ある。同じように、ニコチン受容体のチャネルは開き、カルシウムイオンやナトリウムイオンが一時的に筋細胞内へ流入する。筋肉にとって、カルシウムは細胞の収縮を引き起こす。アセチルコリンがタンパクリングから解離するとそのリングは閉じる。受容体はアセチルコリンが解離するまで、再活性化されない。再活性化はアセチルコリンエステラーゼと呼ばれる別のタンパク質が近くに存在するために起こる。アセチルコリンエステラーゼはニコチン受容体に結合できなかったアセチルコリンの一部に結合する。それによってアセチルコリンは分解され、ニコチン受容体から解離されることから、その両方がアセチルコリンの下流分子の活性に影響を及ぼす。実際のところ、アセチルコリンは神経末端のシナプス小胞[訳注5]から放出される。その小胞は神経細胞内でアセチルコリンを貯蔵するために使用されている。筋収縮を起こすのに十分なカルシウムが流入するためには、シナプス小胞全体のアセチルコリンが一度に遊離されることが必要である（図4-2）。

α7-ニコチン性アセチルコリン受容体

　神経細胞において同じようなメカニズムが働いているが、ニコチン性アセチルコリン受容体のタンパク質は異なっている。脳は多くの筋型受容体の変異体をもっている。最も一般的なものは、α7-ニコチン性アセチルコリン受容体である。これは神経筋型

訳注4）タンブラー
　シリンダー錠の中の回転する金具。
訳注5）シナプス小胞
　神経伝達物質を内部に含有する小胞。

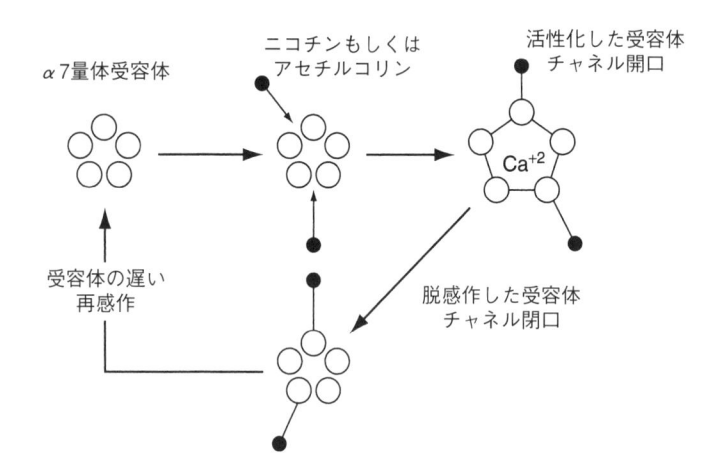

図中ラベル:
- α7量体受容体
- ニコチンもしくはアセチルコリン
- 活性化した受容体 チャネル開口
- 受容体の遅い再感作
- 脱感作した受容体 チャネル閉口

図4－2 α7-ニコチン受容体は5量体リングであり、それぞれ同一のα7-ニコチン受容体のサブユニットから構成される。アセチルコリン含有シナプスから放出されると1分子または2分子のアセチルコリンが受容体に結合する。その受容体リングはねじれるように開口し、カルシウムやその他のイオンの、神経細胞内への流入を招く。その後、リングは閉じ、アセチルコリンはアセチルコリンエステラーゼにより分解される。その後、受容体は再活性されることも可能である。ニコチンはチャネルを開口する作用を示すが、アセチルコリンエステラーゼはニコチンを分解することができない。ニコチンは受容体へ結合したままとなり、受容体が再活性化できない状態にする。その結果、ニコチンは受容体に対し毒素となる。

ニコチン受容体よりも古くから存在しており、ヒト筋型受容体より昆虫の筋型受容体とより類似している。それは7番目に発見されたニコチン受容体であることからα7と呼ばれる。α1は神経筋型受容体の一部であり、それ以外のサブユニットは他の異なる神経細胞上に存在する。神経筋接合部のα1ユニットに似ていることから、αと呼ばれる。α7-ニコチン受容体は、海馬の介在神経のシナプス後膜に発現している[1]。海馬の介在神経はアセチ

ルコリンを合成する内側中隔神経の標的でもある。

　ここまでで、入力側、すなわち脳幹網様体の活動性を反映する内側中隔神経核の活性化と、標的側、海馬の介在神経が感覚刺激に対する海馬の反応を調節する責任を負うことがおわかりいただけただろう。また、神経伝達物質であるアセチルコリンやその主な受容体であるα7-ニコチン受容体の存在も説明した。アセチルコリンはα7-ニコチン受容体を介して作用し、カルシウムイオンのチャネルを開口する。カルシウムイオンは筋肉細胞のように神経を収縮させはしない。代わりに神経細胞が一酸化窒素を産生するようになる。一酸化窒素は神経細胞を介して拡散し、GABAの遊離を増加させる。

　続いて、脳幹網様体がどのように海馬において注意を向けることを促進するのかをみていく。最初の刺激が耳に到達して海馬へ伝わる。毛帯経路から内側膝状体を通って嗅内皮質へ伝わり、その後、歯状回、歯状回の苔状線維、そしてCA3領域へと伝わる伝達時間は短い。CA3神経は激しく反応し、多くの神経の興奮の総和として、大きな活動電位が生じ、それは頭皮表面でP50波として観測される。そして、海馬におけるフィードバックとフィードフォワード回路が活性化され、海馬錐体細胞で短い後シナプス抑制が生じて、発作を回避する。同時に、網様体は新しい刺激に適応していないため、網様体と内側中隔核からの入力の活性化が生じる。その結果、アセチルコリンが海馬介在神経に放出される。それは嗅内皮質経由の活性化より少し長い時間がかかる。なぜなら、外側毛帯のコリン作動性神経の軸索は細く、軸索を覆うミエリン鞘がないためである。この絶縁体がないと神経伝達は遅

くなる。しかし、網様体を通過する経路には神経細胞は少ないため、全てのことがほぼ同時に起こる。アセチルコリンは介在神経へのカルシウムの流入を引き起こし、多くのGABAを遊離する。過量のGABAは、シナプス前終末の受容体を活性化することで、CA3領域の他の神経や貫通線維の興奮性神経終末からのグルタミン酸遊離を抑制する。

　この時点で、海馬は海馬歯状回の顆粒細胞からのより特異的な2点間の線維路によってのみさらに活性化され得るが、貫通線維や他の海馬錐体神経からのより拡散性の入力では活性化されない。もし500ミリ秒後に2回目の刺激が起こった場合、海馬はその最も特異的な入力のみに最小限の反応を示すだろう。頭頂で記録される反応は大きく減少するか、消失する。脳は2回目の刺激が起きたことを記録することができるものの、高度に集中した最小限の反応は、ほとんど情報が入力されないことを意味する。最初の刺激は、「いったい何であり得るだろう？」ということを誘発し、2回目の刺激は「これは正確には何だろう？」ということを誘発する。例えば、あなたが口紅売り場を歩いているとすると、最初の刺激は赤っぽい色と記録され、次の刺激で赤紫色と記録されるのである。

アセチルコリン受容体の驚くべき役割

　ラットの感覚情報処理機構は多くの方法によって障害することができる。最もよく知られている方法の一つは、脳弓－海馬采を切断することであり、これは動物でのみ可能な実験である。脳内

第 4 章　感覚情報処理機構の微調整に対する考察　97

の他のほとんどの経路とは異なり、脳弓－海馬采は明瞭に識別できる帯として二つの大脳半球の間の空間を走っており、その下には髄液が流れる空洞しかない。もしそれが切断されると、その動物は 2 回の刺激の両方に対して同じように反応する。それと同じことを、アセチルコリンを遮断する薬を与えることによって薬理学的に行うことができる。さらにより特異的に $\alpha 7$ －ニコチン受容体のみを阻害する薬物を使っても可能である。これら三つのどの処置でも 2 回の刺激に対して同じような反応を示すようになる。したがって、明らかにこの経路は感覚情報処理機構に必要であり、特にアセチルコリンを $\alpha 7$ －ニコチン受容体に送ることが重要である。しかし、必要とされるのはアセチルコリンだけなのか、それともその放出のタイミングも重要なのだろうか？　我々は電気技術者であるかのように脳の配線図を苦心して作り上げてきている。このようなことを提案することは馬鹿げているかもしれないが、我々が本当にする必要があることは、抑制が機能するようにするために、脳が浸る程にアセチルコリンを増やすことである。しかし、ある脳の回路では、この馬鹿げた考えはうまくいく。パーキンソン病への治療がよい例である。この病気では、正常であればドパミンを産生する神経が機能不全になっている。パーキンソン病の治療薬の多くは、単純にドパミンと似たような働きをもつ薬を与えるものであるが、これは少なくとも病気のある段階においては、正常な動作を回復させるのに十分である。投与した薬がどのタイミングでドパミン様作用を示すのかわからないが、その神経回路に薬が到達すれば常に有効である。

　それでは脳弓－海馬采を切断した動物にアセチルコリンを投与

すると、刺激に対する反応を調整する能力を回復することができるのだろうか？　単純にアセチルコリンを投与するだけではだめである。なぜなら血中のアセチルコリンエステラーゼにより、α7-ニコチン受容体に到達する前にアセチルコリンが分解されるからである。しかし、ニコチン受容体を活性化する薬物としてニコチンがある。ここで、タバコ草はなぜニコチンを産生するのか、ニコチンが何をするのかについて紹介しよう。健康被害について裁くためにタバコ会社を召喚するために、神はおそらくニコチン性アセチルコリン受容体を脳に創らなかった。タバコが、動物のニコチン受容体に毒となるニコチンを創り出せば、結果として、動物によりタバコが滅ぼされることはないだろう。最初のアセチルコリン受容体は昆虫で発見され、それがニコチン性アセチルコリン受容体であった。昆虫のニコチン受容体はヒトと同じように、神経と筋肉をつないでいる。巧みな進化の過程において、タバコは葉を食べる毛虫と戦うため数百万年の時をかけて大量にニコチンを生成するようになった。毛虫はタバコの葉を一口かじるだけで、ニコチンを大量に摂取することになる。ニコチンは極めて脂溶性が高く、神経組織は脂質を多く含む。そのためニコチンはすばやく毛虫の体内に拡散し、筋肉を収縮させる神経に到達する。ニコチンはアセチルコリン様作用を示し、毛虫の筋肉を活性化させ収縮を引き起こす。さらにニコチンはアセチルコリンエステラーゼによって分解されないことから、受容体上に固定される。受容体タンパク質はチャネルを閉じて筋細胞内へのナトリウムやカルシウムの流入を止めることができるが、受容体タンパク質はニコチンを解離することができない。このようにニコチンは

効果的に受容体を阻害する。我々は、これを脱感作と呼ぶ。なぜならニコチン受容体がもうアセチルコリンを受容できない状態に固定されるからである[2]。その結果、毛虫は麻痺し、葉を食べたり呼吸したりすることができずにタバコの葉から落ちる。

今日、有機農園ではニコチン溶液を植物に塗布して毛虫を駆除している。非有機農園ではアセチルコリンエステラーゼ阻害剤を使用する。すると毛虫の体内では自身のアセチルコリンが分解されず、アセチルコリン受容体が脱感作される。毛虫にとって結果は同じであり、ニコチン、アセチルコリンエステラーゼ阻害剤の両化合物とも毛虫や農園従事者にとって危険であるという点で等しい。戦争で用いられるほとんどの神経ガスはこれと同じようなアセチルコリンエステラーゼ阻害剤であり、ナチスの強制収容所で使用されたガスもそうであった。

最も古いアセチルコリンエステラーゼ阻害剤の一つにフィゾスチグミンがあり、これはカラバル豆に含まれる天然物である。この豆は中世の時代に「真実の豆」として使用された。もし嘘をついていると疑われると、その人はひと握りのカラバル豆を食べるよう命じられ、その生死が調べられた。真実を言っている人は恐れずにその豆をできる限り早く食べる。そうすると同じくアセチルコリンに感受性のある胃の筋肉が強力に収縮し、毒が胃から吸収され血流に達する前に嘔吐が起こり、毒のある豆は排出される。真実を言っていない人は不安な気持ちでゆっくり少しずつ食べるので、フィゾスチグミンが吸収される時間があり、結果的に体全体の筋肉の麻痺が生じて死に至る。

この例はあまりにも中世風で現実味に欠けるかもしれないの

で、別の薬スクシニルコリンをみてみよう。化学名から想像できるように、スクシニルコリンはアセチルコリンにいくらか類似しているが、全く同じというわけではない。スクシニルコリンは筋肉上のニコチン受容体に作用し、受容体を脱感作させる。スクシニルコリンは筋肉を麻痺させるため、手術に使用される。患者の意識をなくさせる麻酔薬は、一般に筋肉の緊張を弛緩させる働きはないため、外科医は手術のため腹腔を開くのに苦労する。それゆえ、患者の意識がなくなった後、麻酔科医はスクシニルコリンを投薬する。そうすると、筋肉は痙攣し、その後弛緩する。これも少し古い話ではあるが、同じ手法がアメリカの死刑執行で用いられている。囚人は無意識にさせられ、その後スクシニルコリンにより麻痺させられ、塩化カリウムの注射により心拍を停止させられる。スクシニルコリンは、手術で筋肉を弛緩させる意図とは異なり、カリウムを注射された際に囚人が痙攣するのを防ぐために用いられる。こうして死刑執行は見かけ上穏やかに行われているように見える。麻痺していると患者も囚人も動きや表情で痛みを表現することができないので、麻痺は囚人が痛がっているかどうかを隠すためであるとの議論がある。そして、体現されないこの痛みは、外科手術の場合であっても、麻酔科医がしっかりと麻酔薬をモニターしていないと起こり得ることである。この議論は人間生活におけるニコチン薬理学の影響を表すもう一つの例である。

では、脳弓－海馬采の切断により抑制機能が消失し、全ての刺激に反応する動物の話に戻る。もしニコチンをその動物に投与して2回音刺激を与えると、動物は最初の音刺激だけに反応し、2回目の音刺激に対しての反応を抑制する。正常な動物が、間違い

のない時にアセチルコリンを遊離するような複雑な回路は実際には必要ないのである。$\alpha 7$－ニコチン受容体を介したニコチン刺激はそうした回路がなくても十分機能する。海馬内におけるフィードフォワードおよびフィードバック回路で長期持続性の抑制を制御するためには十分である。おそらく、かつて予想外で重要な出来事に注意を向けるために働いていた網様体というやや原始的な回路は、大部分が海馬のより洗練された回路へと置き換えられているが、$\alpha 7$－ニコチン受容体はそのまま存在していることを必要とする古い回路の唯一の残存物である。

　疑問に感じるかもしれないが、ニコチンは統合失調症にも効果がある。レイチェルは「タバコに勝るものはない」と言っている。彼女は、タバコは彼女自身の気持ちを整理させ、周囲の出来事へ調子をよりうまく合わせてくれると言っている。タバコは幻聴も静める。彼女は子供たちがいるなか、室内でタバコを吸うのは好きではない。しかし、裏庭には吸殻でいっぱいになった灰皿が点在している。彼女の心地よい庭には、ポーチや樹木の下のあちこちに腰掛ける場所が用意されており、アーチ道があるが、いずれの場所にも吸殻であふれんばかりの灰皿が置かれている。彼女の母親は彼女が飲酒していると信じている。なぜなら彼女からおかしな匂いがするからである。実はそれは古いタバコの匂いである。彼女が混乱している時は、私はオフィスの外で彼女と会う必要がある。そうすると、彼女はタバコを吸うことができるため、考えもまとまる。ここでニコチンの、特に喫煙による摂取は大変危険であることを強調しておきたい。私は患者がタバコを吸うことに賛成しないし、タバコが絶対に必要だと判断した場合で

ない限り、ニコチンの治療効果を利用しない。その代わり、患者の禁煙を手助けするために、ニコチンについて、以下に概説するような理解を求める。

　統合失調症の人を題材にしたいくつかの伝記映画が喫煙を描いており、『ビューティフルマインド』という映画では、Russell Crowe（ラッセル・クロウ）演じる John Nash（ジョン・ナッシュ）教授は冒頭に喫煙者であることが紹介される。『シャイン』という映画に出てくる David Helfgott（デイヴィッド・ヘルフゴット）は精神病院に幽閉されていた天才ピアニストであるが、彼もまた喫煙者である。彼がラフマニノフのピアノ協奏曲第3番の第1楽章を弾き始める前にタバコを吸った時、私は心配になった。なぜなら、喫煙によるニコチンの効果時間より協奏曲の方が長く続くからである。案の定、彼は第3楽章の前に精神異常をきたした。

　私のところには世界中の人々から、統合失調症を患った家族・親戚の喫煙行動についての手紙が送られてくる。ある女性は兄がヘビースモーカーで部屋の壁がタールやニコチンで黄色に変色していると書いてきた。彼女はこの不潔な習慣を除いて病気のあらゆることを理解していたが、今ではこの喫煙についても理解している。最も悲しいケースとして、一人息子を遠くの大学に送りだした母親からの手紙がある。その息子 Tom（トム）はノースカロライナの農場で育った若い男性である。大学に入学したが、家族の中で大学に入るのは彼が初めてであり、彼の住む貧しい小さな田舎町からの初めての大学生でもあった。彼は一人ぼっちで孤立しており、だからおそらく勉強する時間をもてたのだろう。高

校の成績に基づき、工学部に入るための奨学金を手に入れ、17歳の時に入学した。彼の日記には、大学で他人に対して疑い深くなってきたことが表れており、おそらく、これが統合失調症の最初の症状であった。どういうわけかタバコが自分自身を落ち着かせるのに役立つことに気付き、タバコを買うためにガソリンスタンドに行った。その店のオーナーは、その前の週に未成年者に対するタバコの販売で召喚状を受け取ったところであり、トムがタバコを買おうとした時にすぐに警察を呼んだために彼は逮捕された。彼は釈放され大学の寮の自分の部屋に戻ったが、逮捕されたことを恥に思い、自殺した。ポールも似たような運命をたどる可能性があった。

　薬理学においては用量によって効果が違うので、ここでは用量について考える必要がある。平均的な喫煙者は、数回ぷかぷか吹かせば満足する。喫煙はニコチンを最も早く血流に取り込む方法である。なぜなら肺はそもそも、吸入した空気にさらされる小さな血管からなる巨大なカーテンだからである。酸素が容易に血液に取り込まれるのと同様に、温かいニコチン蒸気も取り込まれる。次の心臓の拍動によって、ニコチンは肺から脳へ押し出される。即効性のある薬物は即座に満足感を与えるため最も乱用されやすい。喫煙は注射よりも即効性がある。$\alpha 7$-ニコチン受容体は10種類あるニコチン受容体の一つである。これらの受容体はそれぞれ感受性が異なる。$\alpha 4$-サブユニットを含む受容体は$\alpha 7$-ニコチン受容体よりもニコチンに対する感受性が10倍以上強い。$\alpha 4$-サブユニットは一般に数多くの異なる種類の神経終末上に認められ、コカインにより増加するドパミンを含む多くの神経伝

達物質の遊離を増加させる。それゆえ、低用量のタバコはコカインやアンフェタミンなどの刺激薬にもいくらか似ている。α7-ニコチン受容体が活性化するためには高用量のニコチンが必要である。統合失調症の患者は数回ぷかぷか吹かしただけで満足することはめったにない。彼らが自分の望む効果を得るためにはより深く吸い込み、息を止める必要がある。そのため患者は特徴的で大げさな吸入行動を示すということを、私はかつて経験の長い精神科専門看護師から習った。

統合失調症の患者は時折、ジスキネジア[訳注6]と呼ばれる多くの奇妙な運動を示す。これらの一部は、患者が服用している抗精神病薬に起因するものである。教授としての私の仕事の一つとして、研修医に認識すべき不随意運動を教えることがある。私は研修医自身に自分でその動作を演じさせることで教える。その根拠は、運動障害は運動学習によって最もうまく対処することができるからである。他にも、たとえ患者がそこにいなくても、研修生が私にその動きを見せられるといった利点もある。ある一人の研修生が私のところへ来て、自分の患者は先生が説明した動作とは異なる動きを示すと言った。私が彼女にその動作をやってみせるように言うと、彼女は「先生はそうおっしゃると思いました」と不平をもらした。しかし、彼女は私の指示に従い、口をすぼめて深く息をした。私は「わかったよ」と言った。「来週その患者がやってきたら私のところへ連れてきなさい、どうすべきか教えます」「その患者は私が依頼書を記入するのさえ待ちきれないん

訳注6）ジスキネジア
　不随意運動の総称で、自分の意志に関わりなく身体が動いてしまう症状。

す。先生と終わりまでいるとは思えません」と彼女は言った。私は彼が最後までいる確信があることを彼女に伝え安心させた。

　次の週、彼女は悪臭漂う白髪交じりのホームレスと一緒に私のオフィスに入ってきた。「私は長くここにいられないよ」と彼は言った。私は走って助手のオフィスへ行き、タバコとライターを出すように頼んだ。「どうして私がまだタバコを吸っているとわかったのですか？」と助手は聞いた。「お見通しさ」と彼女に答えた。戻った私は患者の前のテーブルにタバコとライターを置いた。彼は私を見て、手を伸ばし「ありがとう、私はタバコが欲しくて死にそうだったんだ」と言った。研修生は、彼の口の動きの理由を理解したが、患者は私のオフィスから立ち去ろうとしなかった。オフィスがタバコの煙で一杯になると、私は彼女を残して退出し、彼女が必要な全ての依頼書に記入できるようにした。私の助手がドアの外に研究室のスタッフ全員を集めていた。「どうしてここにみんながいるの？」と私は聞いた。「先生が自分のオフィスでタバコを吸うつもりだと思いました」と彼女は言った。「禁煙令を破ると大問題になりますから。先生が大丈夫か心配してたんですよ」

　統合失調症患者の尿のニコチン代謝物について検討したところ、一般の喫煙者と比べて、1日の喫煙本数は同じだという患者でも、タバコ1本あたりから1.5倍以上のニコチンを普段から摂取していることがわかった。煙が通ることからタバコの吸い殻にもニコチンが多く含まれる。統合失調症患者の多くが新しいタバコより吸いさしを好むのは、吸いさしのほうが簡単に高濃度のニコチンを得られるからである。極端に喫煙することで用量がより

一層高くなると、痙攣や筋肉の収縮が生じる。かなり高用量になると幻覚症状をも起こすことがある。ニコチンの精神的効能はアメリカ原住民のインディアンによって初めて発見された。彼らは、高用量による幻覚誘発効果を得る目的で使用していた。幻覚症状や痙攣はおそらくα7-ニコチン受容体の不活性化により生じ、それが海馬の抑制性介在神経の活性化を減弱する。一般に、故意にニコチンを盛られたのでない限り、ニコチンによる麻痺は起こらない。ヒトの神経筋接合部のニコチン受容体は毛虫の時代からいくぶん変化しており、昆虫の受容体ほどには感受性が高くない。ヒトの抑制神経上に存在するα7-ニコチン受容体は毛虫の変種と類似している。このためヒトは、注意力増強作用から幻覚誘発まで一連のニコチンの精神的効果を、麻痺することなく得ることができる。逆にいえば、ヒトのニコチン受容体の進化により、人間はまさに毛虫の運命を避けることができるようになり、タバコの栽培が可能になったのである。

これで、ヒトの歴史、統合失調症、ニコチンについて織り込んだ章を終える。ここでみてきたことは、部屋の壁が黄ばんでいる患者のように、喫煙は錯乱した心からくる不潔な習慣ではなく、むしろ病気の神経生物学の一端を示す手掛かりであるということだ。手掛かりは歓迎である。なぜなら、私たちは前章で紹介したように、感覚情報処理機構に障害のある患者の所見から、海馬の複雑な神経回路図や、昆虫界における進化以来、今もヒトに発現している特異的なニコチン性アセチルコリン受容体の同定まで、長々と多くのことをみてきたのだから。患者が重度の喫煙者であるという手掛かりにより、私は二つのことに気付いた。一つ目と

して、この神経生物学的な洞察はおそらく簡単に証明され、現実世界における妥当性があるだろうということ。二つ目として、ポールのようなタバコに頼らざるを得ない患者がいることから、統合失調症の治療に現在使われている薬は十分な効果がないということである。次章では、ニコチン受容体が統合失調症に関与しているということの妥当性について全く違った方法で検討する。そうすれば、ポールとレイチェルが感覚情報処理機構を失った理由について正確に理解することができるだろう。

第 5 章

統合失調症の遺伝学的研究からの洞察

　ヒトの医学研究における奇跡は、これまでのいかなる他の研究とも異なるものであった。近代的な分子遺伝学的手法により、病気をもつ家系の遺伝を追跡調査するだけで、これまでにはわからなかった病気の生物学的基盤を明らかにすることが可能となっている。ヒトゲノム[訳注1]マップを用いて、家族の各々の染色体がどのように受け継がれているかを解析すれば、親から子孫へ遺伝する病気の原因となる遺伝子[訳注2]変異体の位置を同定することができる。最終的に、染色体のその位置のDNA[訳注3]配列を解析すれば、病気を引き起こす遺伝子変異体を同定することができるのである。DNAコードに関する知識を用いて、その変異体の生物学的な役割を正確に予想し、さらに確認することができる。これは医学研究において非常に強力な全く新しい戦略である。なぜなら

訳注1）ヒトゲノム
　ヒトの1個の細胞がもつ全遺伝情報。
訳注2）遺伝子
　独立して遺伝する性質を制御するDNAの領域。遺伝子変異体については本文のp.126を参照。
訳注3）DNA（デオキシリボ核酸）
　デオキシリボヌクレオチドを構成単位とするポリヌクレオチド2重らせんで、遺伝情報の運搬体として働く。

この戦略はこれまでのいかなる生物学的な仮説にも基づいていないからである。もし病気がよく理解されていない場合、あるいは現在の理論が誤っている場合、この手法によって新しく、より正確な解釈ができる。筋ジストロフィー、嚢胞性線維症、数種類のがんやハンチントン病はいずれも、この20年間にこの新しい戦略により解決した。

　脳研究においては、数の違いによっても奇跡が起こった。ヒトは3万個の遺伝子と100億個の神経細胞をもっている。100億個の神経細胞がどのように回路を形成しているかを明らかにするよりは、3万個の遺伝子が、どのように脳を形成しているかを明らかにすることのほうが簡単だろう。また、他にも遺伝研究には実用面で利点がある。実験的な疑問に答えるために、ヒトの神経細胞を一つでも破壊することが倫理的であるとは、決していえない。しかし、全ての遺伝子を含む完全なヒトゲノムは体のほとんど全ての細胞に存在しており、ごく普通の血液サンプルから得られる白血球細胞などにも存在している。白血球細胞は、実験室で永遠に生細胞として保存することもできる。また、遺伝子のDNAコードは解読されているので、それらの機能の大部分はDNA配列の解析から明らかにすることができる。遺伝子は染色体上の位置に基づき子孫に規則的に受け継がれるので、ある病気が同じ染色体上の近傍にある他の既知の遺伝子疾患とどの程度一緒に受け継がれるかを調べることにより、その病気に関連する未知の遺伝子を推測することができる。この章でその例を紹介する。最後に、これが最も重要な点であるが、統合失調症のリスクは遺伝的に受け継がれるものである。

第1章で述べたように、統合失調症の原因の理論は神学から心理学的なものにまで及んでいる。リスクファクターのかなりの部分が遺伝的なものかもしれないという考えは20世紀に出てきた。19世紀に植物遺伝学の発見があった。エンドウ豆の交配の実験を行った修道士のGregor Mendel（グレゴール・メンデル）によるもので、メンデルは二つの法則を導いた。メンデルの第1法則は、遺伝的特徴は分離した形質として表され、優性か劣性の様式で受け継がれるというものである。優性形質は、親の一方がその形質をもち一方がその形質をもたない場合、子孫の半分に受け継がれる。劣性形質はその形質をもたない両親から4分の1の子孫に受け継がれる。これらのパターンは植物ではより簡単に予測できる。植物では両親からたくさんの子孫ができるからである。植物と動物はほとんどの遺伝子について二つのコピーをもち、ランダムにそれぞれ一つのコピーを子孫が受け継ぐ。優性形質は一つの遺伝子変異体により受け継がれ、もう片方の親から受け継いだ遺伝子型に関わらず、その変異体を1コピーでももっている場合にはその形質が現れる。茶色の髪はそのような形質の一つである。親のどちらかから1コピーの茶色の髪の遺伝子を受け継ぐと、もう一方の親の遺伝子がどのような表現型をコードしていようが、子供は茶色の髪となる。劣性形質は両方の遺伝子が同じでなければ現れない。それゆえ、例えば両親がどちらも1コピーの茶色の髪（優性形質）の遺伝子と1コピーの赤色の髪（劣性形質）の遺伝子をもっていれば、両親とも赤色の髪でなくても、親からそれぞれ赤色の髪の遺伝子を受け継いだ子孫は赤色の髪となる[訳注4]。平均的には4分の3となる他のほとんどの子孫は、2コ

ピーの赤色の髪の遺伝子を受け継がない。彼らはランダムに1コピーあるいは0コピーの赤色の髪の遺伝子を受け継ぎ、茶色の髪となる。メンデルの第2法則はこのランダムな性質を発展させたものである。すなわち、遺伝学的に独立した表現型は子孫にランダムに受け継がれる。つまり、もしある家族の中に、髪の色と耳の形といった互いにランダムな二つの表現型があれば、それらは遺伝学的に独立していると結論付けることができる。一方、赤色の髪でそばかすというように二つがいつも一緒にみられるならば、それらは同じ遺伝子からのものだと仮定することができる。

　20世紀の初め、精神医学者たちはメンデルの法則がヒトの行動にも適用できるのではないかと考えた。重度の精神病や発達障害を患っていた大家族がいくつかあり、そのうちの幾人かは刑事犯罪者として悪名高かった。アメリカに存在するこれらの家系のうちの一つは、あるたった一人の移住者から始まったとわかった。この問題に対する一つの解決策は、これらの好まざる遺伝子が次の世代へ受け継がれることを防ぐために強制的に不妊手術を行うことであった。アメリカ合衆国とヨーロッパにおいては強制的な不妊手術を行うプログラムは公衆衛生の一部として行われた。これらのプログラムは、伝染病の原因の発見とその拡大の防止は病気の予防と撲滅のための二つの基本的な方策であるとする最も科学的な疫学の原則に従ったものだった。ホロコーストの間にはこれらの原則に基づき、精神障害を有する人々は監禁され皆殺しにされることとなった。第1章で述べたように、ヒトの行動疾患に

訳注4）
　参考資料の図5-1参照（p.301）

対する遺伝学の最初の応用は不幸なものであった。

　ホロコーストを正当化するために狂気の科学が利用されたという結論は最終的に確かに真実であるが、優生学（良い遺伝子）の運動の始まりはそうではなかった。ドイツのクレペリンの弟子たちは、精神疾患を厳密に診断するよう注意を払ったので、精神疾患の症状は遺伝的な要因により区別されていた。また、正確な人口統計調査にも注意が払われ、子孫の数を数えて優性遺伝と劣性遺伝のパターンを区別していた。さらに、数学的な手法が開発され、解析が容易になった。そして、統合失調症は両親の双方からの遺伝を必要とする劣性遺伝であるかもしれないという証拠が得られた。第二次世界大戦後、医学者は、過去に遺伝学の知識がどんなことに使われてしまったかを恐れ、できる限り遺伝学から離れようとした。そのため、それまでに得られていた成果の多くは失われた。

　振り返ってみても、科学の公共政策への誤った応用を防ぐために、どのような原則を用いることができたかを判断することは難しい。確かに現在からすれば、その遺伝学的な知識が原始的であったことがわかるが、当時は明白ではなかった。たとえ優生学の原則に科学的な根拠があることが明白であっても、ヒトの生命の尊厳が脅かされるべきではないといえるかもしれない。そのような医療倫理学の原則は「人間の尊厳」と呼ばれる。しかし、その原則を極端に実践すると人間生活を改善するための研究が全て妨げられる。なぜならば、どんな研究プロジェクトにもリスクはあるからである。優生学がホロコーストを引き起こしたのではないが、ホロコーストをより公然と受け入れやすいものにした。そう

でなければ、ただ単なる反ユダヤ主義の運動であったかもしれない。特に、優生学はヒトには優劣があるという概念に対して、誤った生物学的な正当性を与えた。それは「正義」と呼ばれる医療倫理学の原則に反している。すなわち、研究の負担と恩恵は全てのヒトにとって同等であるべきである。おそらくホロコーストの科学から学ぶべき教訓は、科学者が社会の道徳より優れているというわけではない、ということである。

　遺伝学は強制収容所の閉鎖の10年後、ある治療上の疑問に答えるために表舞台に戻ってきた。先に述べたように、統合失調症の心理学的理論は20世紀半ばに際立つようになった。そして統合失調症は、主として統合失調症患者を生み出す母親からの影響の結果であるという一連の理論が唱えられた。Gregory Bateson（グレゴリー・ベイトソン）はこの理論を主張した代表的な一人である。Margaret Mead（マーガレット・ミード）[訳注5]の夫であることでも有名な人類学者であるが、臨床の経験はなかった。彼の理論では、母親がとても重要であり、同時に子供の独立を許さずに縛っている。子供は2重の縛りを受けている。すなわち、子供は母親を喜ばすことができず、母親のもとを去ることもできない。父親は受け身であり、母親が子供の中の誰か一人を縛りつけることを許してしまう。するとその子供が病気になる。統合失調症は家族にストレスを与えるので、このような家族を探し出しこの予測に当てはまる事例証拠を見つけることは難しくないが、この仮説は厳密に検証されたことはない。それにもかかわらず、その仮

訳注5）マーガレット・ミード
　米国の20世紀を代表する文化人類学者。

定は患者の両親、精神科医、及び社会全体の関係に影響を及ぼす。例えば、ポールの母親は「私たちは悪い親だ。もしポールを治療に連れてくれば、私たちに注目が集まることはわかっていた」と私に話した。

　この種の育児の問題は統合失調症に特異的に関係しているわけではなく、一般的に病気の子供と関連して起こる問題であった。精神遅滞、重症喘息、炎症性腸疾患や若年性糖尿病につながる発達に遅れのある子供で起こりやすい問題である。各々の事例で重度な障害をもつ子供とその家族は互いに束縛し合う。家族内におけるどんなストレスも子供の病気を悪化させ、子供の病気は家族にとって最も大きなストレスの原因になる。この状況に介入し、親あるいは子供を非難するセラピストはこの複雑なドラマの第三の役者であり、その判断は自責心やストレスを増強する。熟練したセラピストは家族の誰かのせいにすることを避け、家族が病気に関係なく、またその行動を制限することなく一緒に取り組める前向きなことを強調し、家族のストレスを軽減させる方法を試みる。

　第1章で述べたように、この問題はアメリカ心理学会の年会におけるポール・ミールの革新的な会長講演 "Schizotaxia, Schizophrenia, and Schizotypy" で提起された。ミールは、母親が統合失調症の原因であるという考えに基づいて、数多くの同僚が家族療法や精神療法的介入を行っていることを述べ、統合失調症を引き起こす過程である schizotaxia は過剰な感覚情報の抑制に関する遺伝的な問題であると提案した。Schizotaxia は通常、統合失調型と呼ばれる人格の変化を引き起こし、疑い深さ、

臆病、不思議な信念といった形で現れるが、精神障害は引き起こさない。統合失調症の精神障害はさらなる要因がある時にのみ起こり、不幸な母親と子供の関係によるストレスはその一つの可能性にすぎない、というものだった。この図式はよかった。さらなる要因という考え方は、ある遺伝子変異は病気を引き起こすが、全ての人に生じるわけではないという遺伝学者のいう不完全な浸透度を説明するものであった。遺伝子変異と連合して病気を引き起こす因子として環境要因が提案された。残念ながら、健常者におけるschizotaxiaの兆候としての統合失調型の定義は、診断の手段として用いることができるか明らかでない。誰が統合失調症に関連する遺伝子変異のキャリアーであるかを見分ける臨床テストはないが、統合失調症患者の家族には疑い深さや妙な考えをもつ人、時には心気症の人などがたくさんいることは事実である。

統合失調症の遺伝率

　統合失調症は遺伝病だということを証明するために、双子を対象とした大規模な研究が行われた。同じ受精卵から生まれる一卵性双生児は遺伝子の全てと遺伝子以外の環境のほとんどを共有している。二卵性双生児は同時期に子宮に存在する二つの異なった受精卵から生まれる。遺伝学的には二卵性双生児は他の兄妹と同様であり、遺伝子の半分を共有しているが、どの遺伝子を共有するかは完全に無作為に決まる。とくに同じ性別であれば、二人はほとんど同じ環境を共有しているはずであり、一般には研究上、同性であることが求められる。一卵性双生児は全ての遺伝子を共

第5章 統合失調症の遺伝学的研究からの洞察　117

有しているので常に同性である。統合失調症に関しては、一卵性双生児には50％の一致がみられる。すなわち、もし一卵性双生児の一方が統合失調症であれば、もう一方も約50％の確率で統合失調症である。統合失調症を発症する確率は無作為ではたった約1％であるので、遺伝的影響があることは確かである。しかし、一卵性双生児でも統合失調症を発症する確率は約50％であるので、遺伝的因子ではない他の因子が発症に関係しているに違いない。他の因子としては、胎児期の栄養の違い（母親の胎盤を分け合っているため）、産後の脳外傷、感染症、親からのストレスなど様々なものが考えられる。一卵性双生児の子供時代は他のどんな関係の二人よりも共有部分が多いことは事実であるが、いくらかは違う可能性がある。二卵性双生児は各々の胎盤を有するが、同じように子供時代を共有して成長する。よって、環境的因子は一卵性双生児と二卵性双生児においてだいたい同じであり、一卵性双生児においては100％、二卵性双生児では50％である遺伝子の共有率の違いが一卵性双生児と二卵性双生児の違いを決めると考えられる。二卵性双生児においては、二人とも統合失調症を発症する確率は約15％であり一卵性双生児の一致率が約50％であるのと比べて低い。

　もし統合失調症が一つの遺伝子変異体により引き起こされ、一卵性双生児の50％が発症するのであれば、二卵性双生児の発症率はその半分の25％であるはずである。統合失調症の原因となる一つの遺伝子変異体は両親のどちらかに存在しなければならず、よって50％の確率で各々の双子に受け継がれる。すなわち、もし双子の一方がその変異体を受け継いでいるならば、もう一方も受け

継いでいる確率は50%である。二卵性双生児において二人とも発症する確率が25%よりも低いという事実は、統合失調症は一つの変異遺伝子により引き起こされるというモデルは正しくないということを示している。もしいくつかの原因遺伝子が存在するのであれば、それらはランダムに分配されるので、二卵性双生児において二人とも発症する確率は減少する。もし、二卵性双生児の一方が二つの独立した遺伝子変異体が原因で統合失調症になったとすると、一つの遺伝子変異体が双子のもう一方に受け継がれている確率は50%であり、もう一つの遺伝子変異体が受け継がれている確率も50%である。両方の遺伝子変異体が双子のもう一方に受け継がれている確率は25%である。よって、二卵性双生児における一致率は、全ての遺伝子を共有している一卵性双生児の発症率50%の25%である約12%と予想され、実際にみられる確率とおおよそ一致する。双子の研究からわかることは、統合失調症は遺伝するがその遺伝率は複雑であるということである。双子研究において、一人が統合失調症を発症しもう一人は発症していない一卵性双生児の子供は、彼らの親が統合失調症を発症した双子であったかどうかに関わらず、統合失調症を発症する確率は同じであるということが予測されるが、実際にそのとおりである。

　統合失調症の遺伝に関する統計学的な知識は患者の家族にとってとても役立つ。これは統合失調症患者をもつ姉妹から最もよく質問をされることである。彼女ら自身は統合失調症ではないが、患者と子供時代を共に過ごしてきており、母親として同じ経験をしたくないという思いから子供を産むことを恐れている。家族に統合失調症の患者が何人いるかに関わらず、彼女たちが統合失調

症を発症する子供をもつリスクは3％である。ポールの姉は婚約者と一緒に私に会いに来た。婚約者もまた統合失調症の子供をもちたくないので結婚を迷っていた。私は、ポールの姉の家族歴については私たち皆が把握しているが、婚約者の家族については自分は把握していないと説明した。彼は生きている親類はいないと言った。彼の母親がどのようにして亡くなったのかを聞いたところ、彼は乳がんが原因だと答えた。それから、彼の二人の叔母と祖母も乳がんで亡くなったことがわかった。彼は婚約者の手を握り、がん家系であることを謝りながら彼女にまだ自分と結婚する気があるだろうかと尋ねた。現在、彼らには二人の素晴らしい男の子がいる。この話には二つの重要なポイントがある。まず、第一度近親者である両親および兄妹から受け継ぐリスクは約10％、第二度近親者である叔父、叔母や祖父母から受け継ぐ確率は約3％であるという点である[訳注6]。リスクが高いのは、一卵性双生児の約50％、両親が共に統合失調症の場合の約40％という二つだけである。家族に統合失調症の患者がいることで子供をもつかどうかを相談しにくる人たちがいるが、結婚相手が統合失調症患者でなければ、そのリスクは約3％である。したがって、調べなければいけない重要な家族歴は、統合失調症に罹患していないだろうと思われる相手の統合失調症に関する家族歴である。得てして、パートナーの家族ががん、糖尿病、心臓病やアルツハイマー病のような深刻な別の遺伝病をもっていることのほうが多い。

　統合失調症の母親が子供を養子に出したい場合にも遺伝率は問

訳注6）
　参考資料の表5-1参照（p.301）

題になる。彼女の子供が将来的に統合失調症を発症する確率は約10%である。当然だが、養子をもらう家族がこのリスクをどう考えるかはその家によって異なる。たとえ統合失調症の母親から産まれた子供が産後すぐに別の母親に養子に出されたとしても、その子供が発症するリスク（10％）は変わらないということは、統合失調症は遺伝病であり、心理学的な原因による結果というよりむしろ生物学的な原因による結果であるという、史上最も劇的な証拠である[1]。その研究はデンマークの記録を用いて行われた。なぜなら、デンマークは精神疾患の治療の記録と養子の記録を照合することを許可しているからである。そういった記録は個人あるいは行政により悪用される可能性があるので、米国では記録保管システムを高度に分散化している。最近制定された医療保険の相互運用性と保護に関する法律により、研究目的で医療機関の間で診療記録を共有することに対して規則と罰則が強化された。結果として、米国国立衛生研究所と米国食品医薬品局管轄下にある製薬会社は、疾患の罹患率、現在の治療の効果およびその治療の副作用に関する研究のために数十億ドルを費やしている。もし、米国の全ての患者の既存のデータが、患者個人が特定されないようなシステムを使って、きちんと資格をもった研究者に提供されれば、これら全ての研究は、よりよくまたより安価に行うことができるかもしれない。養子縁組と精神疾患という二つの機密性の高い情報を組み合わせることができるデンマークのシステムにおいて、これまで個人やその家族を害するような情報の漏洩は起こっていない。

　デンマークの養子に関する研究において、統合失調症の母親か

ら産まれた子供が新しい家族に育てられた場合でも、統合失調症を発症するリスクはそのままであったことから、リスクは遺伝的であり、不十分な子育てによる心理的ストレスが原因ではないことが示唆された。ミールが仮定したように、そのリスクは統合失調症そのものから、慢性的な統合失調症には発展しないちょっとした精神症状や、幻覚や妄想を含め症状はあるものの入院処置を必要とするような行動異常のない統合失調型人格異常まで、様々な段階に及ぶ。

養子で統合失調症を発症した子供をもつ家族を詳細に調べたところ、遺伝的リスクが同程度なのに統合失調症を発症していない子供とその養家族とのコミュニケーションに比べて、両親と子供のコミュニケーションがより障害されていることがわかった。ここから、遺伝的リスクが存在した場合、養育環境が統合失調症の発症に関与することが示唆される。統合失調症に関して両親を非難してきた歴史を振り返れば、この結論は非常に注意深く検証しなければならない。第一に、産みの母親が統合失調症であり、その子供が発症した場合、100%母親から統合失調症の遺伝的リスクを受け継いだと考えられる。産みの母親が統合失調症であるが、その子供は発症していない場合、子供は50%の確率で母親から原因遺伝子変異体を受け継いでいるが、発症していないため実際に遺伝したかどうかははっきりとはいえない。病気になっていないことから考えられる最も大きな可能性は、その子供は統合失調症のリスクとなる遺伝子変異体を全てあるいはいくつか受け継いでいなかったということである。問題のある家庭環境が子供が統合失調症を発症する付加的な要因である可能性はあるが、同様

に、統合失調症の遺伝的リスクを有する子供が特に統合失調症を発症する時期に家庭環境を混乱させているという可能性もある。

　統合失調症に対する家族の反応は家庭によりまちまちである。しかし、最も特徴的なパターンの一つは病気の子供を中心に家族が形作られることである。多くの場合、親のどちらかあるいは両親が病気の子供につきっきりになり、病気でない子供を完全に放っておいてしまう。親の一方、通常は母親であるが、統合失調症を発症した子供によって他の子供が肉体的に、または性的に、あるいは言葉で傷つけられることを容認することもある。他の子供たちは「病気の子供は自分自身を制御することができない」と認識し暴力は正当化される。そうなると、しばしば病気の子供と母親と、残りの家族との間で分裂が生じる。病気の子供につきっきりになるのは、通常10代である病気の初期段階では子供にまだ「接触可能」だからであると私は考えている。すなわち、母親は子供に話すことができ、子供は精神病的な考えから解放され、子供として母親と接することができる。母親は本質的に自分自身の愛の強さにより子供を守ることができるのである。それは強い感情であり、どのような病気であるかということを訴えても、他の子供が放っておかれているということを伝えても、止めることはできない。

　ポールが10代の頃には、彼の母親は彼を殻の中から連れ出すことができた。ポールの妹はポールに肉体的に傷つけられるようなことはなく、事実、ポールの精神病は、大学に入る前の家にいた間は明らかではなかった。しかし妹は、ポールが母親の気を引くために黙り込み殻にこもっていたのではないかと思っていた、そ

れには腹が立った、と回想している。ポールが家の中心であったので、彼女にとって家は居心地が悪くなった。そして彼女は高校時代の多くの時間をボーイフレンドの家で過ごした。なぜならば、母親よりもボーイフレンドのほうがより自分に興味を示してくれたからである。こうして彼女の早すぎる心理的・性的発達は兄の病気が原因で始まった。

　統合失調症は通常10代の間に悪化していくため、両親の努力の結果は期待はずれに終わることが多い。しばしば医者に対して不満をぶつけるが、それは子供が初期症状である不安やうつの治療のために来院すると、あいまいで非特異的な診断を受けるためである。治療を受けているにもかかわらず数年のうちに病気は進行し、診断と予後はいまや重篤なものである。それでも、子供がかつての姿を取り戻す瞬間があり、母親は病気が治るかもしれないと、そのわずかな瞬間に執着する。治療のために費やしたお金と努力は無駄になってしまったように感じられ、診断と予後は悪化していき、両親は失望する。

　親子間のこれら全ての感情的な関係は遺伝子変異体の遺伝学そのものであり、ある世代から次の世代への引き継ぎである。遺伝子は巨大ならせん状の分子であるDNAにコードされており、DNAは私たちの骨、皮膚や臓器から神経細胞の受容体に至るまで肉体の構造を構成するタンパク質の合成を指示する。DNAのある部分はタンパク質の構成ブロックであるアミノ酸の配列をコードしている。DNAの別の部分が、いつ、どれくらいタンパク質を作るかということを合図する。また、ある部分は細胞の要求に応じてタンパク質の一部を継ぎ足したり切り出したりする。

DNAがどのようにこれらの仕事をするのかということはある程度わかっているが、全てが明らかになっているわけではない。さらに、DNAは遺伝についてあいまいに記録している。一方、それは正確に複製され、遺伝情報は親から子へ受け継がれるだけでなく、受精卵から脳細胞を含む体の全ての細胞に受け継がれる。しかし、DNAの正確な複製にも時折誤りがある。もし誤りが体のどこかの細胞で起こると、腫瘍のような増殖の異常が起こるかもしれないし、単にその細胞だけが細胞死を起こすかもしれないが、その誤りは子孫には受け継がれない。しかし、誤りが精子や卵子の形成中に起これば、その誤りはヒトゲノムに取り込まれ、親から子へ受け継がれ、何世代も経てヒトにおける主要な遺伝子変異体になる。DNA複製の誤りにより引き起こされる不確実性は進化のメカニズムであるので、ヒトにとって重要である。たいていの遺伝子変異体は無症候性である。なぜならば、それらの多くは現在ほとんど機能していないDNAの領域を壊しているからである。遺伝子変異体の中には遺伝子の機能を変え、原人から人間への進化の過程で知能が上昇したように、生命体を変えてその特性を改善させたり、あるいは遺伝子の機能を変えて病気を引き起こしたりするものもある。

　DNA変異を利用して染色体上に疾患マップを作成することができる。統合失調症である家族の一人以上にDNAの特定の領域で共通の遺伝子変異体が認められた場合、統合失調症の原因となる遺伝子異常が、その遺伝子変異体と同じ染色体の領域に存在する可能性がある。そこで我々は、統合失調症の家族を調べる時、病気と遺伝子変異体が一緒に分配されていると予想する。実際に

いくつかの家族ではどの染色体が統合失調症のリスクを担う遺伝子異常を含むかを示すことができる。しかし、染色体は何千もの遺伝子を含んでいる。そこで、関連する染色体の領域を絞り込むため、組み換えと呼ばれる遺伝学的現象を利用する。精子と卵子が形成される時、ほとんどの染色体の二つのコピーは対になる。例外は精子が形成される時のX染色体とY染色体（性染色体）である。その二つはその後分かれて、1コピーしかもたない精子または卵子を形成する。受精によりまた二つのコピーとなり、それが新しいヒトの最初の細胞になる。対合の間、二つの染色体は互いに非常に近くにあり、精子あるいは卵子が形成される時には染色体毎に一度か二度、一方の染色体が切断され、全く同じところで切断されたもう一方の染色体と結合する。結果として、染色体の一部は父親から、一部は母親から受け継いだものである新しい染色体ができる。二つの染色体が互いの一部分と再結合し、新しい染色体を形成するので、このプロセスは組み換えと呼ばれる。

　もし二つの遺伝子が近くにある場合、それらの間で組み換えが起こる確率は極めて低い。それらが遠くに離れていればいるほど、組み換えの確率は高い。それゆえ、組み換えは染色体における遺伝子の順番を割り当てるのに役立つ。組み換えによるマッピングは、病気の原因となる遺伝子変異体の近くで組み換え現象が起こっている珍しい家系を見つけられるかどうかで決まる。DNAの約100万の塩基対にマッピングするためには、双方の遺伝子上に有益なマーカーを有する組み換えをもつ子孫を見つけなければならず、そのためには数千人の子孫を調べる必要がでてく

るかもしれない。

　遺伝子変異体または遺伝子多型と呼ばれるものは、染色体上のDNA配列を読むことにより検出される。DNAはそのコード中に4つの文字、アデニン（A）、チミン（T）、シトシン（C）、およびグアニン（G）をもっている。DNAは化学的に解析され、家族の各々のヌクレオチド塩基の配列（C, G, A, Tの配列）が決定される。遺伝子変異体は様々な理由で発生するが、最も頻繁に起こるのは細胞自身の中での自然なプロセスによるDNAの化学的な変化のようである。CからTへの変化が最も一般的に起こる変化つまり変異である。変異がコードのどこで起こるかによって、その変異が無症候性であるか、あるいは極めて有害なものであるかが決まる。いずれにせよ、複数の型という意味で多型と呼ばれるこれらの単一ヌクレオチドの変化より、どの染色体から、また、どちらの親から遺伝子多型を受け継いだかを特定できる。これらのDNAの変化はレイチェルの家族では起こっていないようで、何世代も前に起こったようであった。しかし、これらの変化を用いれば彼女の家族の病気の遺伝子を追跡することができる。それゆえ、もし一般的な配列がCTACTCである場合で一方の親がCTATTCであるならば、我々はDNAのその領域を調べることにより、どの子孫がその配列を受け継いだかを知ることができる。

　化学的なことを詳細に話すのはやめて、仮にCTACTCとCTATTCを検討する試験をするとしよう。一つの方法は相補的な配列であるGATGAGをバイオトランジスタに結合させる方法である。DNAは一つの塩基のひもが、もう一つの塩基のひもと

表5-1 レイチェルの家族

母	父	
CTACTC...A	CTACTC...A	第15染色体の第一の対
CTACTC...A	CTATTC...G	第15染色体の第二の対

レイチェル	ジョン	スーザン	フレッド	ピーター
統合失調症	統合失調症			?
CTACTC...A	CTACTC...A	CTACTC...A	CTACTC...A	CTACTC...A
CTATTC...G	CTATTC...G	CTACTC...A	CTACTC...A	CTATTC...G

対となって結合しているファスナーのような構造であり、それゆえ塩基対と呼ばれる。GとCが対を形成し、AとTが対を形成する。GATGAGはCTACTCと完全に適合するが、CTATTCとは適合しない。トランジスタは二つの配列に対して異なる量の電流を通し、その電流を計測する。表5-1にレイチェルの家族についての結果を示す。家族の各々について染色体ペアーの両方のDNA配列を解析した。

既に登場しているレイチェルは、統合失調症患者であるが、その兄のJohn（ジョン）もそうである。我々は彼女の父親がCTACTCの配列に関して情報を提供すると考えた。なぜなら父親の第二の染色体の遺伝子多型が第一の染色体とは異なったからである。彼女の母親は同一の配列をもっていたため関係がないと考えられた。彼女の父親は第15染色体の一つを介して病気のリスクを伝達しているようである。なぜなら父親から受け継いだレイチェルとジョンのCTATTCの配列が統合失調症と関係があるようだからである。スーザンとFred（フレッド）はこの遺伝子変異体を受け継がず、二つともCTACTCの第15染色体を受け継い

でいることに注目すべきである。この試験はCTA<u>T</u>TCという配列が統合失調症を引き起こしているといっているわけではない。この近くのDNA配列が関係しているかもしれないというだけである。もっと後になって、最初はわからなかった何か未知の遺伝子変異体が見つかるかもしれない。父親の配列中にあるCTA<u>T</u>TCのすぐ後に続くGが、以前にはわからなかったが、神経細胞の成長を抑制する遺伝子変異体なのかもしれない。私たちが探しているものが何か、想定するものがあるわけではないため、ヒトゲノムの遺伝子多型地図は遺伝学研究者ら皆の協力により作成され、様々な数多くの病気に応用される。

　一方、注意も必要である。もしこの家族だけを研究したならば、これが偶然に起こる確率は統合失調症を発症した兄妹各々において0.5（50％）であり、二人ともに起こる確率は0.5×0.5＝0.25（25％）である。単純な試験において科学的に意味があるかどうか証明するための通常の基準は、偶然起こる確率が0.05（5％）以下、つまり20回中1回以下というものである。よって、この家系はこの遺伝子の領域が統合失調症の遺伝に関与していると決定するには不十分である。実際、試験は異なる遺伝子の部位で何千回も行われるため、遺伝学者はその部位が統合失調症と関連があると結論づけるためには偶然起こる確率が0.00001（0.001％）以下であることを求める。また、レイチェルの兄弟のPeter（ピーター）も問題である。彼は染色体に先ほど我々が統合失調症と関連付けた対立遺伝子（アリル）[訳注7]をもっているが、彼は統合失調症を発症しておらず、既に40歳を超えているため今後発症することもないと考えられる。一卵性双生児でも両方発症

第5章　統合失調症の遺伝学的研究からの洞察　129

する確率は50%であることから、遺伝的保因者の全てが統合失調症を発症するとは予想していない。

　現在、これらの技術を用いた統合失調症の遺伝学的研究に関わっている家族の数は数千にのぼる。複雑な問題が数多くあり、遺伝子多型の相対的な頻度が人種により異なることも複雑さに影響している。他にも、統合失調症は一般的にエンドウ豆におけるメンデルの法則のように、親から子に受け継がれるわけではない。共通のまれな遺伝子変異から発症するのではなく、複数のより一般的な遺伝子変異から発症するようである、といった問題がある。これらの問題全てが統計を複雑にしている。成人になって発症する糖尿病のような他の一般的な疾患も同じ問題を抱えている。糖尿病は現在、1万2,000を超える家族で研究が進められている。また、研究者が遺伝研究を行う度に何度もサンプルを採取しなくてもいいように、これらの家族のDNAや診断情報のリポジトリ[訳注8]が作成されている。レイチェルの家族のデータも、統合失調症に関する同様のリポジトリの中にある。

　それでもなお、もっと珍しい遺伝性疾患において起こった奇跡、すなわち単一の原因遺伝子の発見は、統合失調症においては起こっていない。遺伝学研究者の間では、なぜこの奇跡が起こらないのかについて、大きな議論が起こっている。悲観論者は、多くの遺伝子が関与する一般的な疾患においては最終的な遺伝モデ

訳注7）対立遺伝子
　一つの遺伝子には複数の異なる型があり、その一つ一つを対立遺伝子という。対立遺伝子は染色体上の相同な遺伝子座を占めている。
訳注8）リポジトリ
　管理システム

ルの解析にはたくさんの家族が必要であり、世界中の全ての統合失調症の家族を解析しても統計的な確実性を達成することはできないのではないかと指摘している。楽観論者は、1ダース以上の遺伝子が候補遺伝子として同定されており、複数の独立した研究によって、それらの多くはポジティブな結果を得ていることを指摘している。必要な情報が得られ、それを理解するようになるのは時間の問題かもしれない。私は悲観論者の意見のほうに共感する。もし遺伝学的研究を用いて統合失調症の原因を同定したいのであれば、我々はその原則にのっとり研究を進めていかなければならない。つまるところそれは、我々がまだ答えを発見していないことを意味する。一方、たとえ全ての遺伝子変異体が、どのように相互作用し病気を引き起こすかを説明する最終的な遺伝モデルが得られていなくても、これまで発見してきたことにより統合失調症の理解を深めることができるという点では、楽観論者の意見に賛成である。

遺伝子が脳機能に及ぼす影響

　ここまでみてきたことを理解するために、我々の遺伝子が実際に何をしているのかをもう一度考える必要がある。分子生物学者は「DNAがRNAを作り、RNAがタンパク質を作る」と呪文のように繰り返す。全ての遺伝子のDNAは体の全ての細胞に存在する。各々の細胞には、遺伝子を活性化し、DNAからメッセンジャーRNAと呼ばれる相補的なRNAを合成する転写というプロセスを開始するシグナルが存在する。遺伝子を活性化したり不

活性化したりするシグナルについてはわかり始めたばかりである。細胞の中で、ある遺伝子により作られたタンパク質が別の遺伝子のDNAに結合してDNAを少しねじ開け、RNA転写のプロセスが始まる。一つの遺伝子は数十ものタンパク質と相互作用し、それらタンパク質のいくつかはRNA転写を促進するが、いくつかは抑制する。神経系が興奮と抑制の相互作用で複雑な操作を実行するように、各々の細胞は遺伝子発現の促進と抑制のプロセスによってその構造と機能を決定する。全ての細胞が同じDNAをもっているが、遺伝子発現の促進と抑制により皮膚細胞になったり、神経細胞になったり、脂肪細胞になったりする。細胞はまた、遺伝子発現の変化により、即時的な応答反応を示すことができる。例えば、ストレスを受けた時、副腎からコルチゾールが放出される。コルチゾールは脳に入り、神経細胞がノルアドレナリンあるいはアセチルコリンに対する応答性を変えるように、神経細胞のタンパク質に遺伝子を活性化するシグナルを伝える。すなわち、これらの神経伝達物質の受容体タンパク質を合成するRNAの転写を増やしたり減らしたりする。RNAは一般的にタンパク質に翻訳される。なぜならば、RNAは体に通常存在する21個のアミノ酸の中から選ばれたアミノ酸を正確に並べた配列を指示する、遺伝子のメッセージを含んでいるからである。アミノ酸は互いに結合し、タンパク質を構成する。我々はタンパク質というと筋肉を思い浮かべるが、筋肉はタンパク質の種類の一つでしかない。3万個ある遺伝子の多くは別のタンパク質を合成し、運動の役割よりもシグナルとしての役割をもっているもののほうが多い。α7-ニコチン受容体はそのようなタンパク質の一例

である。

　分子生物学者の呪文はタンパク質で終わるが、この呪文には続きが必要である。まれな病気が遺伝子の変異によって発症するという奇跡的発見は、そうした病気では一つのタンパク質における遺伝子のエラーは、病気に至るまで細胞の機能を破壊することができるという事実を証明している。統合失調症や他の一般的な病気においては、現在のところそのような著しい細胞機能の消失は認められていない。第1章で述べたように、統合失調症患者の脳はかなり正常で、統合失調症患者は他の人ができることは何でもできる。よって、我々は呪文の先をもう少し考え、統合失調症のリスクとなるようなタンパク質による変化を予想する必要がある。タンパク質によって発現していると思われることを、表現型と呼ぶ。表現型は観察できることであれば何でもよく、あるタンパク質の量から身長などの身体的特徴まで様々である。遺伝子と表現型の関係が近ければ近いほど、遺伝子研究から、統計学的に確実性のある筋の通った結論を導くことができる可能性が高くなる。

　遺伝的に複雑な病気の表現型の解析は単純ではない。統合失調症そのものが観察しやすい表現型ではないという一番の証拠は、一卵性双生児においても一致率が50％しかないということである。それゆえ、双子が共有する遺伝子型により双子の一方が統合失調症を発症したとわかったとしても、双子のもう一方が統合失調症を表現型としてもつ確率は50％しかない。より一般的な家族では統合失調症の子供が統合失調症の親をもっている確率は10％しかない。言い換えれば、統合失調症患者の90％は親が統合失調

症ではない。これらの両親の片方あるいは双方ともが統合失調症の遺伝的なリスクファクターをもっていることは事実であるが、そのリスクファクターは病気のように明らかではない。ミールは、統合失調型が統合失調症の遺伝的リスクのより一般的な表れ、つまり表現型であると提言した。多くの研究者が、統合失調症の表現型として有用となる統合失調型の診断スキームを構築しようとしているが、これまで成功したものはない。

　統合失調症においては、遺伝子型を解析することは容易だが、表現型を解析することは難しい。我々が行わなければいけないのは病気そのものよりも、ある一つのタンパク質とより密接に関連のある機能を見つけ、その機能（表現型）が特定の一つの遺伝子と関係しているかを調べることである。同時に、その遺伝子に統合失調症への遺伝子連鎖があるという証拠を確認しなければならない。それがなければ我々の見つけた表現型は病気とは関係がないかもしれないのだ。不本意ながら現在、この研究にはいくつかの生物学的な知識が導入されている。しかし、我々は遺伝子解析により、生物学的研究について正しかったかどうかを試験することができる。もし、我々が間違っているならば、間違っているという遺伝学的な証拠を得ることができ、また別の表現型を選ぶことができる。遺伝学を用いないで統合失調症の生物学的研究を行うと、遺伝学のように独立して仮説を試す能力をもたないことになる。

　統合失調症患者ができない簡単な事柄を調べてその神経生物学的基盤を明らかにしようとしたように、我々は今、単一遺伝子の効果に密接に関連した遺伝子の表現型を探して、同じ問いかけを

している。これらの表現型は、病気そのものとは異なり臨床的には明らかではないため、中間表現型と呼ばれる。一般によく見られる中間表現型の医学的な例は腸ポリープである。腸ポリープは大腸がんになるまで医学的に注目されない。しかし、遺伝するのは大腸がんそのものではなく、ポリープの形成である。中間表現型を考えるにあたり、神経系の基本原理であり、統合失調症においても長く認識されてきた障害である抑制と興奮についてもう一度考える必要がある。それは中間表現型の妥当性と測定精度の真の試験である。なぜならば、それぞれの人は障害があるのかどうか診断されなければならず、それにより家族の障害のパターンと遺伝のパターンを比較することになるからである。我々は同じ結果が繰り返し得られることを確認するために、数回、患者の表現型を解析した。また、その表現型が遺伝的に受け継がれているかどうかを調べるためにいくつかの予備実験を行った。例えば我々は、片親が統合失調症の祖先をもち、子供も統合失調症を発症した家族を見つけた。もう一方の親は統合失調症の祖先はもっていない。したがって、祖先に統合失調症患者をもつほうの親が統合失調症に関連する遺伝子欠損のキャリアーであると推定される。祖先に統合失調症患者をもつ親は統合失調症の子供と同程度、聴覚性誘発電位[訳注9]の抑制が障害されていた。聴覚性誘発電位の抑制の消失は、統合失調型の臨床症状よりも忠実に統合失調症のリスク遺伝子の表現型を反映している形質のように思われた。

訳注9）聴覚性誘発電位
　耳から周期的に音を聴かせ、それによる脳波の反応を記録する。P50波測定（第3章参照）など。

次に、2世代以上あるいは2分家以上で複数の統合失調症の症例が見つかった9つの大家系において一連の遺伝学研究を行った[2]。このような家系においては統計学的に遺伝的関連は偶然によるものではないという可能性が証明される。ゲノム上のマーカーを用いて検索した結果、いくつかの家族で第15染色体上のマーカーに聴覚性誘発電位の抑制の消失との遺伝連鎖の証拠を見つけた。染色体は、セントロメアと呼ばれる中心にあるタンパク質から二つのアームが伸びた形をしている。染色体短腕はp、長腕はqと呼ばれる。顕微鏡下において染色すると、染色体には明瞭なバンドが見える。これらのバンドには番号が付けられ、遺伝子の位置づけに用いられている。我々の研究において統計学的に有意なシグナルは15q14、すなわち第15染色体の長腕上の14番目のバンドであった。遺伝学は、世界中の研究室がヒトゲノムに関する知識を共有する素晴らしく協力的な学問である。我々はCHRNA7と呼ばれるα7-ニコチン受容体サブユニットの遺伝子のDNA配列について研究を行っているソーク研究所の研究者に電話をした。遺伝子の配列がわかれば、その配列の一部を放射性同位体で標識し、遺伝子を含む染色体の特異的な領域に結合するプローブとして用いることができる。そのプローブは15q14に結合した。

研究を容易にするために、ヒトゲノムは小さな断片に分けられ、それぞれを酵母のコロニーに組み込んだ酵母人工染色体と呼ばれる付加染色体が用いられている。遺伝子配列をプローブとして用いてコロニーの中から自分が研究したい一部分あるいは全長の遺伝子を含むコロニーを探すことができる。我々はCHRNA7を含む酵母のコロニーを同定した。遺伝子検索の初期には、遺伝

子中のDNAの変異体つまり多型が多い配列を探す。探すのは一塩基遺伝子多型の場合もあるが、たいていは反復配列である。最も一般的なものはCA塩基配列の反復である。精子や卵子を作るDNAの複製を促す酵素はまれにしかエラーを起こさない。この酵素がCAの塩基配列のところにきた時、時々DNA鎖の上を動く前に多くのCAの反復配列を挿入することがある。挿入されるCAの反復配列はゆうに数十に及ぶ。ほとんどの場合その酵素は正確に働くので、もしあなたが母親からある部位で14回のCAの反復配列をもつ染色体を受け継いだならば、あなたはその染色体に14回のCAの反復配列をもつ。もしあなたが父親から受け継いだ染色体に12回しかCAの反復配列がなければ、どちらの染色体がどちらの親由来なのかをCAの反復の数により決めることができる。よって、まれなエラーの遺伝は各々の染色体のマーカーとして有用である。

この種の遺伝学的マーカーを用いれば、先の例でみたような一塩基の変化よりも、家族が遺伝学的により有益な情報源となる。時間と労力を費やして遺伝子型と表現型の解析を行ったのに、研究対象の家族が全員、研究したい領域に同じマーカー配列をもっており遺伝学的に無益だということがわかるのは苛立たしいことである。ヒトゲノムが解読されるにつれ、家族が遺伝学的により有益な情報源となり得る多くの遺伝子多型が発見されている。私の共同研究者であるSherry Leonard（シェリー・レオナルド）らの研究グループが発見したCAの反復配列はCHRNA 7の第2イントロン[訳注10]にあるということがわかった。遺伝子のアミノ酸配列をコードしている部分はエクソン[訳注11]と呼ばれる。CHRNA

7遺伝子はエクソンを10個もっている。RNA転写の間、これらは継ぎ合わされてタンパク質の合成を指示する一つのメッセンジャーRNAを形成する。同じ遺伝子から異なった継ぎ合わせが起こり、それぞれの細胞で相互に類似してはいるが異なるタンパク質のファミリーが作られる。エクソンの間にあるイントロンの存在がこれらの継ぎ合わせのパターンを生み出す。イントロンそのものはタンパク質の合成を指示しない。一方、エクソンにおける変異体はタンパク質のアミノ酸置換によりその機能を変化させるかもしれないので、イントロンには一般的にエクソンよりも多くの変異体が存在する。イントロンの遺伝子多型もエクソンの継ぎ合わせを変えることによりタンパク質の機能を変えることができるが、多くの場合そのようなことは起こらない。これまでにわかっている限り、CHRNA 7遺伝子の第2イントロンのCA反復配列はDNA複製におけるエラーの残骸であり、重要な意味をもたない。

さて、これで実験に必要な二つの情報が得られた。研究対象となる家族の染色体15q14上のCHRNA 7を含めゲノムの多くの領

訳注10）イントロン（Intron）
　イントロンは、転写はされるが最終的に機能する転写産物からスプライシング反応によって除去される塩基配列。つまり、アミノ酸配列には翻訳されない。エクソンの対義語。

訳注11）エクソン（Exon）
　エクソンは最終的に機能する転写産物に残る塩基配列。最終的にアミノ酸配列に翻訳される部位。イントロンの対義語。エクソンの組み合わせの変化によって新たな遺伝子が作られることが、生物の進化に重要な役割を担っているという学説があり「エクソンシャッフリング」仮説と呼ばれる。これはタンパク質の機能単位である「モジュール」がエクソンと対応していることが多いことを根拠としている。

域の遺伝学的情報と、聴覚性誘発電位の抑制の消失の有無および統合失調症の有無という二つの表現型の情報をもっている。我々は、前述の例と同じように、CHRNA 7 遺伝子が表現型と関係があるために各々の遺伝子型と二つの表現型の関連が生じたのか、あるいはその関連は偶然起こったものであるかに関して確率を検討した。そして、表現型と遺伝子型が本当に関連している可能性がランダムや偶然に起こる確率よりも20万倍近く高いことが明らかになった。

　統合失調症との関連も陽性であったが、遺伝子解析における確実性としては十分ではなかった。なぜこのような違いがでるのだろうか？　統合失調症患者には一般的に継続して診断と治療を続けてきた履歴があるので、我々はある人が統合失調症であるとある程度確実に決めることができる。しかし、前述の例において我々は統合失調症を発症していない兄妹を無視した。それには二つの理由がある。まず、我々はある人が統合失調症ではなく、今後も発症しないと確実に言い切ることはできない。ある人は統合失調型であるかもしれないが、統合失調型の思考と正常な思考の境目があるわけではない。テレビに映っている人が時折自分に話しかけていると信じている人を含めると、人口の10%には時に幻聴があることになる。多くの人が不思議な信念をもっている。私も、もし1ドルを浮浪者に与えれば、宇宙の慈悲深い神が自分の投資に報いてくれると信じている。人口の約20%の人は一生内気で過ごす。これらの形質はどれも統合失調型とは診断されないし、統合失調症の患者の全員にみられるわけではない。レイチェルは社交的で、非常にしっかり自分の投資を管理していて不思議

第5章 統合失調症の遺伝学的研究からの洞察　139

表5-2 P50抑制を二つ目の表現型として加えた場合のレイチェルの家族

母	父	
P50抑制 正常	P50抑制 異常	
CTACTC...A	CTACTC...A	第15染色体の第一の対
CTACTC...A	CTATTC...G	第15染色体の第二の対

レイチェル	ジョン	スーザン	フレッド	ピーター
統合失調症	統合失調症			
P50抑制 異常	P50抑制 異常	P50抑制 正常	P50抑制 正常	P50抑制 異常
CTACTC...A	CTACTC...A	CTACTC...A	CTACTC...A	CTACTC...A
CTATTC...G	CTATTC...G	CTACTC...A	CTACTC...A	CTATTC...G

な信念をもっている様子はない。しかしポールは聖書に出てくるサウルのように極めて内気である。サムエルがサウルを王に指名した時、サウルはテントの荷物の中に隠れていたので探さなければならなかったほどである（サムエル記・上：10章22節）。

　統合失調症や統合失調型とは異なり、聴覚性誘発電位P50の抑制障害の有無は家族の全員について調べることができるので、遺伝子解析のための情報量が増える。P50の抑制障害を2番目の表現型として加えた家族の表を表5-2に示す。

　レイチェルとジョンに関する遺伝子情報は同じであり、この家族において偶発的に統合失調症が発症する確率は0.25（25%）である。その確率はコインを投げて表を2回続けて出すのと同じ確率だが、一卵性双生児でももう一人が統合失調症となる確率が50%であったことを考えると、この家族に観測される確率は偶然である可能性は非常に低い。しかし、残る三人の兄妹からの情報も考慮しなくてはならない。父親の第15染色体の第二の対の配列がレイチェルとジョンの統合失調症およびP50の抑制の異常と関

連しているだけでなく、父親の第15染色体の第一の対のCTACTC...A配列の遺伝は、スーザンとフレッドが正常なP50の抑制反応を示すことと関連している。ここで、ピーターにも注目しなければならない。我々は初期の解析では彼を無視していたが、今では彼はP50の抑制に障害があり、CTATTC...Gの配列をもっていることがわかっている。臨床的評価でははっきりと見えないこの遺伝子変異体の発現が、分子レベルでみると、生物学的に発現していることがより明確にわかる。兄妹全員の情報を用いて統計を行うと、偶発的に遺伝子変異体の分配がこのように起こる確率は0.5の5乗（0.5^5）で、たったの0.03（3％）であり、これはこの家族の中の統合失調症の患者のみを解析した場合の0.25（25％）よりもかなり低い。

感覚情報処理機構のメカニズムとしてのα7－ニコチン受容体の神経生物学的な同定とその連鎖部位としてのCHRNA7の遺伝子多型の合致は、CHRNA7のどの遺伝子変異体がP50の抑制障害の遺伝の原因となっているのかを確証するものでもないし、CHRNA7が原因遺伝子であるということを確証するものでもない。機能障害の原因となる遺伝子変異体がCHRNA7の近傍に存在するのかもしれない。しかし、神経生物学と遺伝学という二つの証拠の合致は、統合失調症においてどのような神経生物学的な異常が遺伝するリスクがあるかを決める際の遺伝子解析の有用性を示すものであり、また遺伝的リスクが統合失調症に関連する特異的な脳機能の障害としてどのように現れるのかを説明する際の神経生物学の有用性を示すものである。このように、遺伝学の奇跡では現在のところは完全には統合失調症を説明できないが、遺

第5章 統合失調症の遺伝学的研究からの洞察 141

伝学抜きでは得られなかったCHRNA 7の変異という重要な情報と、それに関連した特異的なP50の抑制という神経生物学的研究で、我々は正しい方向へ進んでいるといえる。

　レイチェルの家族で用いたアプローチにより、他の多くの家族においても統合失調症の遺伝を理解することに成功している。しかし、このアプローチが全ての人における遺伝率のパターンを明らかにするわけではない。さらに不可解なことに、患者の症状に容易に識別できる違いがみられないにも関わらず、家族が異なれば全く違う遺伝子が統合失調症の遺伝の原因となっているようである。ごくわずかな家族だけの研究では、遺伝の解析に用いられる統計学的手法により、正しい値が出ることよりもエラーが出ることのほうが多くなるという意見もある。つまり、我々が推論した遺伝のパターンは、単に小さなグループにおける遺伝子変異体と病気の偶発的な関連なのかもしれない。私が支持するのは別の意見で、異なる遺伝子を含む多くの独立した遺伝子変異体が統合失調症をもたらすというものである。認知を司る脳の神経機構は複雑で、多くの神経伝達物質および神経細胞の複雑な発達や回路を含んでおり、統合失調症患者にみられる生理学的な障害は複数の多様な方法で引き起こされると考えられる。さらに、遺伝子自体がDNAの多くの塩基対を含むので、たとえ同じ遺伝子が原因遺伝子であっても異なる家族には異なるDNA変異体が存在するのかもしれない。このモデルはマルチプル・レア・バリアント仮説と呼ばれる。

　現在、統合失調症だけでなく、双極性障害や自閉症など他の精神疾患でも提唱されているこれらの異なるモデルを解決するため

に、病気と関連する遺伝子変異体を探して何千人もの健常者と患者のDNAを解析している研究が数多くある。DNAの化学分析の自動化が進んだことにより、こういったアプローチが可能となった。最近、大規模な自動化されたDNA分析を使用した研究でCHRNA 7遺伝子を含む第15染色体の領域を扱ったものが二つある。CHRNA 7は反復DNA配列により両側を挟まれた約50〜100個の遺伝子を含む第15染色体の領域にある。この両側を挟む反復配列は、二つの第15染色体が精子と卵子（染色体を一つしか含まない）を形成するため分離する前に対を形成しやすい領域である。対合の間、二つの染色体は切断され、組み換えが起こる。この二つの反復配列は、それら自体似ており接近しているので、まれに組み換えによりこの二つの反復配列の間の小さな領域が切除される場合があり、その結果、卵子あるいは精子でこの領域が欠失することがある。それで、両親のどちらかのCHRNA 7のコピーを受け継がずに産まれてくる子供がいる（10,000人に1人以下）。

　実験動物、特にマウスを用いた研究において、同様のメカニズムが用いられ、遺伝子工学により特異的にある遺伝子を欠損させた遺伝子ノックアウトと呼ばれるマウスが作製されている。その目的は、動物のゲノムから遺伝子を取り除く、あるいは破壊することにより、その遺伝子の効果を解析することである。両方あるいは片方の染色体のCHRNA 7遺伝子を欠損させたCHRNA 7遺伝子ノックアウトマウスでは、感覚情報処理機構が減弱し、複雑な学習試験において障害が認められた。ただしもちろんこのマウスが統合失調症かどうかはわからない。片方の染色体のCHRNA

7遺伝子がない状態で産まれてきたヒトにおいて、マウスの実験をそのまま写したように再現した実験が行われている。これらCHRNA 7遺伝子が1コピーしかない人の多くは統合失調症を発症している[3,4]。彼らは統合失調症の家系ではなく、これは彼らの両親が2コピーのCHRNA 7遺伝子をもっていることと矛盾しない。このように、まれな遺伝学的な事故により、以前に統合失調症を発症していない家系において新しく統合失調症が発症するようである。もちろん、ヒトにおいては複数の遺伝子が欠損しているので、自然なヒトにおける実験が遺伝子組み換えマウスの実験を厳密に再現しているわけではない。ひょっとすると、原因遺伝子は欠損した領域にある50〜100個の遺伝子の一つかもしれないし、それらの組み合わせの可能性もある。したがって、CHRNA 7が原因遺伝子ではないかもしれない。それでもなお、自然なヒトにおける実験の結果は、統合失調症の遺伝にCHRNA 7遺伝子が関与している可能性を裏付ける貴重な証拠である。

統合失調症の家族

　レイチェルの母親は統合失調症の子供を二人育てた優しい人である。家庭内に多くのストレスがあっただろうに、私は彼女が怒ったところを見たことがない。レイチェルは年上の姉であるが、看護婦である妹のスーザンはレイチェルをかなり擁護している。スーザンは子供の頃から、レイチェルは人よりコミュニケーション能力が劣っていることを理解していた。母親が年老いてきたので、スーザンは、レイチェルの家でクリスマス、感謝祭や復活祭

を祝う行事をするようになった。レイチェルはスーザンがお祝いのディナーを用意している間にしばしば昼寝をしていたが、スーザンはこの企画がレイチェルと彼女の子供たちを必ず祝日のお祝いに参加させるよい方法だと話した。スーザンは、そうしなければ、レイチェルの子供たちが家族と交わる機会をほとんどもてないと恐れていた。一方、フレッドは弁護士で、概してレイチェルには苛立っていた。彼の意見では、家族が過剰に努力をして、怠けなければレイチェルが自分でできるはずのことさえ手助けしているというのである。たいていの家族で起こることだが、酔うとフレッドはレイチェルに対して思っていることを怒鳴りつけるのでレイチェルは殻にこもってしまう。健康な兄妹がこのように患者に異なる見解をもつことは統合失調症の家族ではよくあることである。

　レイチェルの父親は技術者で、無器用で控え目だがとても利口な人である。彼は、航空機設計のデザインチームの主要なメンバーとして働いており、目の前のことだけにとらわれず、自分のチームの航空機のデザインを他のものと融合させる才能があって、収入も大したものだ。彼はP50記録の神経生物学と感覚情報処理機構の仮説を理解している。彼は職場でチームの他のメンバーに比べて自分が雑音のある環境で集中することが難しいことをわかっているが、同時に目の前のささいな問題で自分を見失うことがない唯一の人間だとも感じている。長男のジョンはかなり重症の統合失調症患者である。彼は17歳の時に家を出て路上生活を送っているが、家の地下室にある自分の部屋に定期的に戻ってくる。彼はシャワーを浴び、服を洗濯した後、食事のために家族のいる上の階に来る。両親に対していくつか不平を言う以外にはほとん

ど会話らしい会話はない。レイチェルが自分の症状についてよく話すのとは異なり、ジョンはかなり用心深い。しかし時々夜に警察に路地や店の戸口から引っ張り出されて奇妙な脅し文句を叫び、逮捕されることがある。

ピーターはとても利口な人だ。彼は英語の教授として地元のコミュニティカレッジで働いている。彼はかなり短気で、概して統合失調症の研究の意義に基本的な疑問をもち、その機密性を心配している。州の医学校と他の高等教育機関が提携しているので、勤務先の大学に身内の事情に関することを知られてしまうことを特に心配している。彼の息子がポールと同じように大学生の時に統合失調症を発症するまで、ピーターは何年間も研究に参加することを拒否してきた。ある晩、ピーターの息子は「自殺するように言う声が聞こえる」とピーターに電話をしてきた。ピーターはすぐに私に電話をかけてきて研究への参加を含め、診察と治療の手配をした。彼の息子は治療を受けて回復し、大学に戻ることができたが、ある雨の夜、ピーターが息子を車で迎えに行った帰りに起きたスリップ事故で亡くなった。警察は事故死と断定した。

我々はP50抑制以外にも、レイチェルの家族の脳の構造および機能のいくつかのパラメーターを測定した。最も結果が顕著だったものの一つはMRIを用いて測定した海馬の大きさである。海馬の体積は学習・記憶の機能のいくつかと相互に関連しており、したがって、その人の新しい情報を処理・学習する能力のおおよその指標となる。海馬の大きさは他の身体の部分と同じように、家族間でかなり異なり、同じ家族の中においても個人により異なる。総じていえばレイチェルの家族全員の海馬の大きさは広い正

常値の範囲内にあるが、各々ではかなりの相違がある。レイチェルの父親とピーターは大きな海馬をもっている。レイチェルとジョンの海馬は非常に小さい。フレッドの海馬はレイチェルの海馬と同じくらいの大きさである。レイチェルの母親と妹のスーザンの海馬は少しだけ大きい。したがって、海馬が小さいことと P50 抑制の異常は相関していない。メンデルの第 2 法則は遺伝学的に関連のない形質は家族のメンバーにそれぞれ独立して分配されると仮定している。海馬の大きさが遺伝学的に決定されているかどうかはわからないが、P50 抑制とは独立して受け継がれているので、P50 抑制と同じ遺伝的形質ではない。レイチェルは父親の P50 抑制障害と母親の小さな海馬の両方を受け継いだようである。レイチェルは情報をフィルターする能力がないためより多くの情報を処理しなければならないうえに、処理を司る海馬が小さい。ジョンも同じ問題を抱えている。一方、父親とピーターの海馬は大きい。レイチェルの父親には明らかに感覚情報処理機構の障害がみられるが、彼に関してはこれが有益な結果ももたらしている。彼は海馬が大きいため、情報に押しつぶされるのではなく、むしろいくつかの考えを生産的に相互作用させる方法で同時に処理することができるのではないかと我々は推測している。フレッドは海馬が小さく、その機能は中毒でさらに落ちているが、感覚情報処理機構が正常であるので精神病にはなっていない。

　したがって、既に述べたように、統合失調症は単一遺伝子の病気ではない。統合失調症はいくつかの遺伝子とおそらく遺伝子以外の影響が一人のヒトにおいて同時に起こった結果である。P50 の抑制異常などのある一つの障害が統合失調症の発症に決定的な

わけではない。CHRNA 7 遺伝子は神経伝達物質の受容体で唯一統合失調症との関連が同定された遺伝子である。第22染色体上にありドーパミンの代謝に関わる COMT 遺伝子も同定されている。同定された他のほとんどの遺伝子はもっぱら発達に関わる遺伝子である。それらの役割については第10章で議論する。

　ヒトゲノムは様々な意味で人類の生物学的歴史を示している。それは人類の進化の歴史であるだけでなく、遺伝学的に決定されたのかもしれない歴史上の出来事を思い出させる。サウルの例に戻ると、彼は内気と精神病に加えて、王に選ばれる原因になったもう一つの形質をもっていた。"彼が人々の中に立った時、誰よりも背が高かった。そしてサムエルは人々に言った、神が選んだこの者を見よ、彼のような者が他にいるであろうか？"（サムエル記・上：10章23-24節）。

　染色体15q14上の CHRNA 7 遺伝子の近くに FBN 1 遺伝子というコラーゲン、つまり骨の形成を助ける結合組織分子をコードする遺伝子がある。この遺伝子は統合失調症にはほとんど関与していないようである。しかし、この遺伝子の異常を受け継いだ人は非常に背が高い。Abraham　Lincoln（アブラハム・リンカーン）はマルファン症候群[訳注12]であったと考えられている。マルファン症候群患者が統合失調症を発症していないように、統合失調症患者のほとんどはマルファン症候群を発症していない。しかし、世界中をみると、わずかだが、この両方の病気を共に発症した人が

訳注12）マルファン症候群
　体のいろいろな臓器をつないだり、支えている線維や骨などの結合組織に異常をきたす遺伝病。骨格、目、心臓、血管、肺など全身に奇形等を起こす。長い手足と指先をもつなど特徴のある体型を示す。

いて、さらに次の世代に共に遺伝している隔離集団がある。アフリカ系アメリカ人、サルジニアや現イスラエルにおいてマルファン症候群と統合失調症を共に発症および遺伝した例が報告されている。マルファン症候群と統合失調症が共に遺伝することはメンデルの第 2 法則に反しているようである。なぜなら、これら二つの形質は独立して次の世代に受け継がれるべきだからである。このイレギュラーは両方の遺伝子が同じ第15染色体の領域にあるために起こる。最終的には二つの遺伝子の障害はそれらを両方含む第15染色体のコピーの組み換えにより分離することになる。なぜならそれらの障害は近くにあるものの、別々の遺伝子により引き起こされているからである。マルファン症候群と統合失調症を共に発症し遺伝する例は、少数の比較的孤立した集団で数世代にしかみられない。その集団では、一般的に 1 世代当たりの出生数が少なく、近くにある二つの遺伝子の間で組み換えが起こりにくい。この現象は遺伝的浮動と呼ばれる。もし、メンデルのエンドウ豆のように何千人もの子孫がいるなら、異なる遺伝子からのどんな二つの形質もたちどころに分かれるだろう。

　サウルの珍しい形質は両方とも後の世代に引き継がれている。足の奇形はマルファン症候群の最も一般的な症状であり、サウルの孫息子の一人は両足とも内反足であった。"サウルの息子 Jonathan（ヨナタン）には足の不自由な息子がいた。イズレエルからサウルとヨナタンの知らせがきた時、彼は 5 才であった。その悲報を聞いて乳母は彼を抱きかかえて逃げた。しかしあまりに急いでいたため、彼を落としてしまい、彼は両足とも不自由になってしまった。彼の名前は Mephibosheth（メフィボシェテ）

といった"（サムエル記下：4章4節）。ダビデ王はメフィボシェテを王宮に呼び寄せ、メフィボシェテのために後見人を選任する。メフィボシェテはサウルのもっていた王の地位に戻れると信じるようになる。"イスラエルの家はきょう、私の父の国を私に返すであろう"（16章3節）。しかし彼はだらしない生活を送っていた。"彼は王が去った日から、その足を飾らず、そのひげを整えず、またその着物を洗わなかった"（19章24節）。同じくだりでダビデ王はサウルの別の親類 Shimei（シムイ）に対面する。シムイの振舞いは精神病のホームレスに似ている。"ダビデ王がバフリムに来た時、サウル家の一族の一人がそこから出てきた。その名をシムイといい、…彼は呪いの言葉を絶えず吐きながら出てきた。そして「立ち去れ、よこしまな人よ、血を流す人よ」と言いながらダビデ王に向かって石を投げた"（16章5−7節）、"ダビデとその従者たちとは道を行ったが、シムイはダビデと並行して向かいの山の中腹を進み、行きながら呪い、また彼に向かって石やちりを投げつけた"（16章13節）。ダビデ王はシムイをエルサレムにある彼の家に監禁するが、シムイはたびたび逃亡した。

　どんな聖書の説明も読者の視点に基づく複数の解釈を認めている。分子生物学が悪魔研究に取って代わった3000年後の時代の視点からは、サウルのこの盛衰はFBN1とCHRNA7という二つの近接する遺伝子によるものではないかと考えることができる。一方は彼に王国を与え、一方は王国を統治するにはあまりに彼の心を錯乱させた。

第6章
妄想の確信

　精神病は、感覚情報処理障害によって感覚的経験が混乱しただけの状態ではない。精神病の思考や経験は、確信を伴った呪文となり、それにより統合失調症患者の人生が指揮される。ヒトは恐ろしい、あるいは恐ろしいかもしれない情報に直面すると、話を作り出す先天的な能力と願望をもっている。統合失調症患者の場合、作り話は一般的に妄想である。すなわち、この作り話は現実よりも、もっと恐ろしいことを作り出す。作り話は通常の意味での慰めにはならない。なぜなら事態をより一層悪くするだけでよくはならないからである。この、話を作るという能力は、自己防衛のために脳の機能の一部として発達したようである。作り話は小さな兆候を警告としてとらえ、それを全体としてもっとひどいものに作り上げる。作り話は多くの事実を説明するものでなくてはならない。耐久性も必要であり、だからその人が自分の作り話を確信している必要がある。そして、作り話は素早く作られる必要がある。なぜなら作り話の本当の価値は将来の行動を導くことにあるからである。したがって、作り話は、相対的に少ない情報から原理ができあがり、確信となって、それが生じた感覚的な経験を長く持続させる。作り話はほんの2、3分しか続かないこと

もあるが、一生続くような場合もある。

　統合失調症の患者においては、感覚的経験の脳内処理が十分でないので、それが疑念の基盤となる。疑念として始まったことが、妄想となる。偶然の出来事が作り話の証拠とされ、その話はどんどん精巧になっていく。知性は、病気の初期においてフィルターのかかっていない感覚の侵入に対する防御となるが、ここでは作り話を精巧とするのに拍車をかけるものとなる。こうして、妄想の筋書きは非常に壮大になり、本来最も治療しやすい知性の高い患者のリハビリがかえって妨げられる。患者自身の知性が、患者を支援する家族やセラピストによる試みから自分自身を遠ざけようとする強い信念を生み出す。こうした信念はどのように作られ、また、どのようにして統合失調症患者の永続的な人格の一部となるほどの強い確信になるのであろうか？

　作り話は正常なヒトの行動や脳機能の一部である、と我々が考えているとおり、作り話は多くの場合一連の恐ろしい経験を正当化あるいは正常化しようとする試みであるとみられる。裁判官シュレーバーに対するフロイトの分析は、しばしば信用できないとされる。なぜなら、精神病は嫌悪感を引き起こす同性愛を正当化しようとする試みであるという前提が、同性愛者であるが精神病ではない人が数多くいることと矛盾するからである。しかし、このシュレーバーの症例は、精神病の妄想は症状を正常化しようとするものであるという概念につながった。正常化するということは、精神病の明らかに最も奇妙な特徴——妄想性幻覚——が正常な精神機能を回復するための試みであることを意味している。したがって、裁判官シュレーバーは受け入れ難い同性愛の感情に直

面した知的なヒトの一例であり、彼はそうした感情が外因性のものであると考えている。

　この種の妄想が最も起こりやすいのは、テロのような説明できない現在の出来事に対する反応である。このような場面では公共のメディアの中に全く妄想的な見解が生まれる。ニューヨークシティやワシントンでの9・11攻撃に対する反応は、アルカイーダの過激派数人を標的にするところから、イラクを筆頭に中東主要国が大規模なテロに関与しているということを国全体が信じるまでにエスカレートした。さらに、キリスト教圏とイスラム教圏の1000年にわたる争いが起こっているのだと確信する人さえもいた。別な説としては、George Bush Jr.（ジョージ・ブッシュ・ジュニア）が父親を超えたいがために、父親が成し得なかったこと、つまりバグダッドの攻略を自分が成そうとしていたというものがある。さらに、これと対称の説として、ある航空機事故で命を落とした偉大な男の11番目の息子である Osama bin Laden（オサマ・ビン・ラディン）がより壮大な飛行機事故を生み出すことによって父親を超えたかったのだというものもある。これらの説はともに、息子は生まれもって父親と競い合うというフロイトのエディプス理論から来ている。Eisenhower（アイゼンハワー）が退任スピーチの中で懸念を表した軍－産複合体、多国籍石油企業、そしてもちろん CIA（アメリカ情報局）も、ほとんど全ての人の作り話に出てくるキャラクターである。本書の目的は政治的主張を述べることではない。テロリストの行動やアメリカ合衆国の反応に対するこれらの説明のどれか、あるいは全てが真実であるかもしれない。ここでの目的は、裁判官シュレーバーが自分

自身の同性愛的感情を理解しようとしたように、これらの状況を包括的に首尾一貫したものとして理解しようとするために、人は話を作り出すのだということを指摘することである。

妄想の確信のはじまり

多くの統合失調症患者では、感覚情報が洪水状態である。患者は自分では制御できない感覚的経験や感情的経験により圧倒されると、統合失調症を発症する。彼らの場合、感情的苦痛の中で感覚情報処理機構が働かなくなると、妄想が確信に変わるきっかけとなるようである。十代後半で発症した若者にとって、感覚情報の洪水と妄想的な考えの発症はしばしば人生の中のわりと短期間のうちに起きており、また、初めて家を離れた時に起こることが多い。

感覚情報の洪水状態から妄想の確信状態への移行は、最も劇的であり、最も研究が進んでいない統合失調症の特徴である。家族はそれぞれの視点で、ポールのことをいくぶん寡黙で引っ込み思案だが、それを除けば普通だと思っていたが、今や彼は突然奇怪な考えを口にするようになり、しかもそれはたいてい幻覚や妄想である。これらの幻覚や妄想は、数カ月隠していたのかもしれないが、それでも比較的最近に始まったものである。一般に患者は、その考えが自分に合わない、信じ難いものであると、まわりの人と同じように理解している。

レイチェルは何百万マイルも離れた軌道上に宇宙船が停まっていて、彼女の日常生活のあらゆることをコントロールする念波を

発していると信じている。その宇宙船は彼女のことを価値のない酔っ払いと呼び、軽蔑的なメッセージを送ってくる。また、彼女に指示を送り、深夜に街の危険地域を一人で歩かせる。彼女は恐怖心から、自分には価値がなく、罰を受けるべきだと思い込む。若い頃彼女は、このような考えを抑え込むために酒を飲んだ。現在では酒は飲まず、その声が信じ難いものであることに驚きはしても、決してこの宇宙船からのメッセージに関する確信をなくさなかった。彼女の話を聞いた医学生らは「フリードマン先生、どうか私たちの授業に女優を連れてこないでください」と私に怒りの手紙を書いてきた。これほど高学歴のレイチェルがどうして宇宙船を信じるのであろうか？ レイチェル自身もこの状況を笑う。Virgil（ヴェルギリウス）[訳注1]と Dante（ダンテ）[訳注2]を愛する彼女が、どうしてスタートレック[訳注3]のような妄想にいきつくのだろうか？

　学生たちが見過ごしているのは、宇宙船に関する彼女の確信は現実かどうかとは別の話であるということである。彼らが「本当に宇宙船を信じているのですか？」と聞くと、彼女は笑って「え

訳注1）ヴェルギリウス（Virgil）
　Publius Vergilius Maro（プブリウス・ウェルギリウス・マロ）と表記するが英語では Virgil と表記する。古代ローマの詩人。『牧歌』、『農耕詩』、『アエネイス』などの叙情詩を残した。
訳注2）ダンテ（Dante）
　イタリアの詩人。叙事詩『神曲』や詩文集『新生』などを残した。
訳注3）スタートレック
　1966年に始まったアメリカの人気 SF テレビドラマシリーズ。未知の惑星の調査、知的生命体との友好的接触のために主人公らは宇宙へ旅立ち、広大な宇宙空間で起こる神秘現象、高度な文明をもつ生命体との遭遇など様々な冒険を繰り広げる。

え、そうよ」と答える。学生たち皆がそれを聞いて失望し、「宇宙船が光線であなたをコントロールしているのですか？」と聞くと、「時々ね」と答える。彼らは信じられなくて、そのうちの一人が少しゆっくり、はっきりと「あなたは、宇宙船が、本当に、いる、と、信じて、いるのですか？」と聞く。彼女はこういうことに慣れているので、「はい、そうです」と答える。彼女の過去についてさらに2、3質問し、彼女がかつて自分たちと同じように大学院生であり、ヨーロッパを旅したこともあったし、恋もしたし、そして学生から作家や教員になったことを知る。このことに苛立った学生から、また「あなたは本当に宇宙船がいると信じているのですか？」と同じことを聞かれる。

　私はたいていここで割って入り、現実と確信を分けて考えるように言う。これは、私の学生たちだけでなく、統合失調症の患者がその声を本当に信じているかどうか見極めようとする多くの人が見過ごすポイントである。統合失調症患者に声が聞こえてくるかどうかと尋ねると、彼らは一般的に何の話をしているか正確にわかる。私が初めて会った時のポールのように、統合失調症の人は、自分に問題があることを相手がすでに理解してくれていると安心する。正常な人は一般的に当惑したように振る舞い、「私はあなたが今まさに話しているのを聞いているが、信じられない」と反応する。統合失調症患者が幻聴や自分を縛る妄想と、実際の生活の中での感覚や力を混同することはほとんどない。普通の経験では、「真実であり現実であると客観的に説明することができる事柄」が確信の定義である、と一般的には考えるので、学生たちはまた当惑する。しかし、学生たちにこの仮定が事実でないこ

とを示すのは簡単である。事実だけをじっくり教え込まれた医学生のクラスでも同じことである。私は学生たちに「自分がこの授業で落第するだろうと思う人はいますか？」と聞く。医学生のように高度に選抜されたグループにおいて落第者はほとんど出ないので、誰も手を挙げない。それが現実であり、彼らは皆そのことを知っている。それに、誰も自分が落第するのではないかと思うことがあるとは認めないだろう。今度は言い方を変えて「試験に通るのは難しいだろうと少しでも考えたことがある人はいますか？」と質問する。すると、二、三人の手が挙がり、そして「ほんのちらっとだけでも」と加えるとまた二、三人の手が挙がる。そうやって少し誘導すると、そんなふうに考えたことのあるのはクラスの約半数で、そのほとんどが不眠、過食または過飲、不安、過換気のような自律神経反応などのストレスを伴っていた。こうした考えが勉強しようという動機づけになることもあるが、不安になりすぎて効率よく勉強できないことのほうが多い。ここまでくると、学生たちはどのように確信が現実から離れていくのかを理解し始めている。

統合失調症患者にとって、問題はもっと明らかである。確信と現実は、通常の生活では境目はないが、患者の精神活動では頻繁に分離している。彼らは現実からかけ離れたことを信じており、それは信頼性の少ない情報に基づいたものであるけれど、強く信じられている。しかし、最も重要なことは、この確信は現実離れしているにも関わらず非常に長い間、時には一生の間、信じられ続けることである。

感覚情報処理機構の障害が、この問題の一つの側面である。な

ぜなら、考えを形成する脳の領域に、より多くの情報が入ってくるので、患者はより迅速に考えをまとめる必要がある。情報のフィルター機構は高次脳中枢に過剰な刺激が入るのを抑制するだけでなく、最も突出した考え方を最優先して、でたらめな考えを抑制する。こうした階層制は感覚情報処理機構障害では消失する。すなわち、全ての情報が理解され、現実の図式の中に置かれるべきものとして競合する。レイチェルがかつて入院しなければならなかったのは、ナチスが彼女の家の扉を壊そうとしたという妄想からだった。彼女は叫びながら通りに走り出たので、隣人が救急医療士を呼び病院に連れて行った。病院では、彼女は最初動揺していたが、その夜に睡眠薬を飲んだ以外、何も処置しなくてもすぐに落ち着いた。彼女は一晩中起きていたこと、彼女が寝ようとするとナチスが扉をどんどん叩いて、次の日も１日中彼女を寝させないようにしていたことを語った。彼女は、その騒音は近所の工事のようにうるさかったと付け加えた。家庭訪問すると彼女の小さな家は２棟の工事中の高層マンションに挟まれていることがわかった。病院で彼女が穏やかに話すナチスは、明らかに彼女の周りの工事の騒音だった。工事は１カ月続いていたので、我々は騒音の始まりと妄想が生じるまでの時間を計り、それを彼女の行動変化と対応させることができた。

　妄想が最初に現れる過程のもっと典型的なものは、ポールのように思春期後期である。鏡の後ろに蛇が住んでいるというハリーポッターのような妄想は、大学のある学期中ずっと現れ、次第に確信となり、精巧になっていった。この妄想に関して注目すべきことは、その原因となる刺激がレイチェルのナチスと比べてはっ

きりしないことである。寮はもちろんうるさいが、明らかに識別できる刺激はなく、時間経過はいくらか長かった。大学の寮生活の中でほとんどフィルターを通さずに脳に到達する一定した感覚情報が、彼の妄想の原因であったと推測するのみである。患者本人ですら、妄想がほとんどフィルターを通していない感覚情報によるものだと認識している場合もある。裁判官シュレーダーを思い出させるが、ポールは自分が同性愛者ではないかと、さらに重要なことには、他人がそう思っているのではないかと考えている時間がとても多かった。彼にはある一つの思い出がある。彼が学校で水を飲もうとかがんでいた時に、自分をじっと見ているバスケットボールのコーチがちらっと見えた。コーチが何か言い、何を言っているのかはわからなかったが、これまでの6年間、毎日この時のことを考えた時、コーチが自分に対して「ホモ」と言ったのではないかと信じている。したがって、妄想的な確信になる感覚的な経験は、聞き取れなかったコーチの言葉の事例のような些細なものから、壁の後ろの蛇のように不可解なこと、工事現場の騒音のような抗しがたいものまで様々である。しかしながら、どの事例においても、感覚的経験を誤って認知しており、それは感覚情報処理機構の障害の結果であると解釈することができる。患者は普通、認知に誤りがあることを自認している。ポールはコーチの言葉を誤解したかもしれないとあっさり認めたし、レイチェルはナチスの扉を叩く音が杭打ちの音であるとすぐに理解した。しかし、このことを認識しても、妄想はほとんど減弱しなかった。

　ここに、妄想を生む二つ目の要素がある。修正ができないこと

である。多くの人にとって、現実が感覚的誤りを修正する。感覚的な経験に基づく作り話は確信によって迅速に作られる必要があるけれども、新事実によって修正することができなければ、自分の意図とは逆の結果を招くであろう。心配性の医学生はすぐに、これ以上不安にならないよう勉強するようになる。多くの統合失調症患者の場合、考えはもっと固定されていて、患者は何度も何度も同じ考えに立ち戻る。

　家族や医者が一人の統合失調症患者と一緒に取り組んだり、治療したりすることに疲れてしまうのには、多くの理由があるが、おそらく最もよくある理由は、妄想の中身がずっと変わらないことである。どんなストレスフルな状況についても、同じ妄想をくどくどと訴えることに終始するようである。ずいぶん前からすっかり覚えてしまっていることが、これまで一度も話したことがないかのように再び繰り返されるのである。しばしば医者もパラノイア（妄想症）の対象となる。正しくあるいは間違って思い出した些細なことや間違いで再び妄想状態となり、怒って予約を取り消すこともある。抑制はされるかもしれないが、決して修正されることのない考えは病巣となりその周りで精神病理は膿み、悪化していく。

　三つ目の要因は、確信である。うまくできていない作り話は修正を受け入れにくく、他の話と釣り合いがとれないような確信を伴っている。それが患者の思考に広がり、心を支配し、その他全てを追い出すようである。ほとんどの人の考えには高い柔軟性がある。我々は、ある状況から別の状況に移ると、新しいことに注意を向け、前の考えを容易に捨て去ることができる。現実に関し

郵便はがき

料金受取人払郵便

杉並南支店承認

5074

差出有効期間
平成24年12月
1日まで
（切手をお貼りになる必要はございません）

168-8790

（受取人）
東京都杉並区
上高井戸1—2—5

星和書店
愛読者カード係行

書名　　**我々の内なる狂気**

★本書についてのご意見・ご感想（質問はお控えください）

★今後どのような出版物を期待されますか

書名　**我々の内なる狂気**

★本書を何でお知りになりましたか。
1. 新聞記事・新聞広告（　　　　　　　　　　　　　　　　）新聞
2. 雑誌記事・雑誌広告（雑誌名：　　　　　　　　　　　　　）
3. 小社ホームページ
4. その他インターネット上（サイト名：　　　　　　　　　　）
5. 書店で見て（　　　　　　　）市・区・県（　　　　　　）書店
6. 人（　　　　　　　　　　）にすすめられて
7. 小社からのご案内物・DM
8. 小社出版物の巻末広告・刊行案内
9. その他（　　　　　　　　　　　　　　　　　　　　　　）

ご住所（a.ご勤務先　b.ご自宅）
〒

(フリガナ)

お名前	（　）歳
電話　（　　　）	
e-mail：	
電子メールでお知らせ・ご案内を お送りしてもよろしいでしょうか	（a. 良い　　b. 良くない）
ご専門	
所属学会	
Book Club PSYCHE会員番号（　　　　　　　　　　）	
ご購入先（書店名・インターネットサイト名など）	
図書目録をお送りしても よろしいでしょうか	（a. 良い　　b. 良くない）

て話を作る能力が価値をもつのは、その話を作った状況が存在する間だけである。何年か前に想像した些細なことに関する話はフィクションであって、人生に対する適応反応とは関係がない。ただ、感情的に積み重なった話はずっと維持され、最も強い精神の思考にも割り込んでくる。その侵入は病的になることもあり、例えば愛する人を亡くした後で悲しみにくれる状態が続き、うつ病が起こったりする。

しかし、侵入してきた長く続く確信を創造した経験が評価される場合もある。例えば、改宗である。ここでは人が自分の考え方を心の底から新たな方向に向ける、その新しい考えが生活の全ての面に浸透する、といった結果をもたらす。我々はその人が「再生した」と認識する。宗教的な確信が生じる過程は、持続的な妄想の形成と多くの類似点を有している。

人間的過程としての確信

"Sinners in the Hand of an Angry God（怒れる神の御手の中にある罪人）" は Jonathan Edwards（ジョナサン・エドワーズ）の最も有名な説教である。彼はエール大学出身で、19世紀中ごろの米国の信仰復興論者を先導した一人であった[1]。この運動は、米国で周期的に起こる多くの信仰復興運動の一つで、比較的穏やかなものであった。その運動の前身は、100年前にCotton Mather（コットン・メイザー）によって導かれたもので、セーレムにおける魔女裁判・処刑という結果を引き起こした。これらは両方とも、主流の宗教運動であり、多くの宗教、政治および教育学の権

威者から強固な支持を得た。エドワーズは宗教上の転換の現象学の専門家であった。ここでいう転換とは、ある宗教から別の宗教に移るという意味ではなく、宗教的信念が表面的なことでしかない生活から、宗教的信念が中枢であり、そして生活の全てであるような生活へと転換するという意味である。エドワーズの説教は転換を奨励するためのものであった。彼は情動的なシチュエーションが重要であることを理解しており、聴衆の心の中に恐怖心を生みだすために説教を使用した。

エドワーズの説教は次のようなイメージを描き出す。人間の魂はろうそくの炎の上にある神の手の中にいるクモに例えられる。いつ、神がその手を放し、そのクモ、つまり魂が炎に焼かれることになるかわからない。こうして恐怖心がきっかけとなって転換が始まる。恐怖心は最も強い情動であり、最も人に行動を起こさせやすいものである。今日では、エドワーズの脅しや雄弁も含めこの比喩的表現は、特に情動的に説得力があるようには思えない。しかし、インターネットのおかげで、小さいが熱心なグループがエドワーズの宗教活動を生きながらえさせている。エドワーズは地獄の炎の説教が19世紀の教会で大人たちに特に説得力のあるものではないこともわかっていた。彼はすぐに転換活動のほとんどを自分の教会に集まる若いメンバーに向けた。

したがって、転換をする年齢のピークは、思春期後半であり、これはほとんどの男子、また多くの女子に心理的障害が現れてくる時期である。この時期は徴兵される年齢のピークでもあった。世界中の軍隊でみられたことだが、十分に成熟した大人になる前の若い男女のほうが、自分たちの命を危険にさらすような命令に

従うようである。「多難な道」にいる兵士へのインタビューから、彼らが感情的に自分の国の大義とつながっていると感じていることが明らかである。思春期の後半はまた、自殺率が高くなってくる時期でもある。また、ロマンチックな愛や性的な誘惑の時期でもある。ヒトは、鳥と同じように、生まれてからの短い間母親と心のきずなを結ぶ。しかしながら、思春期後半には性的な魅力を感じる相手とともに第二の親密なきずなの期間を過ごす。互恵的に、女性の精神病のピーク時期は、思春期後半の場合も産後の場合もあるが、きずなを結ぶ時期でもある。その相手は例えば自分の産んだ子供、あるいは養子縁組した子供であったりもする。このように、精神病性の妄想は、若い人たちが人生の中の極めて重要な時期に、感情の高まりによって決断することの一つである。

これら人生を変えるような決断のほとんどは迅速に行われる。徴兵登録は、車のディーラーに似た販売事務所で行われ、その日のうちに契約書にサインさせられる。駆け落ちもまた、急に衝動的に起き、長い間をかけて結婚の準備をするよりもよりロマンチックに感じられるようである。そして、宗教上の転換は一般的には、長期間の研究成果としてではなく、むしろ瞬時の啓示としてとらえられ、その重要性は時間とともに明らかになる。被害妄想はこれらと同じ、突発的に生じるという特徴を示す場合がある。ハリー・スタック・サリヴァンの著書、"Schizophrenia as a Human Process（邦題：『分裂病は人間的過程である』）"は統合失調症についての素晴らしい発見である。統合失調症の発症の最も不吉な兆候は、ひどく心配して興奮している若者が、突然静かな

笑みを浮かべて静かになった時であると考えていた[2]。サリヴァンは、情動的な混乱は、たいていシュレーバーの同性愛問題に類似した性的一致や能力の問題に関するものであり、その若者の人生は今や自分ではない何者かが支配しているという被害妄想によって突如解決すると考えていた。変化が不吉であるという理由は、被害妄想は不動のものであり、若者の生活を完全にコントロールするからである。サリヴァンが病気の治療にあたっていたのは薬物療法が行われるようになる前だったが、彼は病棟で働く医師、看護師、および清掃員に至るまで全てのスタッフが、患者はいつでも妄想的転換を起こす可能性があることに注意している必要があると考えた。彼はそのことを病棟スタッフ全員に伝え、妄想的転換状態の患者と関わることで、妄想から引き戻すことができる可能性がわずかながらあるので、常に注意を払うよう説いた。この方法が成功したという記録はないが、精神分析の文献に存在しており、今日のカルト的にせ宗教に参加した若者のために使われた脱プログラミング手法と同じであることから、これは不可解な突然の転換が若者に起こり得ることの証拠である。

ほとんどの転換、例えば、恋愛、宗教、職業の、あるいは妄想的な転換は持続的であると考えられているが、実際どれほど長く転換が維持されるかについては、ほとんどデータがなく、観察さえもされていない。愛は時とともに深くなる場合もあるが、特に若者どうしの結婚では離婚率が高い。宗教では回心が後戻りすることのないよう説教しなければならない。統合失調症では被害妄想が続くことは確かだが、その内容がいくらか変化するものもあることから、妄想は維持されるものも、新しく形成されるものも

あると考えられる。一般に、人生経験を積むと転換しにくくなり、中年になると若者の情熱に疑念を抱くようになる。

　この転換や妄想が神経生物学的基盤に基づいているかは明白でない。明らかに学習と記憶の一面を有しているが、それは一つの経験によるものではなく、長い時間を経過して起きる学習である。統合失調症患者は学習と記憶について二つのグループに分かれる。一つ目のグループは中等度に障害され、知能が全体の下位4分の1に位置する。このグループは二つの面で障害されている。つながりのある単語を覚えたり、いったん記憶した話の細部を話すような記憶試験をすると、速く、正確に学習する能力が劣っている。また、動物の名前などといった一般常識をあまりもっておらず、これは慢性的に学習できないという問題のためだと考えられる。

　あるレジデントの授業でそのような患者が私のところにきた。私が彼女に来院の理由を尋ねると、この感じのよい中年女性が「私はイングランドの女王なのです」と無表情に感情を表わさずに答えた。私はそれを聞いて、少し自分自身を疑った。このクラスの学生たちが講義の初日に私をだまそうとしているのではないかと疑ったのである。私は、この女性が妄想状態なのか、あるいはいたずらなのか、どのようにして判断できたのだろうか？　そこは病院内の教室だったので、彼女の後ろには世界地図があり、地図の中央にイングランドがあった。私は彼女にその地図のどこにイングランドがあるか示すように頼んだ。彼女はわからなかった。私は彼女の視線を見ていたが、彼女はイングランドを一瞥すらしなかった。もう一つか二つ質問して彼女はイングランドのこ

とを全く知らないということがわかった。学生が私をだまそうとしているのではないかという、私自身の妄想は治まった。彼女の妄想は知的機能に障害のある女性の哀れな作り話であり、彼女は自分もほとんどわからない世界に自分を置いていた。それで私は、日常生活の中で彼女がどのようにこの知的障害に対処しているのか、さらに興味をもち始めた。彼女の日常生活は全く決められており、ソーシャルワーカー、食料切符、よく知ったバスの経路や寛容な隣人を駆使して、生きるための最低限の生活をしていた。イングランドの女王であると言うことで、彼女が他人に説明しなければならない面倒はほとんどなくなり、答えるのが困難な質問をされることを防いだ。

　統合失調症患者のおよそ3分の2が何らかの学習機能障害をもっている。古い診断用語では、彼らは Simple Schizophrenics （単純統合失調症）と診断されたが、その診断名は、精神遅滞と重なる部分があるためもう使われていない。こうした患者の中には不適切な状況で笑うという症状を示す患者があり、破瓜病と名づけられたが、その病名ももはやなくなった。統合失調症でよく用いられる神経遮断薬はその症状を抑制するようである。おそらく筋肉の弛緩という身体機能としての笑みを抑えるからであろう。統合失調症患者の約3分の1は精神機能が悪化していない。この二つ目のグループは妄想性である。彼らの考えはその知性を反映してよくできており、統合失調症患者の精神が、自分はイングランドの女王だと言う不幸な患者よりももっとひどくゆがんでいき得ることがわかる。

　おそらくこのタイプのもっともよい例は、現在ナッシュ均衡と

呼ばれている概念に対してノーベル経済学賞を受賞したジョン・ナッシュ教授のようなとても聡明な統合失調症患者だろう[3]。ナッシュ均衡は、同じ目標に向かって競っている個人が、各自が孤立して努力するよりも個々としてより効果的に競争できるような協力パターンをいかにして確立するかを述べている。ナッシュ教授の病は男性の標準的な発症時期である思春期よりも少し遅れて発症した。それは、理知的な患者の発症としてはよくあることだが、発症時期を除けば統合失調症のよく知られた特徴を全てもっていた。特に幻覚と妄想は人生のある特定の時期に起こり、彼の場合は大学院の時であった。彼の幻覚と妄想は成年期を通じて精巧になっていったが、基本的な原型はもっと若い時期に確立されていた。彼に関する本や映画は、ナッシュ均衡のように、彼を取り巻く世界における様々なパターンを理解する彼の能力をうまく映し出していた。映画の中では、第二次世界大戦中、ナッシュはその頭脳を使って暗号コードを解読する任務を与えられた。ほとんどの人は、数字の繰り返しに含まれた情報を見つけ出すことはできない。しかし、ジョン・ナッシュ教授は、無意味にみえる一連の数字の繰り返しを見分けることができ、それを、都市の経度や緯度をコード化した、スパイに伝達する目的の情報として解釈した。また、彼は映画で描写されたように、周辺視野で見た人影を、その後の妄想ではスパイの達人にしてしまった。ポールとフットボールのコーチ（ポールには聞きとれなかった何かを言った）のように、その人影はナッシュ教授の心の中ですぐに固定化され、突出した存在となる。そのスパイからの命令に従って、彼は妻の雑誌や新聞などあらゆる場所に隠された秘密の連絡パター

ンを見つけ出そうとする。ナッシュ教授の奇怪な行動は、知能が低いとか、一般的な学習障害などが原因ではないという点が重要である。ノーベル賞受賞につながる洞察を生んだのと同じ創造的過程から、妄想も生まれていた。

　ナッシュ教授は統合失調症の原因の研究に力を入れた。というのは、自分自身の状況のためではなく、息子が思春期後期に統合失調症を発症したからである。彼の息子にはナッシュ教授のような類いまれな能力はなく、状況はより深刻であった。この不幸な出来事から、ナッシュ一族における発症の病理学的過程はおそらく他の多くの統合失調症患者の原因と同じであろうと考えられる。

　ナッシュ教授および第1章で紹介したアルトゥル・ショーペンハウアー教授は、我々に重要な疑問を投げかける。彼らの妄想は、高い知能のゆえに感覚情報処理機構の異常からいっそう無意味な考えを作り出した結果なのか、それとも感覚情報処理機構の障害に重なって別の病理があるのだろうか？　病理を分析する一つの戦略は、統合失調症の遺伝的基盤を利用することである。前の章で、統合失調症は多因子疾患であり、わずかな効果しかもたないたくさんの遺伝子がリスクの発現に寄与していることを述べた。リスク発現の複雑性はメンデルの第2法則を用いて解析することができる。その法則とは、異なる遺伝子による形質は、親から子へとそれぞれ独立して遺伝するということである。言い換えれば、もし感覚情報処理機構の障害が、ある一つまたはいくつかの遺伝子に由来して起こり、妄想を引き起こす障害が別の遺伝子で起きるのなら、家族の中に、感覚情報処理機構の障害は妄想と

は独立して起こっていることが観察できるはずである。

　感覚情報処理機構に障害はあるが統合失調症ではない家族をもつレイチェル一家のような家族は、統合失調症の変異型をもっているのかもしれない。実際、そういう家系もある。彼らは統合失調型人格の特性を示す。それは、統合失調症の幻覚や妄想によく似た不思議で妄想的な信念と、陰性症状によく似た社会的引きこもりや孤立など、統合失調症の陽性症状と陰性症状の両方を示す。注目すべきは、彼らの特徴は統合失調症に極めて似ているが、精神的には全く安定しているということである。彼らは統合失調症と同じように生活するうえでの問題をもってはいるけれども、統合失調症ではない。彼らは感覚情報処理機構の障害があるが、実行機能と呼ばれる前頭葉のほとんどの機能は正常である。だから、情報処理障害のために感覚情報が氾濫しているにもかかわらず、たいてい、何が過剰な情報であるかを定め、適切に処理することができる。兄弟姉妹の中には感覚情報処理機構の障害をもっていても明らかな統合失調症型の特徴を示さない人もいる。彼らは正常な生活を送り、かなりの成功を収めることも多い。私の経験から言えば、感覚情報処理機構に障害のある人の職業は弁護士や警察官が多く、精神科医や教師もいる。こうした事例は、ナッシュ教授の統合失調症は、単に高い知能と感覚情報処理機構の障害が重なった結果というわけではないことを示している。

　ナッシュ教授やレイチェルのような人に妄想が生じるのにはいくつかの可能性がある。その一つは、学習能力が促進されているか、あるいは忘却が減退しているかのどちらかである。この可能性にはいくつかの根拠がある。これは神経科学の最先端にある問

題の一つで、特にヒトにおいては学習と忘却の仕組みがほとんどわかっていない。しかしながら、疾患の研究を行うことで、次に示すような、正常な機能についての医学的解釈が可能になる。神経生物学的に学習機構の役割を担っている脳の領域の一つは海馬である。前に紹介した感覚情報処理機構モデルでは、パターン形成に重要な海馬CA3領域の役割を検討した。海馬の機能の最も単純化されたモデルにおいて、この領域はCA1領域に送られる情報が集結するところである。CA1領域は脳の中で最もよく研究された記憶関連領域の一つである。CA1領域を損傷した動物で実験を行うと、陽性強化[訳注4]の学習が困難になる。CA1領域にだけ限局した小さな脳梗塞のある患者がわずかだが見つかっている。彼らには深刻な学習記憶障害があり、特に新しい情報を獲得することができない。

　海馬はラットで最も詳細に研究されてきた。なぜならば、神経線維でつながっているCA1領域とCA3領域を含む海馬切片を脳から取り出し、顕微鏡下で詳細に電気生理学的解析をすることができるからである[訳注5]。CA3からCA1に向かって出ている神経線維束上に置いた電極を介して、単一電気刺激を与えると、CA1神経の活性化が起こる。その効果は極めて再現性が高く、同じ強さの電流刺激は常に同じレベルの活性化を起こす。電流刺激によりインパルスが発生し、CA3神経から神経軸索を下って

訳注4）陽性強化
　報酬的な刺激を与えて記憶させること。例えば、動物が一定回数レバーを押すと餌を与える。するとその動物はレバー押しと餌の関係を記憶する。
訳注5）
　参考資料の図6-1参照（p.302）

CA1神経とのシナプスに到達する。シナプスが神経伝達物質を遊離し、CA1神経を興奮させる。もし、単一刺激ではなく、短期間の連続パルス刺激で線維を刺激すると変化が起こる。一連のパルス刺激の後、単一の刺激に戻すと増強効果が認められる。単一刺激がより大きな活性化を引き起こすようになるのである。この現象は長期増強と呼ばれる。なぜならば、その増強はパルス刺激後、数十分も続くからである。この生理学的効果が、仮に何かの学習を媒介しているとしても、どのような種類の学習を媒介しているかはわかっていない。一緒に繰り返された情報のパターンは、何らかの方法で互いの重要性を強化するのかもしれないという考えもある。いずれにしても、CA1領域で増強された神経の活性化は、学習という機能を可能にする一つのメカニズムであるという仮説である。

　CA3とCA1の間のシナプスの神経伝達物質はグルタミン酸である。すでに述べたように、神経伝達物質はその受容体によって異なる機能を発揮する。CA1領域におけるグルタミン酸受容体には様々な種類がある。神経間の速いシグナルとして、グルタミン酸はカイニン酸受容体と呼ばれる受容体を利用する。というのは、カイニン酸という化学物質はこの受容体に結合してグルタミン酸と同じ作用を示すからである。同じ神経上にN-メチルD-アスパラギン酸（NMDA）受容体と呼ばれる別のグルタミン酸受容体があり、NMDAは、この受容体に結合してグルタミン酸と同じ作用を示すことにちなんで名付けられた。この受容体については前に簡単に述べた。カイニン酸受容体は神経細胞膜のチャネルと連結している。グルタミン酸がその受容体に作用すると、

チャネルが素早く開き、ナトリウムが神経細胞内に流入し、短い活性化が起こる。NMDA受容体は通常マグネシウムイオンによって遮断されているので、開口されない。しかし、カイニン酸チャネルが繰り返し活性化されると膜電位が下がり、マグネシウムイオンがNMDA受容体から外れる。この時点で、グルタミン酸はNMDA受容体を活性化する。このチャネルはカイニン酸チャネルよりも長時間、より広く開き、カルシウムイオンなどのより大きなイオンが神経細胞に入る。カルシウムイオンはより長時間持続する作用を有する。というのは神経細胞内でリン酸化と呼ばれる生化学的過程を活性化するからである。リン酸イオンは細胞内でタンパク質に付加され、その機能を増強したり減弱したりする。CA1領域における長期増強はNMDA受容体が化学的に障害されると、ブロックされる[4]。

　統合失調症患者の生存中にグルタミン酸受容体を直接研究することはできないが、死後脳を使って、海馬組織において検討することができる。二つの受容体はそれぞれ異なるタンパク質であり、ウサギにそのタンパク質の一部を注射することによってそれぞれのタンパク質に対する抗体[訳注6]を作ることができる。ウサギはそれを異種タンパク質として認識し、抗体を作るのである。こうして、ウサギの血清からその抗体を得て、海馬でそのタンパク質を標識するのに使う。統合失調症患者ではNMDA受容体数が

訳注6）抗体
　体内に侵入してきた細菌・ウイルスなどの微生物や、微生物に感染した細胞などの異物に対して結合し、免疫応答を起こして、体を守るタンパク質。NMDA受容体のタンパク質で作った抗体は、この受容体のみに結合するので、他のタンパク質とこの受容体を識別することができる。

増加し、カイニン酸受容体が減少している。したがって、他の人と比べて、長期増強が増していることになるだろう。そうなると、統合失調症患者ではこの機構を介した学習がより容易に起きている可能性がある。

統合失調症におけるこのメカニズムの可能性を支持する証拠と否定する証拠がある。この可能性を支持する知見では、NMDA神経伝達に関与する遺伝子のいくつかが統合失調症と関連しているというものがある。否定するものとしては、NMDA受容体機構を障害する化学物質の一つにフェンサイクリジン、あるいはエンジェルダスト[訳注7]と呼ばれる化学物質があり、それ自体が幻覚や妄想を誘発するという知見がある[5]。

学習促進の仮説は統合失調症において正式には検証されていない。ほとんどの統合失調症患者では、学習促進はおそらく起きない。むしろ、遅くて効率の低い学習がその病気に関係している。学習促進がみられた患者では、病気が発症する前にはそのことが観察されるが、一般的に発症後にはそれほどでもない。神経細胞内へのカルシウムの過剰な流入は毒性を示す。このことから、ある統合失調症患者群においては、わずかだが神経組織の消失が促進されていることを説明できる。

統合失調症患者において学習促進がみられるのはごく少数の事例で、患者の大多数は明らかに学習が障害されている。しかしながら、学習促進が役割を果たしている可能性のある精神病が他に

訳注7）フェンサイクリジン（エンジェルダスト）
　麻酔作用をもつ有機化合物で、幻覚剤としての乱用が問題となっている。日本では麻薬に指定されている。

もある。双極性障害の躁病期における多くの事例では、かなり練り上げられた妄想が突然発症する。

Winston（ウィンストン）は大学2年生の時、短期間のうつ症状を経験した。その間彼は勉強に興味をなくし一時は死のうと思った。自分が自暴自棄になっていることを両親に話すと、両親は彼を病院に連れて行った。抗うつ薬がよく効いて、彼は退院した。1週間後、彼の父親と伯父が庭用の椅子に彼をくくりつけて救急部門に連れてきた。数日間にわたって、ウィンストンは眠るのをやめており、だんだん妄想的になってきていた。彼は自分自身の大学を始める計画や、アフリカへ旅行する計画があると言った。それから彼は、初めて、両親の住むアパートの建物のてっぺんから飛び降りて自殺するよう命じる頭の中の声を聞いた。彼がその声に従って行動し始めたので、父親と伯父が彼を椅子にくくりつけ病院に連れてきたのである。

ウィンストンについて注目すべきことは、平均以上の知能をもった人に、完成された幻覚が急に現れたことであった。ポールの蛇の妄想は大学でほぼ1学期間をかけてゆっくりとできあがったが、ウィンストンの場合には短期間で生じた。その内容は詳細なものではなかったかもしれないが、彼の心をとらえ、強制的に実行を促すには十分であった。躁病期に増える神経伝達物質にノルアドレナリンがあり、これも長期増強を促進できる神経伝達物質の一つである。ノルアドレナリンによる長期増強の亢進が、精神病症状の発現の急な増加に関わっているかどうかは不明である。

学習に関連する精神病のメカニズムとして研究者を困惑させてきた観点がもう一つある。ニコチンに次いで、マリファナ[訳注8]も

統合失調症患者が好んで乱用する薬物である。多くの乱用薬物のように、マリファナは脳内に存在する神経化学物質と同じように振る舞い、その受容体に作用するために乱用される。マリファナの作用する受容体はカンナビノイド受容体と呼ばれる。この受容体の機能を無効にする化学物質が存在する。カンナビノイド受容体の機能不全により障害される機能の一つは消去と呼ばれる[6]。学んだことはまた忘れられる。例えば、もし動物が音を聞いて電撃を受ければ、音を聞いた時にはすぐに凍りついたように不動になることを覚える。その後、音が電撃なしで繰り返されれば、すぐにその動物は音に対して不動化しなくなる。その反応は、消去されたといわれる。ちょうど感覚情報処理機構の抑制がかつては神経機能の疲労だと考えられていたように、消去は記憶痕跡の減衰と考えられていた。このメカニズムが減衰ではないとの証拠はその翌日に出る。すでに前日に音に対する応答を消去していた動物が、また音を聞くと再び不動化する。この時、もし電撃なしで音が繰り返されたら、動物は前日よりかなり早く不動化行動を消去するだろう。しかしながら、その動物が最初の2、3回の音に対して不動化するという事実は、音のもともとの意味を忘れてしまってはいないことを意味する。そうではなく、その動物は、その音の二つ目の意味を学んでいた。それは、音の脅威が小さくなったということである。もし、カンナビノイド受容体が化学物質

訳注8）マリファナ
　大麻の花冠、葉を乾燥または樹脂化、液体化させたもので、主要成分のテトラヒドロカンナビノールは、カンナビノイド受容体に作用し陶酔作用を引き起こすため、乱用され、各国で社会問題となっている。

により障害されると、消去の過程は遮断される。過剰なマリファナの使用は、おそらく消去機能を増強することで、学習機能を抑制する。いずれにしろ、統合失調症患者はニコチンが自分の病気に対して一時的に効果があると感じ、また同様に、マリファナにも一時的に効果があると言う。おそらくニコチンが感覚情報処理機構の機能を促進するからであり、マリファナが消去を促進するからであろう。

　この章では統合失調症の神経生物学的見解を示してきた。そして最後には、多くの患者にとっては、自分では制御が難しいものではあるが、脳機能の障害ではなく、亢進があることも示した。最大の症状が現れる時期は、それほど不可思議ではない。思春期後期や成人初期における統合失調症の発症は、精神的（肉体的にも）エネルギーや能力が最大になる時に起こる。宗教上の転換を含む学習は、他の時期と比べるとこの時期がより強烈である。残念ながら、その過程はゆがんでおり、患者はそれを感じている。多くの患者で制御の喪失が起こる。実際、「私は自分の心をなくしているのでしょうか」という痛切な質問は、初期の統合失調症患者に決して珍しいものではない。

第7章
統合失調症の治療

　皆さんは統合失調症の治療は、その神経生物学と心理学の基本的知識に基づいて行われていると思うかもしれない。ところが、治療法は、薬理学的にも精神療法的にも、そういった方法では開発されなかった。多くの疾患では、新しい治療法は、全く異なった目的のために患者に施された薬物療法が、予想外の治療効果を示したことによって発見されたものである。これらの薬物治療からは、疾患の病態生理が見通せるようになる。第1章では、臨床診療への導入や統合失調症のドパミン仮説につながったクロルプロマジンの効果のとても幸運な発見について紹介した。感覚情報処理機構とニコチン受容体の関連についての神経生物学的検討からは、新しい実験的な治療法が発展しそうである。驚くべきことに、精神療法的治療は、統合失調症に関する心理学の基本的な理論と少しも関係がない。大部分のアプローチは、ちょうどその時最も支持されている理論に基づいている。二つの一般的な治療は、精神分析（当初、神経症治療のために使われた）と認知行動療法[訳注1]（当初、うつ病の治療のために使われた）である。

　脳機能における障害が大きいため、統合失調症の回復治療のゴールは遠大である。統合失調症治療がうまくいかないと、患者の

思考や身体機能が制限される。しかし同時に、患者は、通常はまだ多くのことができ、多くの状況で脳は滑らかに機能することができる。それで、患者とその家族は時々、統合失調症の治療はそれほど難しくない——患者は自分の意志で病気から立ち直ることができ、正常になる——と思ってしまう。もう一つの矛盾は、薬物療法が明らかに治療における最も強力な道具であるが、その一方で、治療の結果は世界中で行われている多様な社会心理的治療の方法により大きく異なるという点である。治療は一般的に二つの広範囲な方法で、目標が設定される（症状の緩和と、病気の進行から生じた機能低下の回復）。

症状と症状の緩和

　症状を緩和するため、三つの異なる領域の症状を改善する試みが主に行われる。その三つとは陽性症状、陰性症状、認知機能障害である。陽性症状は古典的な症状、つまり幻覚や妄想、他の例では形式的思考障害（文字通り思考の形の障害）と呼ばれている、全体と一部を混同するような思考における障害などがある。例えばレイチェルは大きなノックの音を聞き、それをナチスだと

訳注1）認知行動療法
　学習理論に基づく行動変容法・理論を総称して、行動療法、一方、認知や感情に焦点を当てる心理療法を認知療法と呼ぶ。現在、この両者は不可分に結びついており、「認知行動療法」と呼ばれるようになった。認知行動療法とは、患者の不適応状態に関連する行動的、情緒的、認知的な問題を治療標的とし、学習理論をはじめとする行動科学の諸理論や行動変容の諸技法を用いて、不適応な反応を軽減するとともに、適応的な反応を学習させていく治療法である。

思った。なぜなら彼女は、ナチスが強制収容所に連れて行く人の家のドアをやかましくノックしたことを本で読んでいたからである。これらの症状は、明らかに統合失調症における精神機能異常の特徴である。

　陰性症状では正常な脳機能が相対的に低下している。物事に注意を払うことができないことから、意欲喪失、目標を指向した行動ができないこと、喜びの感覚をもつことができない快感消失まで及んでいる。最も独特な陰性症状の一つは思考内容の貧困であり、会話能力の低下である。会話能力の低下では、通常の会話が流暢に保たれている時でさえ、会話の内容が乏しい。統合失調症の人の多くは、魅力的で複雑で豊かな被害妄想をあふれるほどもっている。そのことより、すぐに彼らを精神障害として分類できる。しかし、会話能力の低下のある患者では、疾患であるか見分けることは難しい。話すのを聞いても精神的に圧迫されたり強要されたりしている様子はない。内科医からの質問には、どれにも短く答え、たいてい回答を必要としない単語である。そして会話はすぐに天気などのつまらない事柄にいきつく。「いい天気」「誰がその素敵なネクタイを買ってくれたのですか」「姉」といったふうに。さらには「誰があなたのものを買いましたか」といった鏡に映したような答えが返されることもある。これは聞く人を苛立たせる。一つ一つをみれば、合理的にかみ合っており流暢で普通の会話のように見える。しかし、彼は会話に内容を付け加えることができない。まるでマネキンに話しかけているようである。病状が重くない時でも、ポールの会話には自発的な内容と感情が欠けている。

統合失調症の症状の中で最も特筆すべき症状の一つは、会話能力の低下の延長で、自分の考えが自分ではない何者かによって強制的に持ち去られたという患者の恐怖である。この症状は、陽性症状と陰性症状の境界線をあいまいにするよい例である。なぜならば、この症状は被害妄想としても、あるいは思考離脱の陰性症状としても記録することができるからである。ドイツの精神科医であるKurt Schneider（クルト・シュナイダー）は、これを統合失調症の最も特徴的な症状であると考えた。この症状に関して注目すべき点は、患者本人が思考をなくしていることを認識していることである。そのような自己洞察は、アルツハイマー型認知症をはじめとする認知症ではあまり一般的ではない。認知症では、脳機能の低下はゆっくり起こる。統合失調症ではそれは急激に現れ、患者はそれに怯える。「あの人たちが私の考えを奪っていくんです」という訴えは統合失調症にしか起こらないというわけではないかもしれないが、他のどの疾患よりも統合失調症によく起こる。ポールの蛇との対話は、治療前に、この最終段階に進展しようとしていた。

　症状の三つ目の領域は、神経認知と呼ばれるもので、直接脳の機能をはかる。これは臨床神経心理学から起こったものである。臨床神経心理学では、標準化されたテストを用いて脳機能のレベルを判定する。標準化されたテストにはいくつかの下位領域がある。例えば注意で、何度も同じタスクを繰り返すことなどで測ることができる。このテストの一例は「桁警戒テスト（Digit Vigilance Test）」である。このテストでは、患者は乱数表を見る。乱数表には"2397748373 8899473093 3826193736"といったよう

に数字が次々並んでいる。患者は、この中の「7」すべてに鉛筆で印をつけなければならない。作業は簡単であるが、患者は長い間途切れることなく集中し続けなければならない。これは一部の患者にとっては難しいことである。このように、おそらく感覚情報処理障害があると、注意をそらす刺激の侵入につながるために、テストの成績は感覚情報処理機能の異常と相関する。二つ目の下位領域は言葉の学習である。この下位領域のテストのほとんどはカリフォルニア言語学習テストと関連している。このテストは、言葉の一覧（互いに関連した言葉もあれば関連していない言葉も含まれる）を学習する能力を分析する。三つ目の下位領域は遅延想起あるいは長期学習である。ここでは、上の結果と異なった結果がある。実験的な状況では、遅延とは、被験者が30〜90分の間他の作業に従事させられたことを意味する。遅延時間中に他の作業をしたのにもかかわらず、この測定では、統合失調症患者は通常その作業の前にしたことをよく思い出すことができる。

　注意欠陥は認知領域における一例であるが、陽性症状、陰性症状、認知機能障害のすべてにまたがるものである。これは、神経心理学テストで直接測定され、陰性症状として評価される。しかしながら、多くの研究者は、幻覚と妄想は、注意欠陥と同じように、集中力を維持する能力を減少させられており、これはじゃまな感覚情報の刷り込みによる直接的な結果であると提案している。

　各領域間の共通部分を検査する意味は、二通りある。まず、それぞれの領域は、現在の薬物療法によって特異的に影響を受けると考えられている。薬物療法は陽性症状に最も効果があり、陰性

症状には中位の効果があり、認知症状には効果が少ない。陽性症状が独立して薬物治療後に起こることがある。この例の一つはパーキンソン病の治療に使うレボドパの影響である。レボドパで治療されているパーキンソン病患者の約30％は幻聴を生じる。通常、侵入的な考えや言葉から、誰かが自分について囁いたり話したりしている感じがすることまで程度は様々である。それらはめったに行動の変化を引き起こす原因にはならない。患者は、その経験が薬物の副作用であると言われれば、安心する。このように、陽性症状そのものは、患者を安心させることにより対処されている。

各領域の症状間に違いがあることを支持する根拠のもう一つは、各々の領域と社会心理学的な結果との関係である。一つは、結婚のような社会的関係を築き育てることが相対的に難しいことや、有意義で長期の仕事を得ることができないことが、統合失調症を患うことの最も重要な結果であるといえる。いくつかの分析は、こういった障害が、統合失調症の陽性症状の評価よりも、認知機能障害の神経心理学的な計測結果とより密接に関連していることを示唆している[1]。

社会精神医学（家族やコミュニティという環境下での精神障害のある人の研究）もまた、症状の性質に光を投げ掛ける。特に家族は幻覚が生じていたり、許せる等度に妄想的であったりする人には大変寛容である。彼らが寛容ではなく、公然と批判的になるのは、意欲がないことに対してである（これは統合失調症で最も面倒な陰性症状である）。幻覚や妄想が病気として理解され、受け入れられるのに対して、患者が何らかの有意義な仕事やその他

の社会的な役割につながる努力を継続することができないことは家族からわがままだとみなされ、ひどくひんしゅくを買う。家族はこの病気の最も変わっている様態を受け入れ、最もよくある症状を怠け者といって憤慨するのである。

このように、三つの症状領域はそれらの症状の発現においてお互いに関係していないことと、社会における患者の役割に対して影響の仕方が違うこと、という二つの理由から、それぞれに対して別々の治療目標を形成することになる。

治療のゴールは、残念なことに、治療のメカニズムにはよっていない。もし、治療が薬理学的であれば、メカニズムは神経生物学的な変化である。もし、治療が精神療法的であれば、メカニズムは情緒的で心理教育的なものであり、治療者と患者、それにおそらく患者の家族との間で一定のやり取りが行われる。この二つの治療メカニズムはどちらも、症状の三つの領域を明らかにすることはできない。したがって、統合失調症に特定した効果的な治療法をこれまで誰も設計できていないことは驚くべきことではない。薬物治療は、ドパミン作動性、セロトニン作動性、そしておそらくコリン作動性メカニズムの役割についての偶然の発見に基づいている。精神療法は、精神力学的精神療法、認知行動療法、そして家族への様々な指導などがあるが、全て他の精神疾患のために設計され、それから統合失調症に適用されたものである。統合失調症の新しい治療を開発するために神経生物学的仮説に基づく研究に焦点を絞ったプログラムは、これまで全くなかった。これまでの章からおわかりになるように、統合失調症についての生物学的仮説は出てき始めたばかりであり、薬剤開発の目標となり

得る分子標的を同定することが始められたばかりである。

治療によって統合失調症の経過は変わるのか？

　抗精神病薬が統合失調症の急性症状を緩和したという先例のない効果は、かつて統合失調症を早発性痴呆と定義させていた症状である社会心理的および認知的機能の低下も治療することができるという過大な希望を生んだ。大きな施設（しばしば州立精神病院の後方病棟と呼ばれている）で精神を患っている数千の人々に交じって、通常生活で得られるような精神的な刺激がなく生活することは、病気そのものと同じくらい、機能の低下をきたす原因となるかもしれない。それゆえに病気の早期における積極的な治療は、病気の経過を完全に変える可能性がある。例えば、クロルプロマジンによって初期に観察された、部分的な反応――除去には至らないが幻覚と妄想を減少させる――は、もしその治療が幻覚と妄想が慢性化する前に実施されていれば、もっと完全であったかもしれない。薬物により病気の経過を変えるという効果について期待するのは、精神薬理学者と生物学的精神科医に特有のように思われるようだが、精神分析医ハリー・スタック・サリヴァンも、慢性パラノイアの発症の前に早めに介入すると効果があると期待していた。

　精神薬理学者にとって、積極的な治療とは高用量を使用することを意味する。製薬会社がドパミンＤ２受容体にさらに特異的な拮抗薬を開発しており、原型薬であるクロルプロマジンから、全てではないが多くの副作用が取り除かれた。特に、クロルプロマ

ジンは、鎮静、低血圧などの副作用のため、用量を上げることが制限されていたが、トリフルオペラジンやフルフェナジンなどの薬では、それほど問題はなくなった。そのためこれらの薬剤は精神病の全徴候を取り除くために、きわめて高用量で投与することができるようになった。また、高用量を静脈注射して患者の身体に薬を効果的に充填し、すぐに高い血中水準に達するようにした。しかしこれらの戦略のどちらも、最初の精神病のエピソードの進行を短くするのにも、また、病気の慢性化を防ぐのにも効果的ではなかった。

効果的だったのは、化学的に変えられた形の薬剤を筋肉内に注射するという方法であった。この化学的変化はエステル化という。エステル化された薬は、血流に吸収される前に、添加されたエステルを除去するために最初の代謝を経なければならない。この過程はゆっくりと起きる。そのため、薬剤は数週間かけてゆっくりと筋肉から血中にそして最終的に脳に吸収される。このタイプの薬はデポ剤と呼ばれている。筋肉がリザーバー、つまり薬の貯蔵所（デポ）として働くからで、患者が毎日薬剤を服用しなくてもよいという利点をもっている。患者たちは、私たちが皆そうであるように、毎日の薬剤の服用を覚えておくよりも注射の予約の方が覚えやすいのである。デポ剤と、患者が社会的、職業的役割を見つけるための有効なリハビリテーションを併用すると、多くの患者が再入院を繰り返すことを避けることができた[2]。抗精神病薬の種類が同一であっても、経口薬の時はよい結果が出なかった。また、リハビリテーションが行われない場合も、結果は良好とはいえなかった。残念なことに、デポ剤治療でも副作用のい

くつかが増加するという結果が出た。特にパーキンソン様の副作用であり、これは、長く継続的に起こるドパミンＤ２受容体の遮断のせいである。

　ある家庭医から私に電話があった。54歳の女性が新しい患者として、抗精神病薬のデポ剤であるフルフェナジンデカノエイトの注射を受けるために彼のところを受診したということだった。フルフェナジンはクロルプロマジンに類似しているが、効力と特異性が改善された、ドパミンＤ２受容体にとても特異的な拮抗薬である。デカノエイトとはエステル添加物である。彼は彼女が筋硬直を示し顔面が固まった状態であることに注目した。言い換えると、初期ではあるが重症のパーキンソン様症状である。その医師は彼女の症状に戸惑ったので、私のところへ彼女を紹介してきたのだ。

　彼女は息子とその家族たちと暮らすためにニューヨークからデンバーに来たのだと話した。それまでは彼女はニューヨークで一人暮らしをしていた。そこで彼女は全く孤立しており、隣人からの悪意におびえていた。彼女は注射を７年間受けていた。彼女は筋強剛に気がつかなかった。一般的に私たちの意識を制御する脳の一つの領域である基底神経節におけるドパミン受容体を遮断すると、パーキンソン様症状が起こる。患者たちは自分が固まっているように見えることを誰かに指摘してもらわないと、自分では気がつかない。その家庭医が、彼女にそのことを指摘した最初の人であった。彼女はニューヨークの精神科医が家庭医から継続的に注射を受けるように言っていたと私に話した。なぜならその精神科医は、デンバーではほとんどの精神科医が注射を続けること

に賛成しないのではないかと恐れていたからである。彼女は、注射による治療を受けていた7年間、精神病のために入院したことはなかった。過去数十年の間には、幻聴が彼女を苦しめた時、たいていはほんの一時、2～3年に数日、入院したことがあった。

私は彼女の息子に電話をして、もっと少ない量の経口投与で治療するべきであると考えていることを話した。なぜなら、彼女にはパーキンソン様症状が起きていたし、精神疾患の症状が落ち着いていたからである。彼は「彼女が再び病気になってしまう可能性があるのではないか？」と怒った。私は彼に、断言はできないが、お母さんの筋硬直は軽くなるだろうし、以前のように2～3日入院する程度でそれ以上の再発を起こす可能性はないと言った。彼は私に問題点を説明した。「母をこちらへ連れてくる時に、病気は長い間再発していないと言って、妻を説得しました。我々は二人とも働く必要があり、子供の面倒を毎日見てくれる誰かが必要です。もし先生が彼女の薬物療法を変えて彼女が病気になったら、私は彼女をニューヨークに送り返します」。私は患者に自分はどうしたいかと尋ね、そして彼女は言った。「私はニューヨークに帰るよりもここで孫の面倒を見たいのです。どうか私の薬物療法を変えないでください」。

私がこの患者から学んだことは、効果的な再発予防（このケースではデポ剤治療の助けを借りた）をすると、社会的、職業的な役割の確立につながるという両者の関係である。彼女のケースは、薬物の投与と社会的・職業的治療法がどのように相互効果をもつのかの説明となる例だった。薬物療法によるパーキンソン様症状のような副作用も含めた統合失調症の残遺症状は、もちろ

ん、扱いにくい。しかし、患者が入院を避けることができると、本人は患者とみなされなくなる。そして信頼される人になり、家族または地域社会での自分の居場所をもっている人になる。私の同僚のRichard Warner（リチャード・ワーナー）は、適切な居場所は経済に関連があると指摘している[3]。もし、経済が急成長して働き手が不足すれば、適当な居場所を手に入れることは簡単になる。景気が後退すれば、精神病の人は自分に適切な居場所を探すのが難しくなるであろう。したがって、私は処方をする時、三つの目標をもち、その実行に努めている。(1)できるだけ多くの急性症状を緩和すること、(2)できるだけ再発を予防すること、(3)最初の二つの目的を達成するためにできる限り安全な治療を提供すること、である。

　再発を防ぐことができると、統合失調症の急性症状に対する抗精神病薬の不十分な効果から期待される利益よりも、もっと長い時間続く利益が得られる。その利益は、多くの患者の病気の自然な経過に有益となる。初期のエピソードの間、精神病症状は扱いにくい。そして幻覚と妄想の程度が増加するために再発が頻繁にあり、不合理な行動に結びつく可能性がある。病気が発症して10年目頃には症状の減少が始まることがある。症状が軽くなるのは、患者の加齢により神経細胞のカテコールアミンの効果が減っていくためかもしれないが、私には今のところ確信がない。または、それは精神的な成熟を反映しているのかもしれない。成熟すると患者はより綿密に治療を行うことができるようになり、状況にどのように対処するか、彼ら自身が賢明にできるようになるからである。理由は何にしろ、多くの患者が自分自身について注目

に値する洞察ができるようになり、自分の強みを最大にし、自分の病気を悪化させるストレスから自分自身を守る解決策を見つけるようになる。

　精神病の最初の回復をみた後、私はたびたび両親と患者に、彼らが今後、でこぼこで思わしくない10年を過ごすことになるかもしれないと話している。サリヴァンで観察されたように精神病が完全に回復することも多い。そうすれば患者は学校や仕事に復帰できる。しかし、次の再発があることもしばしばである。いくつかエピソードが繰り返された後、病気は慢性化し、機能の重大な低下が起こる。例えばポールは大学に入学した時には技術者になるにちがいないと思われたが、彼の病気の最初の2年間を経て彼の集中力が悪化したようだったので、彼の卒業の可能性は次第に非現実的になっていった。ところが、発症後10年が過ぎると、最初はごくわずかな変化であるが、しだいに改善することがしばしばみられる。患者はより社交的になり自分の周りの生活によりよく加わることができるようになる。ポールは次の10年間の病気の経過中には仕事をもち家庭を築くだろう。

　もっと完全な寛解を経験する患者もいる。Sarah（サラ）はいつも扱いにくい患者であった。彼女の姉は統合失調症で14歳から重症であった。その姉は18歳の時、彼女の残りの生涯をずっと保護監督下で世話されるため州立精神病院の代わりの療養所に入所させられた。サラには姉と距離を置くことが必要であった。彼女は療養所の姉を訪ねることを拒否した。そして、将来はコロラドを出て、ボストンの大学へ行くために彼女はコロラドに残った。我々がサラの家族と行っていた研究を、サラが知りたくなったの

で、私はあるクリスマス休暇に彼女と会った。サラは、もし大学の研究者たちが自分たち家族に興味があるならば、少なくとも研究者たちが何を見つけようとしているのかを知りたいと思ったのである。我々はサラの感覚情報処理機構の生理的変化について記録し、異常だとわかった。そして、サラにはその「テスト」は実際には医学的なテストではないこと、しかし、サラが我々を必要とするのであれば、我々は将来何か彼女の役に立てるかもしれないことを伝えた。2年後、我々は母親からサラが精神病になったことを聞いた。サラは通学していた総合大学の学生用メンタルクリニックで治療を受けた。そして通院し6カ月後には、完全に回復した。

　我々は10年間サラに会わなかった。彼女は大学を卒業し、美術修士の学位を取得した。しかし、サラの怒りっぽい性格から、男性との安定した関係を築くのが難しく、そして、数年おきに教職の職場を変えた。しかし、精神病の兆候はなかった。精神病になってから20年後、サラは再び町に戻ってきた。彼女は姉を一時訪ねた。そしてアルツハイマー病を患っている父親の世話をどうしたらよいかアドバイスを受けるために私のところに来た。彼女は二人の子供がいて、安定した結婚生活を営み、アートギャラリーを所有していた。彼女は派手だったが、性的に挑発的ではなかった。彼女は大袈裟な言い回しで、俳優のように芝居じみた身振りで話したが、いつも理論的だった。彼女は姉について少ししか話さなかった。しかし、彼女は母親が非常に異なった、また難しいパーソナリティをもっているので、付き合いが難しいことをいろいろ話した。サラは自然食ダイエット中であった。母親も同様

に、安全な有機農法を好んでいた。二人とも、食品業界が栄養について気にかけていないか、それとも人々を砂糖と脂肪の依存にさせようと企んでいるかどちらかだと感じていた。サラと母親は、食物、リビングスペースと育児を開放的に皆で分担している共同社会の一員として住んでいた。母は多くの猫を飼っていて、誰かが自分の家に入るのを嫌っていた。このような極端なパーソナリティはしばしば被害妄想を含むが、妄想について第6章で論じた統合失調症型人格障害とともに、統合失調症の人の家族では、そういった傾向が一般的にみられる。

単回の発症後についても複数回の発症後についても、寛解の頻度は明らかではない。最初の精神病の発症で入院させられた患者においては、約10%から40%ほどまでの範囲と推定されている。一部の患者にとって、再発は社会心理的利益を台無しにするので、薬物による治療の継続が予防のために重要である。ニューヨークからやってきた祖母は、おそらく薬物療法が必要だったし、ポールとレイチェルにももちろん必要であったが、サラには必要なかった。したがって、10年目〜20年目までの間における経過が、どの程度まで良好な治療の結果であるのか、それとも病気の自然の治癒を反映しているのかは明らかではない。抗精神病薬による薬物治療が導入される前から一部の患者は寛解することがあることは観察されていたが、多くの患者が悪化を続けた。薬物療法なしではポールもレイチェルも安定した生活はできなかっただろう。レイチェルは、子供がいたために家族によって入院させられたが、ポールも病院に入院させられる可能性は十分あった。

患者はしばしば、自らの改善は薬物治療だけでなく精神科医の

洞察力のためであると考える。患者たちは、最初の10年間を、効果的な治療を見つけて副作用を避けるための解決策を見つけようと彼らと精神科医が取り組むために、薬物を頻繁にスイッチングする期間ととらえている。再発する毎に、薬物治療は変更され、用量は増量される。以前の薬がそれほど効果的なようでなければ、新薬が有効ではないかと必ず期待されるため、出費が多くなるのにもかかわらず、新しい薬を試すことになる。10年目〜20年目の間では、用量を減らすことができる場合が多い。ポールとレイチェルは初期に使った薬物治療の用量の半分となった。もちろん、低用量を使っているので副作用はかなり少なくなる。多くの患者が新しい薬で治療を受けている。この寛解の期間に入った時に、最新のものとして新しい薬が試されていたためである。クロザピンを除いた新しい薬は、利点が期待されているにもかかわらず、以前の薬よりも効果的であると証明することは困難である。したがって、公的な保険制度も民間の保険会社も、患者が薬価の低い以前の薬を使用することを頻繁に推奨する。薬の費用は治療の費用全体の80％以上に相当する。そして、それは病院でのケアのために、さらに、患者の治療とリハビリテーションに係わる精神科医、心理学者、ソーシャルワーカーやケースマネージャのために使われるべき資金にひどく影響を与える。患者と家族は、フリードマン先生が薬物療法を「正しく」するまで、10年かかったのであるから、その試行錯誤の冒険の旅を繰り返したくないと答える。私は、薬物療法を適正にした医師として知られたいとは思うが、実際には、一見私が成功したようにみえているものは、病気の自然な治癒の結果なのである。

このように、薬物療法はよい面をもっているが、統合失調症を治癒させる効果はない。もっと大きな治療効果をもった薬物療法は見つけられないだろうか？　そのためには発病が完全に明らかになる前に介入する必要があるが、その話題については第10章で論じる。

統合失調症の早期治療

　第１章で述べたように、最初に発見された抗精神病薬はクロルプロマジンであった。クロルプロマジンはほとんど間を置かずに世界中の市場に出回った。その使用を支持する一派も抵抗する一派もあった。第一に、病気の症状がひどく、行動を制御することが困難な患者の数が多いために、精神科病院は患者を壁に鎖で繋ぐような非人間的な施設であった。合衆国では Dorothea Dix（ドロセア・ディックス）が19世紀に最初に改革を指導した。その中には、患者を壁に鎖で繋ぐことを禁じる新しい方針もあった。それらの鎖のいくつかからベルが作り出された。そのベルは現在、米国国立精神保健機構の象徴となっている。それでもなお、拘束衣と拘束帯が患者を抑制するために一般的に使われていた。その上、気持ちを落ち着かせるという考えから、患者は、冷たい、湿ったシーツに包まれてもいた。

　行動をコントロールしようとする「生物学的」技術も今から振り返ってみれば非常に原始的で、拘束衣や拘束帯、冷たい湿ったシーツと似たようなものだった。そのため、医師は効果的な抗精神病薬が開発されると、すぐに薬物療法に変更した。患者がてん

かん発作の後に気分が改善するという観察から、電気痙攣療法として、頭の表面に交流電流を流して痙攣を誘発する治療法が導入された。その交流電流は、家庭のコンセントで使われる60サイクルの流れと同じで、興奮の波を誘発し脳の抑制回路を抑えて、発作を起こす。この治療法は、発作の間、脳に良好な酸素供給をしながら麻酔をして行えば安全である。この療法は、重症のうつ病に対しては限られた用量においては効果的である。したがって、この方法は、今日、薬物療法に抵抗性のうつ病患者の治療に依然として使用されている。痙攣療法は、統合失調症には通常効果的ではない。この方法は、統合失調症の患者ばかりでなく、他の多くの病気の患者にも、他に方法がない場合、大量に、繰り返し行われるが、その濫用は脳障害につながることもあり、この治療法に芳しくない評判を与えた。

　一般に適用される他の治療法は、視床と前頭葉の接続を外科的に切断する前頭葉白質切截術（ロボトミー）であった。この治療法は、前頭葉と脳の残りの部分の間にある回路の反響が幻覚や妄想を含む強迫的な考えの原因であるとした、神経生物学的な理論に基いていた。手術を受けた攻撃的な猿がおとなしくなったことと、前頭葉を損傷した人間のケースを証拠として、その治療法が精神病を制御することが示唆された。Edgar Moniz（エドガー・モニッツ）はその治療法の開発で1936年にノーベル賞を受賞した。それは一部の攻撃的な患者をおとなしくさせたが、認知能力をかなり失うという代価を払わねばならなかった。手術が必要条件なのでその治療値が高かったため、当初は、家族に費用を支払う余裕がある難治性の患者にのみ使われた。

私の恩師の一人は、エール大学の精神科のスタッフが同僚の妻にロボトミーを勧めることにしたのを覚えていた（スタッフが同僚に、耐えられない強迫観念をもった妻を助けるために何ができるか聞いたのだった）。予防的使用の期待も膨らみ、しばらくの間、反抗的であるがそれ以外の点では正常なティーンエイジャーに、より重症な精神病の発症を予防するために使ってよいと提唱された。手術では脳の深部の限局した部分を損傷することが必要だったので、はじめは極めて技術の高い神経外科医のみによって試みられたが、徐々に方法が簡素化され、最終的には、脳に通じる目の上眼窩の薄い骨に針を導入し、針を前後に動かして前頭葉の接続を断ち切るという形になった。この手順のために麻痺と健忘を誘発する目的で電気痙攣療法が使われた。こうして前頭葉白質切截術は、神経外科医がいなくても精神病院で多くの内科医によって実施できるようになった。精神医学史のこの一時期には、私はいつも考えさせられる。多くの考え——神経生物学的モデル、動物と人間の明らかな事例、難治性の患者と前駆症状の考えられる患者における予防的治療に対する熱意——は今日の我々の努力と比べて時機や目的においてもそれほど隔たりはない。長い間、前頭葉白質切截術は、生物学的理論に基づいた唯一の精神疾患の治療法として残っていた。

　前頭葉白質切截術の歴史は、我々が治したい人々を逆に傷つける誤った方向にどのように自らを導いたのかという実在の教訓として残さなければならない[4]。現在では、全ての生物学的治療法は効果と副作用に関する非常に厳格な試験を経ている。そして、医師は新しい治療と既存の治療の効果と副作用について注意深く

継続して観察し、治療が本当に有益であることを確認する。新しい治療薬か、確立した標準的な薬かそれとも偽薬（プラセボ）で治療されるのかが臨床評価者にも患者にも知らされない臨床試験（二重盲検プラセボ対照試験）[訳注2,3]を行うことが必要とされる。クロルプロマジンが導入され、すでに手術は無用のものとなった後に、前頭葉白質切截術の廃止につながった二重盲検評価研究がある。前頭葉白質切截術に効果がなかったという決定的な証拠を示す偽の手術を含んだ研究であった。

　新薬での治療を支持する動きはまた、1950年代後期の市民権運動の流れからもきた。フランスの革命は、精神病院への入院が政治的に敵対する信条を抑えるための一種の監禁であるという理由で、病院を空にすることを要求した最初の政治運動であった。人を被害妄想のために入院させることができるならば、現在の政治体制が劣悪であるという信念は、妄想的であるとすることもできて、政治的投獄につながることになる。そのような濫用は、例えばソビエト連邦で起こったといわれている。アメリカ合衆国でも

訳注2）二重盲検法
　特に医学の試験・研究で、実施している薬や治療法などの性質を、医師（観察者）からも患者からも不明にして行う方法である。プラセボ効果や観察者バイアスの影響を防ぐ意味がある。この考え方は一般的な科学的方法としても重要であり、人間を対象とする心理学、社会科学や法医学などにも応用されている。

訳注3）プラセボ対照試験
　新薬や治療法の効果を検討するために二重盲検法による評価が行われる。その際、患者は薬剤を投与されるグループと偽薬を投与されるグループにランダムに振り分けられる。この時、偽薬は、単なる「薬剤を投与されているという心理効果のバイアス」のみを検討するためでなく、「治療中の偶然の治癒や生活習慣、他の治療法の影響」といった未知の要素による変化も考慮して投与される。

深刻な運動が起こり、統合失調症はある一群の人に対して他の一群の人により押しつけられた、間違った診断であるとされた。その結果米国では、強制的な入院の条件は、厳密に満たされなければならない。第一に、精神病の症状がひどく、すぐにも自分自身や他人を傷つけようとする患者の脅威が認められるといった、直接的な根拠が必要である。全ての決定は、精神科医の勧告を受けて、裁判官と患者の代理を務める弁護士によって行われる。精神障害のある人と政治犯とが区別できそうもないような危機的な状況の中でさえ、たいてい2者の間が識別された。実際、フランス人は精神障害のある患者をさっさと再入院させた。アブグレイブ刑務所のイラク軍の囚人たちは、自発的にその中の重い精神障害の人を確認し、残りの集団から彼らを隔離するよう手配した。そして、米国の医療関係者に速やかに治療をするように要求した。

非薬物治療の成功

このように、より人間的な治療という目標、他の生物学的治療では効果がなく激しい毒性があるという証拠、そして人々を精神病院から解放し、地域で治療ができるようにしたいという願望などの理由で、多くの精神科医が、直ちに神経遮断薬を使用すべきであると提唱するようになった。しかし、広範囲にわたる薬物投与の採用に抵抗した、非薬物治療を支持する勢力もあった。そうした人々によって統合失調症のためのいろいろな治療施設とプログラムが開発された。最も著明なものは英国の moral treatment movement で、患者が正気に戻るのを援助するために治療カウン

セラーと患者を小さな小屋に入れることを提唱するものだった。米国の精神病院における作業療法のグループは、患者がしばしば改善する力をもっていることに気付き、多くの患者が家庭に戻るのを援助した[5]。こういったグループのいくつかが注目に値する成功を収めたが、よい結果が起こるのは散発的で、たいていそのグループのリーダー個人のカリスマ的な存在と関連していた。大多数の患者はこれらの豊かな治療環境でうまくやっているようだったが、その境界の外に出て生活を再び始めた患者はほとんどいなかった。

　治療環境という概念は、新しいものではなかった。ヨーロッパでは中世の頃から、ベルギーの町ゲールで統合失調症の人のために家庭の部屋を提供していた。これらの地域のほとんどでは、統合失調症の人にできる仕事を提供し、そしてアルコールの消費を慎重に管理していた。世界保健機関が資金提供した研究で、統合失調症が発展途上国において低い有病率であることが示された。おそらくこれらの国では、労働者がより多く必要であり、したがって統合失調症の人が自分の役割を見つけることができたからであろう。アイルランドの田舎は統合失調症の人のための避難所であると考えられてきた。健康な人はジャガイモ飢饉の時にアメリカに移住し、統合失調症の患者は小さな村に残されたままになったのである。薬物療法なしでよく治療された人も間違いなく一部いるにはいるが、全体的にはその結果はよくない。米国における薬を使用しない治療に関する最も信頼できる試験は、ベテスダ（メリーランド州）の国立衛生研究所のクリニカルリサーチセンターで実施されたものである。患者は初めての精神病のエピソ

ドの間、1年間そのセンターに入院させられた。彼ら全員が、薬物療法なしで、地域の病院で薬物療法を受けているグループと同じくらい良好であった。しかし、退院して1年後には、両方のグループの患者は共に、それぞれの地域において薬物で治療されていた。

　薬を使用しないことを提唱する最も学術的に強力なグループは精神分析医であった。フロイトは統合失調症に興味をもっていたが、その治療に精神分析を使うことは提唱しなかった。しかし精神分析自体は調査のための道具になると考えた。そして、一部の分析家は、この考えに従って統合失調症の人に、それを試した。どのような治療でもそうだが、この方法でも若干の成功があった。この方法を使って最も成功した分析家の一人はハリー・スタック・サリヴァンであった。この治療についての彼の著書『分裂病は人間的過程である』は私にとても訴えかけた。私がハーバードメディカルスクール在学中、語り継がれていた話に次のようなものがある。数年前の医学生と患者の対話だった。患者には、急性精神病の発症があった。医学生は「私は、あなたが非常に不幸な人であるように見える」と言った。この親身な発言に対し患者は自分の問題について話し始め、この話をすることは彼の回復を助けた。患者は間もなく精神病がすっかり治って退院した。

　私がインターンのローテーションで、マサチューセッツ精神保健センターにおいて入院医療に関わっていた時、若い物理学大学院生が急性精神病で入院してきた。彼の教授が病院に電話をしてきて、彼のこころを壊す可能性のあるどのような治療もしないでほしいと頼んだ。したがって、彼には1、2週間のあいだ薬物療

法が行われなかった。そして、何が彼を煩わせているのか私に理解できないか、彼と話をすることが指示された。彼は私を一目見て言った。「あなたは医学生で、狂った人々のことを何か学ぶことができるだろうかと、ここにきています。あなたの方が私よりももっと不安なようですから、この診察は役には立たないのではないでしょうか」

この時の私の技術は未熟だったかもしれないが、多くの研究センターでは、精神分析医が統合失調症を含め重症の患者たちと話すための技術が多く開発された。これらの技術については第8章で議論する。多くの人は、薬物療法が精神病症状の程度を軽減することによって、内部対立を減らし、精神力学的な精神療法を可能にすると考えていた。自分の症状に無関心な患者は、自分自身の行動と思考を不安の源として認識している患者よりも治療が難しくなるかもしれない。精神療法と薬物療法を比較した試験が提案され、そのいくつかは開始されたが、その結果は、様々な理由——あまりに慢性期の患者であったり、治療期間が短かすぎたり、治療者の経験が明らかに不足していたり——のために、どちらが有効かという結論には達しなかった。いくつかのセンターの治療病棟では若い患者に数十年にわたって薬物なしの治療を続けたことがあった。

神経遮断薬による治療での劇的な結果

十分すぎるほどの二重盲検プラセボ対照試験により神経遮断薬が有効であることを確かめられたので、この薬の使用が増えた。

偽薬を服用した人の20%未満に対し、神経遮断薬の投与期間中、70%以上の患者が病院外のグループホームなどにおいて生活できることを二重盲検試験は証明した[6]。神経遮断薬は劇的に統合失調症の症状を減らした。その効果はほとんど即時に現れ、約6週間で効果は最大になる。しかし、ジャン・ドレイとピエール・ドニカーが1952年に最初に記述したよりも大きな変化は観察されていない[7]。投薬により、患者の幻覚と妄想は消えないが、それらの強さと、病的な気分で考えることに費やされる時間の長さを、著しく減少させることができる。患者の人生に与える効果は、劇的である。多くの人が病院を離れ、少なくとも部分的に仕事を再開することが可能である。このまま改善していけば、薬物治療はやめられるかもしれないと、期待されたが、それは難しかった。わずか数パーセントの患者のみが1回の精神病の発症だけでそこから回復するが、それは神経遮断薬が導入される前からよく知られていた。このような回復は薬物療法の結果であるようには思われない。不十分な治療で患者が家族のもとへ戻ったので、家族は彼らのためにより多くの手間を負うことになった。地域の精神保健センターが彼らの治療の頼みの綱となり、薬物療法とともにグループ治療と個人治療を提供することになった。一時的な入院、寄宿舎そして職業的援助が加えられた。米国では、メディケアとメディケイド[訳注4]を通じて障害基金が設立されている。その結果精神病院は縮小され、必要な病床が確保できなくなった。そこ

訳注4）メディケア、メディケイド
　メディケアは障害者と高齢者、メディケイドは所得が非常に低い人のための公的医療保険制度。

で、必要な時には、総合病院が短期の入院を引き受けることとなった。1996年にはファーストレディーの Rosalyn Carter（ロザリン・カーター）と精神障害者のための全国同盟が、よりよい治療と生物学的研究の大きな支援を、初めて提唱し始めた。

治療の結果は神経科学研究を促す

　この社会的な変化は、神経遮断効果が、どのような神経基盤に基づいているかについての科学的な研究の進展と一致していた。どの神経細胞が精神病に関わっているかを神経科学者らが確認するために使用できる特効薬（精神病をターゲットにした薬剤）を初めて手にしたようだった。齧歯類でも人間と同じような神経的薬理効果を示すという仮定のもと、その薬剤は実験動物に与えられた。アーヴィド・カールソンの発見は、精神作用薬は脳自体の神経回路を調節している、神経伝達物質と受容体による極めて特異的な反応を通じて薬効を生じるのかもしれないという認識を高めた。また、その重要な抗精神病効果をもった薬剤は、当時はまだ作用機序が解明されていなかったが、新しい神経伝達物質システムへの効果を発見するためのプローブ（探査棒）として使うことができるという認識も高まった。最終的に、抗うつ薬、抗不安薬、アヘン、覚せい剤、そして大麻の作用機序が、この方略で発見された。Paul Greengard（ポール・グリーンガード）はカールソン、Eric Kandel（エリック・カンデル）とともに、ドパミンがドパミン受容体の特別な部分に作用することを証明したことで、ノーベル賞を受賞した。

したがって、統合失調症に関するほとんどの報告は、ドパミンの役割を強調している[8]。ドパミン受容体について完全に明らかにするのには何十年もかかったが、ドパミンと統合失調症との関連については、神経科学者と神経科医が同じタイミングでドパミンに関心をもったことによって研究が進んだ。ドパミンはジヒドロキシフェニルエチルアミンの頭文字からなる語である。ある種の神経は、必須アミノ酸であるチロシンに水酸基を加えることによって、神経伝達物質として特別に使うためにドパミンを合成する。必須アミノ酸の「必須」というのは、身体の中で他の化学物質からチロシンを作ることはできないので、チロシンを食べなくてはならない、ということである。しかし、チロシンが不足するような食生活をするほうが難しい。なぜなら、チロシンは植物性や動物性のタンパク質の中に含まれているからである。アセチルコリンやグルタミン酸、GABAと同様に、ドパミンは神経終末に蓄積されて、それから別の神経細胞の受容体の上に放出される。

　神経伝達物質の種類の一つとしてカテコールアミン[訳注5]があり、それらはチロシンから作られる。これらの神経伝達物質のキーポイントは、カテコールアミンを作る神経細胞は他の神経細胞と異なることである。他の神経細胞は、人体の発生の初期段階においてできる神経管（後に体の脊髄と脳になる）の一部である。

訳注5）カテコールアミン（Catecholamine）
　カテコールアミンとは、チロシンから誘導された、カテコールとアミンを有する化学種である。多くの神経伝達物質（アドレナリン、ノルアドレナリン、ドパミン）および関連薬物の基本骨格になっている。

しかし、カテコールアミンを神経伝達物質として使う細胞は、神経堤(てい)という領域で神経管を形成する。それから、これらの細胞のいくつかは脳へ移動していき、いくつかは体の他の部分へ移動していく。しかし、これらの細胞の全ては類似しており、その働きはどれも神経遮断薬の影響を受ける。この理由から、神経遮断薬は、統合失調症の患者に広範囲にわたる影響を及ぼすのである。

脳における抗精神病作用

腹側被蓋野(ふくそくひがいや)[訳注6]は、側頭葉と前頭葉に神経を分布している。さらにその投射は神経遮断薬の主要な抗精神病作用に関与していると考えられている。ドパミンは、古典的な興奮性あるいは抑制性の神経伝達物質ではない。なぜなら、ドパミンはイオンチャネルを直接開いたり閉じたりしないからである。ドパミンはナトリウムとカリウムを交換するためにエネルギーを使う細胞の中で、代謝システムを起動させる。ドパミンが作用するとドパミンシナプスに接している細胞が他の環境からの入力刺激に対してより敏感になる。少量で、人が環境に反応する能力を増加させる効果がある。注意欠陥多動性障害（ADHD）の子供でも大人でも、正常な人が覚せい剤を服用した場合と同じように、パフォーマンスが

訳注6）腹側被蓋野
 腹側被蓋野は哺乳類の脳における中脳の一領域であり、その名のとおり被蓋の腹側部に位置する。A10細胞集団と呼ばれる、ドパミン作動性神経細胞が多く存在し、中脳辺縁投射、中脳皮質投射を形成している。これらの神経細胞の活動は報酬予測に関わっていると考えられている。腹側被蓋野はドパミン、GABA、グルタミン酸作動性神経によって成り立ち、中脳辺縁系、中脳皮質系の主だった二つのドパミン経路の一部である。

改善される。しかし、ドパミンの量が増加しすぎると、神経は環境中の全ての刺激に敏感になってしまう。そうすると神経は重要な刺激だけに反応することができなくなる。もし、抑制回路も不十分であれば、精神病で起こる感覚情報処理障害の可能性が増える。

ドパミンは生きている脳で直接測ることはできない。脳内のドパミンはホモバニリン酸に代謝され、最終的に血流に入っていくので、血流中のホモバニリン酸を測定することでドパミンの動きを間接的に測定できる。しかし、血中のホモバニリン酸には脳の外のカテコールアミンからのホモバニリン酸も混じっているので、脳内のドパミンの動きのみを測定することはできない。それでも、ホモバニリン酸を測定することによって統合失調症と正常なヒトの精神機能についてドパミンがどのような働きをしているのか大まかな情報は得られる。覚醒時や注意をしている時、また、ストレス下にある時にも、ホモバニリン酸は自然に増加する。この反応は刺激に対する感受性を増加する必要がある場合に起こる脳の正常な反応である。腹側被蓋野のドパミン作動性神経も含め、身体中のカテコールアミンは、危険に対する「立ち向かうか逃げるか」の反応の一部として、身体的な反応を高めることに関わっている。

統合失調症患者のホモバニリン酸の血中水準は、正常な人の高いレベルから低いレベルまで幅広く分布する。しかし、正常なレベルの上限を超えることはまれである。高レベルが確認された時には精神病の出現が増加している。より長い期間にわたり、より高いレベルを示す者は、地域で自立を続けることが非常に難し

い。神経遮断薬によりドパミン受容体を遮断すると、精神病の臨床症状を減少し、注意することができるようになる。この薬が統合失調症患者に投与されると、誘発電位（P50など）はより大きくなる。しかし、振幅を条件づけるためのテストでの比率においては変化はない。このように、その機序は、先に海馬における抑制的な性質についてみた時に出てきたようなタイプの抑制的、興奮的な経路を含んでいない。実際、海馬ではドパミン作動性神経の関与は少ない。ドパミンはおそらく、嗅内皮質（海馬への聴覚情報源）の神経を刺激している。潜時、つまり刺激の発生からP50のピークまでの間の時間が短くなり、振幅が増加したことは、薬がP50を生み出す海馬神経に投射する嗅内皮質の神経の興奮性を増やしたことを示唆している。しかしながら、我々は逆に潜時の増加を観察した。それは興奮性が減少したことを示唆している。もし、神経が刺激に対して過剰な興奮状態であれば、我々がP50を生み出すために与えている聴覚刺激だけでなく、他の多くの刺激にも応じてP50が発生する。P50のように、ある刺激に反応したばかりの神経は、すぐには他の刺激に反応できない。したがって、細胞表面で記録される電位は、振幅が減少する。神経が反応した他の活動によって電位は遮断されるといわれている。興奮性が減少するなら、聴覚刺激が到着する前には神経はより静かになっており、したがって逆説的に、P50反応はより大きくなる、という可能性が高くなる。統合失調症患者は、神経遮断薬で治療された時、正常なレベルまで回復したP50反応を有意に遮断する。腹側被蓋神経は、樹状突起[訳注7]と樹状突起の間にシナプスを作る。それらはお互いに投射し合い、相互のフィードバックル

ープによってそれらの発火率[訳注8]をかなり低く保つ。この低い発火率によってバランスがとれる。したがってこの時のドパミンの量は他の神経細胞が刺激に反応するのに十分に活発な状態にするレベルだが、制御しきれないほどのレベルにはならない。腹側被蓋野への入力が強くなると、その領域では強い活動性が短い期間起きる。その後その活動性は自己抑制ループの働きにより停止する。このように、最善の状態では、ドパミンは非常事態の時に大量使用されるだけである。非常事態の時は、脳は全ての刺激を記録する必要があり、それによりその環境における突発的なあるいはぎょっとする変化をできるだけ見つけ出そうとする。

　このシステムは、覚せい剤によって障害される。覚せい剤は神経伝達のために必要でない時にも、シナプスからドパミンを強制的に遊離することができる。それはフィードバックループを障害することを意味している。アンフェタミンは第二次世界大戦中にドイツの生化学者によって合成された。航空母艦のパイロットの覚醒を促し覚醒を続けるためである。空軍はこの目的のためにア

訳注7）樹状突起
　樹状突起は、神経細胞の一部であり、神経細胞が、外部からの刺激や他の神経細胞の軸索から送り出される情報を受け取るために、細胞体から樹木の枝のように分岐した複数の突起のことである。樹状突起には、他の神経細胞との間のシナプス（神経接合部）が多くあり、シナプス部位が受け取った情報が、細胞体内で活動電位を発生させて電気信号に変換され、軸索を通って軸索末端に達するとグルタミン酸などの神経伝達物質が放出され、これを次の神経細胞が受け取ることによって情報を伝達する。

訳注8）発火率
　発火の程度。細胞膜に外向き電流を流し、その強さを増していった場合に、外向き電流による脱分極がある臨界値を超えると、膜電位は急激な一過性の変化を起こす。これを活動電位という。活動電位を発生させるのに必要な脱分極レベルを発火レベルという。

ンフェタミンの使用を続けた。軍用機を飛ばすパイロットは素早く反応し、高いレベルで行動する必要があるからである。また、アンフェタミンはドパミンを放出するだけでなく、ノルアドレナリンも放出する。ノルアドレナリンは海馬を刺激するが、その中に抑制性介在神経を抑制するという作用がある。このように、情報の流れが増加するだけではなく、抑制フィルタリングが減少するのである。アンフェタミンはパイロットによって自己投与される。アンフェタミンは幸福感をもたらすので、自己投与は問題になる。パイロットは幸福感によって用量を決めるようになる。残念なことに、幸福感に満たされる効果に対しては強い耐性がある。言い換えれば、幸福感を繰り返し得るためには服用量を絶えず増加させなければならない。したがってパイロットはすぐに薬を過剰投与するようになる。その結果生じる情報の氾濫は誤った判断につながる。そのため、味方に対する誤爆が時々起こる。それはアンフェタミンの使用によって感覚情報処理機能が障害されるからである。さらに高用量のアンフェタミンを続けて使用すると、多くの人に妄想性精神病を引き起こす。ドパミンを遮断する神経遮断薬の抗精神病効果に加えて、この結果も、統合失調症におけるドパミンの役割を支持するための根拠として参考にされている。

　ドパミン受容体の遮断はドパミン受容体の五つの亜類型全てである程度起こるが、Ｄ２受容体が最も敏感である。クロルプロマジンは最も初期の神経遮断薬であるが、その後に多くの薬の開発が続いた。20以上の薬が開発されたが、全て類似した効果があった。それらの効果の強さの違い、つまり効果を出すために必要な

量の違いは、Ｄ２受容体におけるそれらの効果の強さに直接関係していた。さらに、一つの神経伝達物質受容体での効果に基づき、統合失調症における抗精神病効果を予測することができることが、統合失調症の生物学的理論の根拠の一部として重要であった。

抗精神病薬の限界

多くの薬物療法と同じように、抗精神病薬にもいくつかの限界があった。第一に、シナプス後Ｄ２受容体の遮断はすぐに起こるが、最大の治療効果が発現するまでにおよそ６週間から８週間かかる。この期間、血漿中HVA（ホモバニリン酸）レベルは、急性統合失調症の人を特徴づける標準値の高いレベルから非常に低いレベルまで徐々に低下する。逆に、患者が神経遮断薬を使うのをやめると、薬は数日しか体にとどまらないのにもかかわらず、抗精神病効果は６週間以上のあいだ持続する。したがって最大の抗精神病効果が現れるには、Ｄ２受容体のシナプス後の遮断だけでなく、全ての受容体のドパミン作動性神経伝達がある程度減少することも必要である。残りの四つのタイプの受容体は、Ｄ２受容体に比べると抗精神病薬にあまり敏感ではない。この徐々に起きる薬理作用のメカニズムは、動物モデルで証明された。他のドパミン受容体が遮断されるのと同じように、樹状突起オートシナプスも抗精神病薬によって遮断される。その結果、腹側被蓋神経は、発火率を上昇させる。それはドパミン放出の増加を引き起こし、ドパミンの脳代謝物質の濃度を上昇させる。これはアーヴィ

ド・カールソンが初めて測定し、ドパミン受容体遮断の結果であると推定した。次の数週間に渡って、抗精神病薬によりドパミンの遮断が継続するため、ドパミン細胞は、それらの膜電位が脱分極されないほど高く上がる点まで興奮性を増やす。そうなるとドパミン細胞は放電することができないし、ドパミンを放出することもできなくなる。

　治療効果の発現を遅らせる最大の理由は、次のような心理学教育的な現象と考えられた。おそらく、患者がドパミン神経伝達の低いレベルでも反応できるようになるまでには、時間がかかる。しかし、HVAのレベルの上下には相関があり、ほとんどの患者の間で効果の時間経過に類似点があることから、これが主に生物学的現象であることを示唆している。同様に、薬を止めた時に効果がなくなる時間経過も、大部分の患者で同じである。効果の始まるまでのゆっくりとした時間経過は、明らかに問題であるが、Ｄ２受容体のシナプス後遮断により、薬の即時の投与で部分的な効果が得られることは、収監されていた治療施設を出て行けるほどに健康状態を回復させる十分な手助けとなる。それを受けてマネージドケア保険プログラム[訳注9]は、統合失調症のための治療期間を以前は生涯としていたが、かなり短縮して72時間までとした。効果の時間経過には患者を診察するうえでの大切なポイントがいくつかある。最初の問題は未熟な精神科医である。そういう医者は患者がうまくいっている様子を知るや神経遮断薬の減量を

訳注9) マネージドケア保険プログラム
　医療コストを減らすために、医療へのアクセスおよび医療サービス内容を制限する制度。医療内容の決定を医師でなく支払い側（保険者）に移した。

提案する。興味深いことには、患者は医師による薬物療法の減量や変更は全く危険であると考えているが、その提案に反対はしない。彼らが同意して薬を減量すると、次の予約までの３週間、減らされた薬物で症状が出ないとわかる。３週間症状の再発がなければ、今後の見込みは明るく思われ、さらなる薬の減量が提案される。そして、約６週間後に精神病が再発することになる。未熟な精神科医は薬の効果の時間経過を理解していないので、症状の再発を予想することができないのである。

多くの医療制度において約20%程度という少ない人数ではあるが、極めて低量のドパミン神経遮断薬で治療が大変うまくいっている患者もいる。これらの患者はおそらくシナプス後遮断の効果をちょうど受けられるほどの低用量を服用している。彼らが、薬物の服用を忘れた場合、身を守るためにシナプス前遮断が逆転して、オートレセプターがドパミンの遊離を抑えるために回復するために必要な時間経過がない。そのため、彼らはより重症で高用量の薬を飲んでいる患者よりも、薬物治療の中断に敏感である。このように逆説的に、低用量の薬物治療でうまくいくような非常によい予後を示した患者は、服用をしない時の問題にも非常に敏感である。ポールはそういう患者の一人である。彼は低用量のリスペリドンで大変良好な状態であるが、もし１回か２回服薬をしないことがあれば、再発してしまう。

副作用の可能性

主要な臨床的問題は、抗ドパミン作用をもつ神経遮断薬の副作

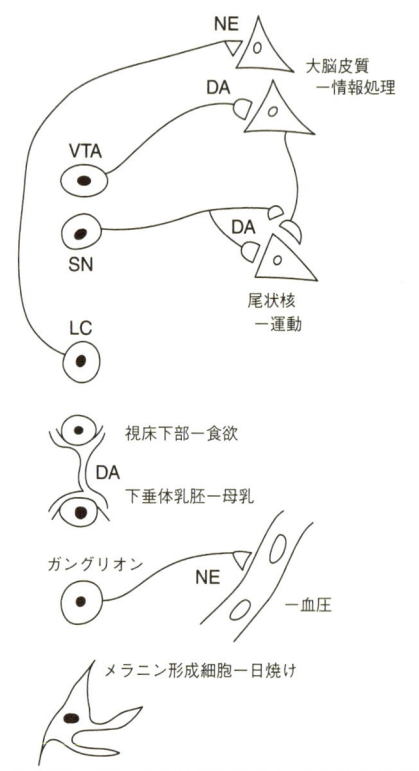

図7−1 神経堤に起因する神経細胞と他の細胞は多彩な生理機能のためにカテコールアミンを使う。それらの機能の全てが抗精神病薬により影響を受ける。腹側被蓋野（VTA）神経は、大脳皮質で情報処理を制御するために、ドパミン（DA）を使う。ここでドパミンを遮断すると、抗精神病効果が発現する。黒質（SN）は、ドパミンを尾状核に提供する。ここでのドパミンを遮断すると、運動障害の副作用を生じる。それはパーキンソン病と似ている。青斑核（LC）は、ノルアドレナリン（NE）を生産する。これを抗精神病薬で遮断すると、エネルギーの減少と喜びの喪失が起こる。視床下部では、ドパミンが食欲を管理している。いくらかのドパミンは小さな血管を通して下垂体に送られ、そこで、ドパミンは通常、プロラクチン（母乳を刺激するホルモン）を作る乳腺刺激ホルモン産生細胞を抑制する。抗精神病薬によりドパミンを遮断すると、乳汁分泌を引き起こす。ノルアドレナリンは脳の外の交感神経節でも作られる。ノルアドレナリンは血圧を調節しているので、抗精神病薬により低血圧となる。最後に、カテコールアミンの重合体は、皮膚色素メラニンを形成する。抗精神病薬はメラニン形成細胞がメラニンを放出するのを阻害する。このように、抗精神病薬の作用のほとんどは、カテコールアミン作動性神経の一般的な神経発生学を反映している。

用である。ここで少し話を戻して、脳と体のカテコールアミン神経細胞が両方とも、神経堤から発生しているため副作用が起こることについて述べる（図7－1）。例えば、ドパミンは運動の調節に関与している。黒質と呼ばれている脳領域のドパミン生成細胞を失った患者は、パーキンソン病を患う。パーキンソン病では、動きが遅くなり振戦がみられる。統合失調症の多くの人は抗精神病薬による治療を受けている時にこれと同様の症状を発症する。他にも、脳の視床下部もドパミンを利用している。視床下部は特殊な血管のネットワークにより下垂体と繋がっている。視床下部に始まって、毛細血管が視床下部神経細胞を囲み、下垂体で終わっている。この小さな血行は心臓を通っていないので、門脈循環と呼ばれている。

　視床下部神経はある種の原始的な神経伝達によって下垂体細胞を制御している。視床下部神経は門脈循環にドパミンを放出し、そのドパミンは、下垂体の乳腺刺激ホルモン[訳注10]産生細胞（プロラクチンホルモンを放出する細胞）にあるドパミン受容体に結合する。妊娠・授乳まで、ドパミンは乳腺刺激ホルモン産生細胞がプロラクチンを分泌しないようにする。神経遮断薬はその受容体を遮断する。ただしそれらは神経遮断薬に敏感でないＤ１タイプであるので、遮断は一部だけである。それでも、一部の女性では２、３滴の母乳を出すために十分な量のプロラクチンが放出される。ラ・レーチェ・リーグの最初の発表は、母乳養育を阻んだ敵

訳注10）乳腺刺激ホルモン（mammotropic hormone）
　分娩後に大量に分泌され、妊娠中に準備された乳腺をさらに発達させ乳汁分泌を促進させる。黄体刺激ホルモンともよばれる。

対的な環境（その時代の病院）において女性を助けるために精神安定剤としてクロルプロマジンで治療することを勧めた。女性が、母乳養育に戻ることを助けることを意図していた。しかしその推奨は取り下げられた。クロルプロマジンによってプロラクチンを増やせば、母乳養育が部分的にうまくいくかもしれないが、同時にクロルプロマジンが乳汁に移行し、乳児がそれを飲むことで鎮静されてしまい、その結果母乳を生産するための最高の刺激である母乳を吸う行動を減少させたためである。このように、ドパミンの効果（薬効）を何か一つ得ようとしても、必ず別の効果（一般により望ましくないもの、つまり副作用）がついてくるのである。

　ドパミン作動性神経に加えて、他のカテコールアミン作動性の仲間が関連してくる。ノルアドレナリンはドパミンが代謝された結果、生成される。青斑核[訳注11]のノルアドレナリン作動性神経も、神経遮断薬によって遮断される。ノルアドレナリンは海馬で抑制を解除するので、この抗ノルアドレナリン作用はいくらか役に立つ。しかし、ノルアドレナリンも感情の維持をしているので、患者が神経遮断薬を利用した時に感じる落ち込みのいくらかはこの神経伝達物質の遮断によるものかもしれない。ノルアドレナリンは交感神経系にも影響を与える。交感神経は、脊柱のちょうど外側を脊髄と平行して走り、血管や他の生命維持に不可欠な器官に分布している。この神経の作用も神経遮断薬によって抑

訳注11）青斑核（Locus ceruleus）
　青斑核は脳の神経核の一つで脳幹の一部。ノルアドレナリン作動性神経細胞を多数含む神経核として有名。モノアミン含有神経細胞の分類では、青斑核のノルアドレナリン作動性神経細胞はＡ６細胞群とも呼ばれる。

制される。その結果、低血圧をきたし、患者が立ち上がる時にめまいがみられる。もっと遠い関係の仲間は、メラニン形成細胞である。メラニン形成細胞は、色素を含んでいる皮膚の細胞で、色素（メラニン）を作るためにカテコールアミンを重合させる。色素細胞は黒質（つまり「黒い物質」）と青斑核（つまり「青い場所」）という部位にある。生きた脳組織には色がないが、これらはそれぞれ色素によって色がついて見えるのでこのように命名された。次のような理由で神経遮断薬による日焼けの妨害は、高品質の日焼け止めが開発されるまでは問題であった。いくつかの神経遮断薬は、色素重合体に入り込む。これは皮膚脱色を引き起こしたり、網膜色素に影響を及ぼすので、視力に関する問題を引き起こす可能性がある。紫の染料からクロルプロマジンが生まれたことから理解できる。

第8章
ドパミン仮説を越えて

　統合失調症におけるドパミン仮説は、神経遮断薬の根底にある作用の中から考え出され、より強力な薬を設計する時に効果を予測できるという価値があった。クロルプロマジンは、平均1日投与量として400〜800mgを必要とした。最も強力なドパミンD2受容体遮断薬であるハロペリドールは、1〜5mgの用量で同等の効力を示した。統合失調症患者において、何らかの機序によってドパミンの神経伝達が増加しているという決定的な生物学的証拠を見つけ出そうと多くの試みがなされた。しかし、ドパミン代謝の増加、ドパミン受容体の変化やドパミンに関連した分子の遺伝子欠損の有無などについて、分子生物学や脳イメージングのどんな技術を使っても実証するのは困難であった。このように十分な証拠がないという事実は、統合失調症がこれらの薬によって治せないという臨床的な観察結果と合致している。

　ドパミン仮説を越えることができる統合失調症の生物学的モデルがないために、統合失調症に対する治療は何十年もの間、変化がないままであった。精神科治療の多くの場合、治療用量を控えめにすることによって、神経遮断薬で生じる副作用にうまく対処している。最も問題となる作用は運動障害で、最終的には患者の

約3分の1に、舌、顔面、時には手や四肢を含む部位が身もだえするようなパーキンソン病でみられるような症状の副作用がみられる。遅発性ジスキネジアと呼ばれる症候群は晩期に現れる運動異常であるが、発現に数年から数十年かかり、脳の運動野でドパミン受容体を慢性的に遮断することによって引き起こされる。受容体の遮断に呼応して、徐々に、神経はドパミン受容体の数を増加させ、遮断を免れたドパミンに対し過感受性となる。そのため、薬物を中止すると、ドパミンが全ての受容体を刺激するので、症状がより悪くなる。神経遮断薬の服用量を増やすことにより一時的に症状を消失させることができるが、受容体遮断による過感受性を発生させる機序は改善されていないので、再び徐々に過感受性へと向かっていく。

　結婚を目前に控えた、統合失調症の若い女性が私のところにやってきた。彼女の口はすぼみ始めており、彼女は結婚式でバージンロードを歩く時、ジスキネジアに気づかれるのではないかと心配していた。彼女の薬物治療をやめれば、ジスキネジアは悪化し、症状がよくなるには何カ月もかかるだろう。花嫁衣裳は、すでに注文してしまったのに！　彼女の同意のもと、我々は投与量を増加させて彼女が結婚式でジスキネジア症状を示さないようにし、新婚旅行から帰った後に投与量を減少することにした。

　症状の多くは、上記の例ほど簡単に対処できるものではない。多くの場合、見た目を損なうということは、美容の問題だけでなく、生命の危険を意味する。舌は、身体において、興味深い役割をもっている。歯の間を動き回って、歯のほうに食物を押しやったり、前方に出てきてtやdの発声の音を作ったりする。さら

に、近くには、口の中で最も鋭い切歯がある。舌がどうして歯によって傷つかないのかは完全には理解されていない。さらに歯がなくなると、統合失調症でない人においてさえ、舌はもはや口の中で落ちついていない。舌はくねくねと動き始める。総義歯は有効であるが、総義歯にしたとしてもこの動きは増えてくる。遅発性ジスキネジアでは食事が阻害される程度にまで、この動きが増加する。これを予防するには、統合失調症の患者は、抜歯した後の重篤な予後に対して歯科医が指導するような、良好な歯科ケアを受けておくことである。

遅発性ジスキネジアを生じない神経遮断薬の一つにクロザピンがある。ヨーロッパで合成されたもので、ジスキネジアを含む運動障害を引き起こす割合がクロルプロマジンよりも少なかった。さらに、クロザピンには、より大きな治療効果があると思われた。その当時、他のどの神経遮断薬もその作用が限られたものであることがよく知られていたので、クロザピンの作用に興味が集まった。しかしながら、クロザピンは、感染症にかかることにより死亡につながるほどの白血球の減少を引き起こすので、米国では使用されなかった。John Kane（ジョン・ケーン）とHerbert Meltzer（ヘルベルト・メルツァー）という、二人の生物学的精神科医によって進められた1988年の画期的な研究では、当時使用されていた他の神経遮断薬と比較して、統合失調症患者におけるクロザピンの有効性が試験された[1]。神経遮断薬に対する反応不良の既往歴をもつ患者で、薬物に対する治療反応性が悪いことを確認するために、まずハロペリドールで治療された。その後、クロルプロマジンまたはクロザピンで治療された。すでにこれまで

の治療によってかなりの治療効果が出ているので、従来からある有効な薬の効果と新薬の効果を比較する試験は、新薬が承認されるまでに行わなくてはならない最も難しい試験のうちの一つである。クロザピンがこの試験にパスしたという事実は、その効果がどのような生物学的基盤によって起こっているのか、従来から使われている神経遮断薬の抗ドパミン作用と同程度に精力的に研究する必要があることを示していた。

　クロルプロマジンがアーヴィド・カールソンによって最初に研究された時と比べると、神経伝達物質の受容体についてより理解が進んできていたにもかかわらず、作業は簡単でなかった。クロザピンは、大部分のドパミン受容体、そしてノルアドレナリン受容体ばかりでなく、多くのコリン作動性およびセロトニン作動性の受容体を遮断した。解決すべき二つの疑問点があった。クロザピンではなぜ、運動障害が少ないのか、そして、なぜ、治療効果が高いのか？　運動障害が少ないことに対する答えとして、ドパミンＤ２受容体と結合する強さが減少しているという見解が出され、そして、効果の増大に対しては、セロトニン受容体、主に5HT2受容体との結合が増加するためであるとの仮説が提唱された。製薬会社はこの着想に飛びつき、新たな世代の抗精神病薬として、これらの特性を示す一連の分子が合成された。すなわち、リスペリドン、ジプラシドン、クエチアピン、オランザピン、アリピプラゾールである。このうち最初の三つは、Ｄ２作用を減弱する／5HT2受容体の結合を増強するという考え方に最もうまく合てはまっている。オランザピンはさらに、クロザピンの全体の構造を複製しようとしたものである。アリピプラゾールは、低用

量ではドパミン様に作用し（薬理学者が活性化作用と呼ぶ特性）、高用量ではドパミン受容体を遮断する（拮抗作用と呼ばれる）ように、弱いＤ２受容体結合活性をもつようにしたものである。FDA（米国食品医薬品局）は、新薬に対し、必ずしも古くからある薬物の効果を上回ることは求めず、少なくとも同程度の効果があり、安全性が劣らなければよい、とした。クロザピンは、前述のように安全性がクロルプロマジンよりも劣るので、その効果はクロルプロマジンを上回ることが求められた。これらのクロザピン以外のいずれの新薬もが、最初の試験においては従来の薬の効果を上回らなかったが、白血球に対する有害作用についてはいずれもクロザピンより安全で、また、従来の神経遮断薬より運動障害の発現が少なかった。新薬について多くの宣伝がなされたが、現在、第２世代の抗精神病薬と呼ばれている新薬が、従来の第１世代の薬物を上回る本当の価値をもつかどうかに関しては、よくわかっていない。NIMH（米国国立精神衛生研究所）は、有効性の比較試験や、副作用の比較評価のために、十分な患者群を集めるCATIE臨床試験を開始した[2]。患者たちは、少なくとも二つの異なる治療に無作為割付けされるというプロトコールに同意した場合にのみ、この試験へ組み入れられた。プラセボ対照群はなく、また、アリピプラゾールは、この臨床試験がすでにかなり進行した頃に使用が承認されたため、治療の選択肢としては提供されなかった。クロザピンは第１選択薬として提供されなかったが、臨床試験の後半には使うことができた。第１世代の薬物である低用量のペルフェナジンは、第１選択薬として提供されたが、以前から遅発性ジスキネジアをもっていない患者のみに

使われた。その他の選択肢は、残りの第2世代薬である、リスペリドン、クエチアピン、オランザピン、ジプラシドンであった。

臨床試験の目的では、患者と担当の精神科医が有効性と忍容性に同意する薬物を用いて治療を続けるが、第1選択薬が有効でない場合には、第2選択薬を用いて治療できることになっていた。さらに第3選択薬も使うことができた。有効性の主な判断基準は、患者がどのくらい長く、第1選択薬を用いて治療を続けられたかという内容であった。手短に言うと、第1世代の薬であるペルフェナジンと、オランザピンを除く全ての第2世代薬は同程度に有効で、オランザピンはそれらよりもやや効果が高かった。第2選択薬では、クロザピンは他の治療薬よりも有効であった。本研究から我々が得たものは、クロザピンが最も有効だったこと、オランザピンが、クロザピンの示した高い有効性のいくつかと同等であったことである。

本臨床研究のデータから、第1世代薬を比較的低い用量で使った場合の運動障害は、第2世代薬より少し強いだけであることが示唆された。オランザピンやクロザピンのような薬物が使えなかった場合、第1世代の薬物が非常に高用量で使われることになったため、強い運動障害を引き起こした。しかし、患者によっては他の治療方法では精神症状を抑えることができなかったので、強い運動障害が出ても容認されていた。一方、特にオランザピンやクロザピンでは、1年につき約20ポンド（約9kg）もの高い体重増加をもたらした。CATIE試験として行われた期間が十分でなかったため、体重増加作用があるという結論を下すことはできなかったが、現在メタボリックシンドロームと呼ばれている症状

を示す患者が数多く現れた。真性糖尿病や冠動脈疾患も起こった。クロザピンはまた、心筋炎と呼ばれる心臓疾患の発生率の増加とも関係していた。クロザピンとオランザピンは、どちらもよく患者を鎮静させることができた。しかし、クロザピンでは白血球減少が起こっていないか確認をするために隔週で血液サンプルを採る必要があった。これら多くの問題点があったため、クロザピンを服用していた患者は所定期間内を通して約10％のみだった。有効性が増した機序は明らかにならなかった。

　クロザピンにはもう一つ、他の神経遮断薬にはみられない臨床効果がある。ユニークなことに、クロザピンを服用した多くの患者が喫煙をやめているのである[3]。この効果はいくつかの研究で再検証され、健常人の母集団でも、または統合失調症患者の集団のどちらにおいても、他の禁煙治療の効果、例えば、抗うつ薬、皮膚へのニコチンパッチやチューインガムより強力だった。この効果は、乱用薬物が脳において神経化学的に特異的な相互作用を示すという事実を思い起こさせる。なぜ、患者は喫煙をやめるのだろうか？　クロザピンはニコチン受容体の作動薬ではなく、全くニコチンのようには作用しない。しかし、他のどの神経遮断薬よりも比較的低い用量で、より効果的に海馬でのアセチルコリンの遊離を増加させる。オランザピンだけが、クロザピンと似た作用を示す。クロザピンは、P50反応[訳注1]の抑制を正常化させる唯一の神経遮断薬でもある。この効果の発現には、数週間から数カ月がかかるが、これはクロザピンの用量が治療レベルに達するまでにしばしば長期間かかるからであろう。動物においては、この効果はすぐに観察される。

アセチルコリンの遊離が増加する機序はわかっていないが、私の同僚 Lawrence Adler（ローレンス・アドラー）が指摘したように、クロザピンの多くの作用のうちの一つに、セロトニン5HT3受容体を遮断する作用がある。セロトニン5HT3受容体は、海馬の介在神経細胞に投射するコリン作動性の内側中隔神経の神経終末など、多くの異なる種類の神経終末に局在している。5HT3受容体を遮断すると海馬でアセチルコリンの遊離が増加するが、これがクロザピンの効果の作用機序であるのかもしれない。この効果が喫煙の減少や抗精神病薬の有効性の増加に関わっているのかどうかはまだ明らかになっていない。ニコチンは、脱感作[訳注2]されやすいという問題があるため、統合失調症には有効な治療薬ではない。このように、ニコチンの代わりに、5HT3受容体の遮断によって遊離したアセチルコリンがα7-ニコチン受容体を刺激することによって、クロザピンが患者の症状を改善するかもしれない。喫煙していない患者における改善効果も、アセチルコリン遊離が増加したことによって起こっているとも考えられる。実際、ある調査研究では、喫煙している患者の方がよりクロザピンによく反応する傾向があることを明らかにしている。

訳注1）P50反応
　感覚情報処理機能を定量化する方法としての聴性誘発電位。第3章参照。
訳注2）脱感作
　すぐ効かなくなること。

レイチェルとポールの治療の経過

　レイチェルの治療は、最もうまくできたケースである。診断が確定した後、彼女は第1世代の薬の中用量を服用することになった。この治療によって、彼女は入院の必要なく独立して生活できるようになった。それにもかかわらず、彼女の症状は完全にはよくならなかった。彼女はもはや教師として働くことができず、社会保障による障害者給付を受けている。彼女には、薬物の副作用によるパーキンソン様の重大な運動緩慢の症状があり、それは彼女の行動を遅くぎこちなくさせた。彼女自身の衛生意識は最低ぎりぎりだった。特定の目立つ症状があったわけではなかったが、全体的な印象は精神疾患の患者そのものだった。約10年前に彼女の治療はクロザピンに切り替えられた。彼女の症状は、いくつかの点で著明に改善された。第一に、彼女の動きはより自発的で、ぎこちなさが少なくなり、顔の表情は、より生き生きとして表情が豊かになった。第二に、彼女は、より自由に思考できるようになった。彼女は、大学時代からの友人に会うために、ヨーロッパへの旅行を計画した。また、身のまわりを清潔にできるようになった。第三に、彼女は大学時代に一時行っていた創造的な活動を再び始め、その頃書いたという彼女自身についての物語の改訂版を作り始めた。クロザピンは、また、禁煙を決心させ、そのことにより彼女の外見はさらに改善した。レイチェルは、話しかけやすい人になった。彼女は目に見えて温かな感じになり、私は彼女と会うことを楽しみにするようになった。

　考慮に入れておくべき副作用がいくつかあった。彼女は体重が

15ポンド（約6.8kg）増え、運動をすることによって肥満を改善する闘いを続けていた。彼女はまた、強迫性症状にも悩むようになった。彼女は出かける度に、数回にわたってドアをロックしたかどうかを再チェックするために家に戻らなければならなかった。この症状はセロトニンの神経伝達を遮断する薬で起こるが、遊離されたばかりのセロトニンの神経終末への再取り込みを阻害するセロトニン再取り込み阻害薬により症状を改善できたため、クロザピンによる治療効果を継続することができた。

　ポールの治療では、うまくいったものも、うまくいかなかったものもあった。彼の症状は、まずはじめ、後シナプスのみを遮断する用量である低用量のリスペリドンによく反応した。低用量だったため、運動障害や他の副作用も発現しなかった。蛇についての妄想が彼から消えることはなかったが、彼の人生は廻り始めた。彼は復学はしなかったが、スプリンクラー装置を設置する方法を学んだ。母親の援助もあり、トラックを購入して、自分自身で事業を始めた。夏の間にはしばしば、近所の家から助手を雇った。それにもかかわらず、我々は2～3年毎に、短期間、彼を入院させなければならなかった。もし、彼がリスペリドンの服用を1、2回忘れると、蛇の妄想が彼の心を支配した。彼は脅えるようになった。彼は自分のアパートに閉じこもり、母親が彼を連れ出そうとすると、彼は怒って抵抗した。そのため、何回かは、母親は彼を病院に連れて行くのを助けてもらうために、警察を呼ばなければならなかった。入院治療により彼の症状は急速に回復したが、起こったことをほとんど記憶していなかった。低用量のリスペリドンに代わる他の治療法、例えば第2世代の薬物や長時間

作用型で注射可能な治療法など、様々な治療法を探したが、うまくはいかなかった。

ドパミン仮説を越えて

クロザピンの開発の歴史を知ることは、ドパミン仮説を越えた抗精神病薬の発見に向けた第1段階となるので重要である。第7章で概説した遺伝的な情報は、これまで、統合失調症の新しい治療薬を設計するために利用されてはいない。クロザピンがもつ多くの作用のうち、いくつかの側面をもつように開発された薬は、初期の臨床研究で試験されている。クロザピンと喫煙やP50反応の阻害との間にユニークな関連性が認められたため、我々はその効果のいくつかが、α7-ニコチン受容体の直接的な活性化によって説明することができるかどうか、検討することにした。

第3章では、統合失調症患者の脳機能における感覚情報処理機構不全とα7-ニコチン受容体欠乏の関与を理解するために、コンピューターの機能不全の例を用いて説明した。問題を起こしているチップを見つけ出すことが第一段階となるが、故障の位置を特定するためには、新しいパーツを挿入してみる必要がある。特異的にα7-ニコチン受容体を活性化させる薬物であるα7-ニコチン受容体作動薬によって、α7-ニコチン受容体の活性化がどの程度感覚情報処理機構を正常化し、統合失調症の他の徴候や症状を改善するのかを明らかにすることができるだろう。ニコチン自体もα7-ニコチン受容体を活性化するが、進化の過程で毒として設計されてきたので、治療薬としてあまり効果的でも安全でもないだ

ろう。

　私は多くの時間を費やして製薬会社に話をし、α7-ニコチン受容体作動薬を開発しようとした。新しい分子を合成し、動物モデルを用いて安全性と有効性を調べる製薬会社の能力は卓越している。製薬会社は皆、私のセミナーを聴いたが、結局はそのプロジェクトを断ってきた。統合失調症だけでなく他の多くの疾患の治療として、すでに評価が得られているドパミン遮断薬と、同等の作用をもつ新薬による治療の可能性とを比較した時、治療薬としての可能性はともかく、治療薬の新しいターゲットは、新薬の開発のために必要とされる数百万ドルの投資対象にするにはあまりに危険性が高いと弁明した。その結果、現在ある統合失調症のための薬はすべてドパミンＤ２受容体遮断薬であり、その開発と販売を担う巨大な製薬産業はこれまで、統合失調症を患った人の大部分に対し、1950年代に二人の精神科医がクロルプロマジンで最初に見出した作用を越えるような治療薬を提供していない。

　しかし、ドパミンと関連しないある化合物が、フロリダ大学のWilliam Kem（ウィリアム・ケム）教授によって開発された。ビル[訳注3]の最初のプロジェクトは、大学院生の時、ピュージェット湾に住んでいる小さなシーワームを研究することから始まった。彼は、シーワームが、ニコチンと類似の化合物であるアナバシンを注入することによって、他の海の動物を毒殺するということを発見した。植物のタバコが毛虫を毒殺するためにニコチンの化学作用を進化させたように、シーワームも武器としてアナバシンを

訳注3）
　Bill（ビル）は、ウィリアムの短縮型として使われる呼び方。

進化させたのである。ニコチンもアナバシンも捕食者の筋肉のニコチン受容体を不活性化させる。これは、植物と無脊椎動物で同じ機序が並行して進化した例である。アリも、アナバシンを作る。ケム教授は、アナバシン構造を少し変えて、より選択的にα7-受容体に対する特性をもつようにした他の誘導体を開発した。この化合物は、脂肪に溶けにくいので、ニコチンより受容体を不活性化する作用が少ない。

　この最終産物である3-(2,4ジメトキシベンジリデン)-アナバシン（DMXB-A）は、統合失調症患者の感覚情報処理機構不全が、ニコチン受容体の機能低下によるという仮説を検証するのに必要な新しい化合物であった。しかし、どんな薬でもヒトで検証される前に、まず動物で安全性が試験されなければならない。この薬物は英国ウェールズで健常人を対象に投与された。しかし、米国食品医薬品局は、米国で患者に投与される前に、40匹のイヌと80匹のラットを用いて、米国内の研究室で動物試験をするように求めた。薬物は、動物の体重当たりで決められた用量が投与されるので、高価な薬を節約するために小さなビーグル犬が選ばれた。James Stevens（ジェームス・スティーヴンス）博士（獣医師）は、イヌを飼育する実験動物飼育助手訓練プログラムの学生の中から四人の若い女性を選んでイヌの世話をさせた。全てのイヌは毎日自由を奪われ、薬物の錠剤が経口投与された。4週間のトライアルが始まって3週目に、ジム[訳注4]が私に電話してきた。「女子学生らが、悲しみをケアするセラピストの治療を必要とし

訳注4）
　Jim（ジム）は、ジェームスの短縮型として使われる呼び方。

ている。彼女らは、来週イヌに起こることについて考え始めている。」と言うのだった。4週間の終わりには、イヌたちは過量のバルビツール剤を投与し殺される。我々は、本薬物に起因するあらゆる障害を見つけるために顕微鏡下でイヌの全ての器官から得られた組織を調べることを求められていたのである。

謝辞に挙げた私立の財団や国立精神衛生研究所が、このトライアルの資金をサポートしたが、悲しみをケアするセラピストへの謝金はサポートされなかった。代わりに、私が悲しみに対するセラピーをすることができるかどうか尋ねた。私が受けた精神医学的な訓練は、時に実際の場で役に立つ。女子学生と私は、検査室専門家としての彼女らの新しいアイデンティティについて話した。そして、イヌを用いた彼女らの業績だけから安全であると判断されるが、それまで誰も服用したことがない薬を服用する最初の患者が、どのようにボランティアとなるのかについて議論した。患者のボランティアになるという意志は、勇気ある行動として彼女らを感動させた。突然、一人の女子学生が私を見て言った。「あなたにイヌたちを見せましょう」

マーシャル・ビーグルは、成犬となっても約10ポンド（約4.5kg）の体重で、まるで子イヌのようである。一匹のイヌは、他のどの犬よりも高くジャンプして「私と遊んで、私と遊んで！」と言っているかのようだった。「イヌたちに名前を付けてはいないでしょうね？」と私は尋ねた。「まあ、一匹だけ」、といって、ジャンプしている犬を指さして、女子学生が言った。「彼は、"キャプテン"というの」 ジムは、女子学生に、イヌたちが殺される最後の日には手伝いをする必要はないことを話した。獣医師助

手たちは、自分たちが手伝うのだと言った。しかし、四人の女子学生は最後までその犬たちと一緒にいる決心をした。イヌの組織検査の結果、何ら障害は見つからず、その薬物はヒトでの研究が承認された。

ポールとレイチェルは二人とも、私の同僚である Ann Olincy（アン・オリンシー）博士によって実施された最初の臨床研究に参加することに同意した[4]。最初のトライアルは、仮説を証明するために行った。その目的は、統合失調症の新しい薬物治療を開始するというよりは、この試験薬により、α7-ニコチン受容体欠乏の結果、統合失調症を発症するという我々の仮説と一致した効果が得られるかどうかを調べることであった。患者は各々3回ずつ、我々の研究室にやってきた。各々の日に、患者はP50反応を記録され、神経認識試験を受け、我々はそれらの結果を評価した。患者は、ある日はプラセボ、別の日には低用量の試験薬、別の日には高用量の試験薬を投与された。薬剤師だけが、どの薬が与えられたかの指示情報を知っていた。

この臨床試験のコンサルタントである UCLA の Steven Marder（スティーヴン・マルダー）博士は我々に、患者らがどのように、また何を感じたかということは、試験の結果そのものよりも有益かもしれないので、患者と話をすることが重要であると述べていた。このアドバイスは、レイチェルの場合には正しいことがわかった。彼女は、3回の認知試験で毎回よい結果を示したので、我々は薬物の効果を見ることができなかった。しかし、彼女は、我々の研究室で1日過ごしたある日の晩、私に電話してきて、その日に服用した薬は集中力を高めたので、何カ月もの間

集中することができなかったある書き物をしているところなのだという話をした。楽しい日を過ごしていることはうれしいことで、それだけでトライアルを行う価値があったことがわかるけれど、トライアル中に飲んだのはプラセボの方かもしれないよと、私は彼女にそう言った。彼女は「プラセボではない」と言った。彼女は、プラセボと試験薬であるα7-ニコチン受容体作動薬（DMXB-A）との効果を見分けることができたのを感じた。数カ月後、試験薬投与指示をキーオープンした時、彼女が電話をくれたその朝、高用量の試験薬を服用していたことがわかった。

　本試験薬についてわかっていないことはたくさんある。この試験薬が感覚情報処理機能低下を正常化すること、認知機能、特に注意力を改善するということ、また、すでにドパミンＤ２受容体遮断薬である抗精神病薬服用中の患者でさえ、幻覚の程度が著明に減少することがわかった。

　本薬物が、初期効果で見込まれたのと同程度に、長期間有益な効果を示すかどうかはわからない。しかしながら、コンピューター修理技師が最小限のチップ交換試験を成し遂げたように、脳はよりよく働いているように思われる。しかしながら、決してレイチェルの統合失調症がよくなったわけではない。ポールも本薬物を服用して、認知試験のスコアはよくなったが、彼は気分が前よりよいとは言わなかった。ポールも、レイチェルと同じように、家に帰ってそれまでしていなかったコンピューターでの仕事をした。しかし、彼は隣人の子供があまりに大きな音でテレビを見ているのが気に障ると言い続けていた。

　脳のα7-ニコチン受容体の役割とチップの役割には大きな違

いがある。チップは、コンピューターが動いている時でさえ、容易に交換することができるが、α7-ニコチン受容体は、脳の働きに関与しているばかりでなく、神経や脳の作用や発達にも関与している。受容体の機能不全が発達に及ぼした影響は、成人患者に薬を与えることによって治すことはできない。以降の章でこの側面について考えることにする。

第9章
統合失調症患者との会話

　私の息子のAaron（アロン）は、看護学校の学生だった時、1週間のローテーションで精神科病棟にて研修を行った。そこには一人の統合失調症の男性が入院していた。彼は10年間、車の中で生活しており、その間は治療を受けていなかった。月曜日に彼がアロンと話をすることを拒んだことから、アロンは私に助言を求めてきた。私はアロンに翌日、お金をもたずにトランプをもって行くように言った。火曜日、彼らは午後ずっとジンラミーというトランプゲームに没頭した。アロンは私に電話でその日何をしたか話し、患者の病歴を聴取し、彼の看護に必要な質問用紙に記入しなければならないのだと説明した。私は再び、アロンにお金をもたずにトランプをもって行けば、その患者は自分の人生談を語るだろうと伝えた。水曜日の夜、アロンは私に電話をしてきて、「二人でトランプゲームをしている間、その患者は自分の人生と入院した理由を話してくれた」と言った。それによると、新しい住宅の建設のために、警察はその辺りを片づけなければならず、そのために彼は病院で検査を受けるか刑務所に行くかの選択を迫られたのだった。息子はどうしたら質問用紙に記入してもらうことができるかと尋ねた。「お金をもたないで、ただトランプ

と質問用紙をもっていくこと」と私はアドバイスした。木曜日の夜の報告は、二人でまたトランプゲームをしたことと、全ての質問項目を記入できたということであった。アロンは、患者との対話のレベルは他のどの学生よりも自分がよかったと言った。金曜日には自分は何をすべきか、と彼が尋ねた。トランプをもっていきなさい、しかし、必ず財布は家に置いていきなさいと私は言った。アロンは金曜の夜電話で、その患者はお金をかけてトランプゲームをやりたがったが、アロンが財布を家に置いてきたと言うと怒ってしまったと話した。アロンはその患者にトランプをあげたが、彼はもうアロンと話そうとはしなかった。

　この話は、統合失調症患者との会話の仕方についての教訓を含んでいる。重要なことはいつでも、お互いが心地よくつきあえることと、実用的な情報交換をすることを組み合わせるということである。統合失調症患者の多くは、有意義な社会的交流をするための情報をうまく処理することができない。彼らはよそよそしく、おそらくは困惑しており、怒りやすくて、消極的に見受けられる。引っ込み思案で、新しいことや馴染みのない活動に参加することに気が進まなかったり、時には拒絶したりすることになる。この拒絶は、患者本人が退屈であると言うこともあり、本人には友人をもちたいという願望があっても関係なく現れる。

　統合失調症患者と交流したいと願っている人は、お互いが気分よくつきあえる距離を見出すことを学ばなければならない。これは患者にとって、相手が実際に自分を助けてくれるが、押しつけがましくはない存在であるということを意味する。いかなる人間関係においてもお互いが被る恩恵や敬意が大切であり、統合失調

症患者とつきあう教訓のうえでも全く同じことである。統合失調症患者との交流で異なることは、患者の脆弱性とそれに伴う相手に対する恐怖である。患者は、情報処理能力が限界に達すると、容易に拒絶症や妄想症に陥る。この変化はしばしば怒りを伴い、意図しようとしまいと、相手を間違いなく遠ざける。

レイチェルの落ち着ける場を見つけること

　三人の小さな子供をもっているレイチェルを治療する条件として、彼女と彼女の母親に何度か会って基本的なルールについて話をした。レイチェルと子供たちがいつも安全であるために、レイチェルの母親が娘の状態がよくないと思った時には、私に連絡してもらえるようにしておかなければならない。それは十分理にかなったことである。1年間は彼女の母親の声を聞くことはなかった。レイチェルは週に1、2回診察に来て、薬物治療にもよく応じた。私たちは時間を有効に使うことができた。統合失調症患者の周りには、批判することなく話をしてくれる人や何週間もずっと妄想の訴えを聞いてくれる忍耐強い人が少ない。レイチェルの怒りの引き金になったのは義理の妹のSarah（サラ）であった。サラはいつも家族の中心になりたがり、レイチェルを決して認めず、レイチェルの服装や装飾、友達の選び方をまねしていた。サラは何カ月間も私たちの会話の話題の中心になった。しかし、私が試みたことは、サラだけでなく家族全体に対してレイチェルの見方を広げることであった。妄想は、暮らしていくうえでの幅広いものの見方を排除し、全ての精神的エネルギーを妄想の標的だ

けに執着させる。もし、あなたが、レイチェルの母親のようにカッとなって、「サラのことはもうたくさん！」と言ったとしても、レイチェルの先入観は小さくならない。そうではなく、異なった見方を模範として示すほうがよく、それにより徐々に、家族全員がレイチェルの視野に入ってきた。家族の中には他にレイチェルが心を通わせることができる人がいて、その一人が彼女の甥にあたるサラの息子であった。レイチェルのサラへの執着は弱まっていき、理解ができるようになっていた。「おそらく、サラは不安なのでしょう」と私は言った。「お母さんもそう言っていました」とレイチェルは答えた。「だけど私はそれを今まで信じていなかった」。サラについての取り組みは、私たちのもっと大きな治療計画の一部にすぎなかった。その計画とは、レイチェルの果たすべき役割を見つけ、生活を意義のあるものにすることであった。それは三人の子供たちの世話をする時であったが、その時には彼女の役割は明らかであった。三人目の娘が生まれてレイチェルの病気が悪化した時には、彼女は夫と離婚しており、彼女が子供に責任をもたなくてはならなかった。実際、レイチェルの家族は、サラを含め、レイチェルを快く受け入れ、彼女の助けになった。彼女の長男は自立し、母のレイチェルや祖母と共に働いた。

　レイチェルはリベラル・アーツ・カレッジを卒業しており、文芸を専攻していた。治療の間、彼女は私のところへ大学生の時に書いたものをいくつかもってきた。その一つは、父親を喜ばせようと努力して側転と宙返りを身につけた少女の話であった。彼女の父親は、順調な人生を手に入れた心の温かい男性であったが、

しばしば自分の成功を見習うようにと子供にしつこく説教した。レイチェルは、家庭が裕福であったため働く必要はなかったが、両親を喜ばせるためには一生懸命働かなければならないことに早くから気付いていた。三人の子供は彼女がやりとげたことの一つの目安になるので、私たちの取り組みは、しばしば、子供を養育することに集中した。片親は、厳格さと優しさのバランスをとることを相談できる相手がいないので、その限度を見極めることが難しい。レイチェルは、判断の指針として私を役立てることを学んだ。これは、統合失調症患者にとって重要な、治療上の関わり合いから得る実用的な支援の二つ目の例である。

　全ての取り組みが成功したわけではなかった。レイチェルは近所の店でチョコレートを買い、そこの店主ととても親しくなった。そしてある日、店主は彼女に仕事を与えた。その店はいつも4～5種類のチョコレートを100個以上、取り扱っていた。それらは種類ごとに棚に置かれていたが、その場所には値札が付けられていなかった。客は、商品を指定して買ったり、商品の違いを説明してもらったりした。値段は記されていなかったが、店主が値段を覚えていて、店員に1、2回教えてくれるので、それで店員も値段を覚えておく必要があった。店員はすぐに覚えたが、レイチェルにとってはたいてい、大きすぎる情報量であった。彼女は仕事の内容を理解しており、私にその苦労を話したが、その仕事をこなせるようにはならなかった。統合失調症患者の認知障害には、チョコレートの位置や値段を覚えるといった短期のエピソード記憶の障害が含まれる。統合失調症の記憶障害は治療に対する反応が鈍く、彼女の仕事に関して私はほとんど手助けができな

かった。彼女は、店主が自分にできるだけ多くのチャンスを与えて、うまくいくように取り計らってくれていることをわかっていたが、結局、仕事を十分に覚えることができる認知能力をもっていないことを理解し、店を辞めた。レイチェルのような統合失調症患者は暮らしの中で自分のできることに日々挑戦しており、私はそういう人とこそ、いっしょに取り組みたいと思っている。

　治療の間、レイチェルの病気はよくなったり、悪くなったりで、私が町にいない時にはたいてい症状が悪くなった。なぜなら、彼女は1週間に1、2回、私のところに診察に来る習慣になっており、その時に私が、定期的に調剤してもらった薬を、間違いなく受け取って服用しているか、確かめるからであった。ストレスがあると、彼女は幻聴を聞いた。それは軽蔑的な声のこともあったし、時には「お誕生日おめでとう」というような言葉の繰り返しで彼女の心を満たすこともあった。そのような言葉の繰り返しは統合失調症患者には非常によくあることで、特に病気が比較的寛解している時期に起こりやすい。彼女の薬物療法はこうした点の治療については効果的であったが、おそらく彼女の認知能力を犠牲にしていた。ドパミンに関してすでに述べたことからもわかるように、統合失調症においてドパミンが主な異常の要素であるという証拠はほとんどない。もし、統合失調症ではない人がそのチョコレート店で働くことになったら、仕事を覚えることのストレスがドパミンレベルの増加を引き起こし、その人をより注意深くさせ、どのチョコレートがどこにあるかを憶えるのに役立つという可能性がある。神経遮断薬がなければレイチェルはとうの昔に家族から隔離されていただろう。それでも私は統合失調症

にとって神経遮断薬がはたして最適な治療薬なのだろうかと疑問に思う。ストレスに対する正常な反応機構の一つであるドパミンを統合失調症患者から取りあげたと、人は懐疑的に21世紀の初期を振り返ることになるだろう。確かに、私たちにはこの本やドパミン遮断を主張する先人も学術雑誌もある。しかし例えば、George Washington（ジョージ・ワシントン）を救おうとして瀉血^(訳注1)を行った医師にも、その治療に対する最新の論理的根拠や技術を学ぶための書籍、雑誌や学会があったのだ。

　全ての第2世代抗精神病薬は、食欲をコントロールする視床下部中枢に影響を及ぼすため、体重増加を引き起こす。レイチェルは自分の体重を正常に維持するために運動と食事制限を行ったが、私たちも皆そうであるように、年をとるにつれ、体重をコントロールすることが難しくなっていった。そのため、彼女は服用する薬の量をできる限り少なくしており、それが原因で症状が時々悪化した。病気の再発はたいてい短時間であり、息子や母親が彼女を説得してもっと薬を飲ませるまでの1〜2時間続いた。一度、再発が少し長く続いた時、彼女の母親が私に電話をかけてきた。私は母親にレイチェルを私のところに連れてくるように言った。その経験は、レイチェルにとって屈辱的であった。彼女は自分のことについて話したことで私と母親に腹を立てた。彼女

訳注1）瀉血
　米国初代大統領のジョージ・ワシントンは、晩年、感染症により亡くなったといわれているが、この時代に瀉血（しゃけつ）と呼ばれる治療法が施された。この治療法は古く中性ヨーロッパで広く行われていたが、かつては体内に溜まった不要物や有害物を血液と共に外部に排出させることで、症状を改善できると考えられていた。

は、私が母親の側についてひそかに話をしたことに関して私を非難した。レイチェルは治療の始めに私たちが同意した、レイチェルやその子供たちが助けを必要としていると感じた時に、彼女の母親が私に連絡することができるという内容を覚えていた。それにもかかわらず、レイチェルは母親が私に連絡したことに腹を立てていた。

　いかなる重度の患者の精神療法においても、安全を確保するために起きる板ばさみを解決することは簡単ではないが、妄想は問題をより扱いにくくする。安全性の問題は最も重要である。もし患者が治療上の助言や行為が、自分自身でコントロールできると満足している状態なら、患者に治療の効果が出やすい。今から振り返ると、もし私がレイチェルの母親に、レイチェルと子供たちの安全と幸せは、私が関わることのできないことであると話をしていれば、もっとよかったかもしれない。そうしたら、レイチェルの母親と家族は、そのために私の治療とは別に準備をする必要があったであろう。私の責任は、彼女が私との関わりの中でよい治療を受けられるようにすることだけとなる。セラピストとアドミニストレイターと呼ばれる人を活用している医療チームもある。セラピストは治療のうち精神療法に責任をもち、アドミニストレイターは薬の処方を含む安全性に対処する。レイチェルの母親が彼女を私のところに連れてきた出来事から約1年間、彼女は心理士による治療を受け、私はその間、彼女に薬を処方することと、彼女の母親と一緒に危機に対処することを続けていた。その立場で、私は彼女の家族とより積極的に行動することができた。ある時レイチェルは兄弟の一人を私のところに連れてきたが、そ

れは、短期の再発の時に彼女の薬を調節する方法を習うためであった。それはレイチェルが絶え間なく努力している生活改善のもう一つの事例であった。彼女は、私たちの関係が悪化したことを理由にして、他の家族が自分のことを支援できるよう、私に教育してもらおうとしたのだ。時に偏執的と感じられる母親との関係のせいで、必要な時に援助を受けられないということを避けるためだった。

　全てのセラピストは、患者とのかかわり方で悩むことがあるが、原因のいくつかはセラピスト自身の問題から生じる。私の場合は、私に腹を立てる人が好きではないということである。それゆえに、私は一生懸命、患者を怒らせないようにする。ある患者は、私が自分をうまく守るせいで、自分が怒る機会や怒りそのものを考える機会を奪われていると指摘した。セラピストがレイチェルのような患者から得ることのできる学習体験の一つは、患者の怒りから活用方法を学ぶということである。レイチェルはある日、次のように訴えた。「先生は私の信頼を裏切って、家族の道具になっている。もっとよい精神科医にみてもらいたい。家族のための精神科医ではなく、自分のための精神科医に」と叫んだ。私は別の精神科医を探そうかと申し出たが、彼女は自分でできると言い残して、診察室を飛び出した。その日、しばらくしてから彼女は電話をかけてきて、昼間の自分の言動をよく考えたと言った。彼女は押しつけがましい母親のふるまいや、それを許した私の一件を忘れることはできなかったが、私が心から彼女のことを思っていることやこのつながりを保っていくことは自分にとって非常に大切であり、手離すことはできないということも理解した

のだった。結局、彼女は私のところに戻ってきた。

　統合失調症患者を治療する精神科医には、いくつかの必要条件とうれしい成果がある。その必要条件とは忍耐である。なぜならば、問題は繰り返し起こり、多くの人が、妄想の世界観を何度も語られることにうんざりしてくるからである。忍耐しきれない時は、私は自分の神経生物学的な関心を頼りにがまんする。感覚情報処理機構の障害の発現と低用量の抗精神病薬に対するレイチェルの興味深い反応は、私の興味を際限なくかきたてる。成果については、私がいくらか支援したとはいえ、彼女自身の努力によって、この15年間で５日間以上の入院をすることなく、彼女が自立した生活を送ることができたということである。彼女は三人の子供を育て、全員を大学に進学させ、家族から支援を受けられる状態を維持した。私は、母親と息子と共に彼女に会うと、彼女が自分のためにやり遂げた全てのことを実感する。そして、このことが彼女を治療するという仕事の支えになっている。

ポールの世界を広げること

　ポールの場合には状況が異なる。彼は実際、私より母親と取り組むことが役にたった。ポールが自発的に問題を訴えることはめったになかったので、私は当初、彼の心は蛇に奪われているために、それ以外のことに関する交流の余力がほとんど残っていないのだと考えていた。それゆえに私は彼の薬を何度も増やしたが、自発性に対してはほとんど効果がなかった。しかし、彼は前より具合がよかったようであり、彼の母は、ポールが彼女自身や彼の

妹に怒りを爆発させることがほとんどなくなったと言っていた。彼女は、ポールが芝刈り機のエンジンを修理する仕事に退屈してきていることに気付き、スプリンクラーシステムについて話題を挙げて、ポールが周辺地域の庭師の見習いになるように手配した。その庭師は芝刈り機修理屋のオーナーと同じように、機械修理に関する彼の能力を評価していた。しかし、庭師は、ポールの病気が被雇用者健康保険の対象となり得るという不利益に気付き、ポールが独立した業者となるよう手配をした。当時、ポールは庭師の下請けであったので庭の持ち主と直接交渉する必要はなかった。庭師はポールの仕事を評価しており、彼には自発性が欠けていることを気にしなかった。ポールが活動的になり投薬が増えるにつれ、彼の脳裏にある蛇は目立たないところへ消えていった。第8章にも述べたように、服薬を中止してたびたび再発を起こした後、ポールは服薬のためのルールを開発したので、長年にわたって再発しなかった。

統合失調症の有病率は、先進国よりも発展途上国の方が低い。病気の初期において自分に適した仕事を見つけることは、精神療法の介入と同じくらい重要であることが多い。薬物療法はポールを信頼できる人物にするという点で最も役立っている。ポールが定期的に薬を服用するようになる前は、調子が悪くて仕事に行けないことが時々あったので、エンジンの修理が時間通りに終わらず顧客との間に問題が生じた。ある仕事を得るためには信頼が必要であり、薬物療法はポールの人生に信頼をもたらした。

統合失調症の治療の一部は、その病気がもたらす興味の低下を回復させることである。妄想の影響により患者の世界はどんどん

小さくなる。例えば、ポールの世界は当初、縮んで寮の部屋だけになった。そのため、私はそれを少しでも広げようと時間を費やした。最初の試みは彼の庭師仲間との関係とその役割であった。私はポールに、他の庭師について、彼らが何者で、何をしているかを尋ね続けた。ひと夏の間をかけて、彼らの名前や性癖などが次第にわかってきた。これで得られたよい影響の一つは、同僚たちの振る舞いがポールにとってより予測可能になったことである。そのため、庭師がちょうどならしたばかりの地面にポールのスプリンクラーの水がかかった時にその庭師は悪態をついたが、ポールはもはやこれを威嚇とは受けとらなかった。もう一つの成果は、ポールと同じように無口なパートタイムの庭師を一人見つけたことであり、彼らは一緒に食事をするようになった。後にポールは忙しいシーズンには、彼を助手として雇った。周囲の心理的な支えや彼自身の生まれもった気質により、ポールは外見上信頼でき、冷静な人物に見える。このことは大人になって予測できないほどの精神病を発症したポールのような人にとっては矛盾であるが、冷静な様子を、彼をやとってくれた庭師の妹に気に入られ、彼らは結婚した。現在、ポールには二人の継子がいて、その子供たちを熱愛している。彼は学校の活動や友達のことなど子供たちの成長に興味をもつことができており、このことが彼をさらに現実の世界に引き戻した。

　二人の患者に用いた治療では、妄想について説明をする必要はなかった。レイチェルもポールも特にそれについて話すことに興味がなく、迷惑なもの、精神のスパムとみなす傾向があった。私には、彼らの妄想に象徴的な意味があるとは思えなかった。レイ

チェルはテレビのSFシリーズ「スタートレック」を見ていたが、熱狂的ファンではなかった。ポールは自分の家の近くの岩の下に蛇が隠れていることを知っていたが、彼はその蛇を気にしたことはなかった。庭にいる蛇や天空からの影響は非常に聖書的であり、統合失調症患者の妄想や幻覚によくある主題である。このことは妄想や幻覚がポールやレイチェルにとって特異的な無意識の葛藤から生じるものではないことを示唆している。むしろ、これらの主題は多くの人の精神において一般的であることを示唆する。ポールとレイチェルの両者には、統合失調症の急性期において異常な恐怖があった。それは自分の考えがコントロールされている、あるいは自分の心が抜きとられているという恐怖である。私はかつて統合失調症患者から手紙を受け取ったことがある。その内容は、私もよそ者が家に入ってこないように家に侵入禁止の札を貼ったほうがよいというものであった。そうすれば心が盗まれることを防げるとこの患者は思っていた。——これは、過越において戸口に印のある家が災いを免れるという聖書の話に類似している。

　ポールとレイチェルの、この思考奪取あるいは行動に関する不活動の徴候に関して著者にとって新たな発見はなかった。宗教的な転換をもう一度考えてみてもいいだろう。時に人は神やイエスを心に宿し、人生を指南してもらう。コンピューターの例を考えてみよう。もし多くの処理時間を消費するウイルスが存在すれば、それはコンピューターシステムの動作スピードを遅らせる。しかし、もしウイルスを取り除いたとしても、既に取り除いたウイルスによる影響からあなたのコンピューターの動きがさらに遅

くなることもあり得る。おそらく精神病の活動が激しい時期には、反響する精神病的思考が脳の能力の多くを消耗させている。患者はその時、自分自身の思考速度が遅くなっていることを経験し、その結果、自分の精神の一部が盗まれ、ある意味では占領されていると結論する。しかしウイルスを残しておけば、患者自身の思考にも侵入し、自殺行為、さらに殺人行為さえも起こし得る。

　ポールやレイチェルには、妄想や幻覚に過度に入りこんでいくべき理由はほとんどない。むしろ、私がそれに興味をもつと、彼らの妄想や幻覚を一層刺激し、ポールに周囲の人に興味をもたせようとしているのと逆のことを起こしてしまうのではないかという疑念が生じる。しかしながら、私が妄想や幻覚に積極的に関わろうとする場合もある。それは患者が暴力の問題を起こすのではないかと疑われる時である。

暴力の評価

　Robert（ロバート）は31歳の男性で、私は10年間彼の治療を行ってきた。彼はこれまで3回逮捕された。その理由はタイヤ修理工を脅迫したこと、彼のアパートの郵便ポストを故意に壊したこと、近所の人の車を壊したことであった。ロバートは大学時代に初めて精神病になったが、その特異な振る舞いは社交クラブでの破壊行為であった。彼は全く聡明で、特にフットボールに対して興味があったが、フットボールについて話す様子は友との交わりというよりはむしろ偏執的であった。私は彼とフットボールの

話をした時、過去のデータの統計やコーチについての軽蔑的なコメントに圧倒させられ、それが自分たちの住む町のフットボールチームを応援する仲間意識とはとても思えなかった。彼のふるう暴力についても、これと同じような強迫的観念から生ずることがわかってきた。隣人が、彼を笑ったこと、臭いゴミを散らかしたこと、郵便受けのチラシを片付けなかったこと、自分の郵便受けの前に立って手紙を読んでいたこと、などを彼は何カ月もの間、ずっとくよくよ考え込むことがあった。彼はそれから笑って「わかっている、わかっている、乗り越えろ！　お父さんがそう言っていただろう。なんてことない」と言うであろう。それがしばらくの間続き、やがてある日、私は彼のアパートの管理人から「ロバートがまたやったよ」という電話を受けるのである。

　彼の周囲の人たちは精神疾患に対して教育されており偏見を避けているが、彼の性癖である暴力を恐れている。長い間、およそ18カ月毎に1回の暴力行為があった。ちょうど誰もが前回の暴力行為を忘れる頃に、ロバートは再び暴走する。こうした時たま起こす過ちは、彼に対する隣人の恐怖感を維持し、非難されるのに十分であると、私は彼に指摘した。ビルの入居者の入れ代わりが激しいことは彼に幸いした。家主は長く住んでくれる入居者を大切にしたが、ロバートを恐れる人はたいてい1年以内に他の理由をつけて去っていった。

　彼のくよくよとした思い込みが、精神病の暴力の特徴の全てであった。彼は周りの人の侮辱についてくどくど考え、侮辱は自分が同性愛者（彼は実際には性生活をもたない）のように見えるためだと感じ、仕返しのために綿密な計画を立てた。彼の場合、暴

力行為は、人に対してではなく常に所有物に対して行われた。もし人に対する暴力行為だったとしたらもっと深刻な問題に直面することになっただろう。計画は前もって何カ月にもわたって行われたが、実際の彼は無計画に行動した。たいていの場合、彼は何か侮辱を感じた時に動転し、それから突然、衝動的に暴れた。しかしながら、その行動は徹底的に何カ月もの間熟考した結果であり、それゆえに詳細に計画されていたように見受けられた。

　この行動パターンは第 1 世代の抗精神病薬を用いた治療では治らなかった。第 2 世代抗精神病薬であるオランザピンには反応したが、この頃に彼の年齢が原因で症状が消失したという可能性もある。彼は現在、暴力事件を起こさずに 5 年間が過ぎており、花屋でのパートタイムの仕事も順調だ。私たちは、彼が考えていることについて多くの時間をかけて話し合うことを学んだ。暴力をもくろんでいるほとんどの人と同じように、ロバートは相手の人間性を無視して、ただ憎いだけの漫画の登場人物のような存在であるとみなす。私たちは、その憎い相手を人間として認められるように長い時間話し合った。例えば、彼は、エレベーターに乗った時、隣の人が笑っていたため、自分が侮辱されたように感じた。「エレベーターに他に誰かいた？」と私は尋ねた。そうすると、その人の奥さんと二人の小さな息子が一緒にエレベーターに乗っていたことがわかり、ロバートは彼が自分を笑っていたのではなく、家族どうしで笑っていたのだということを理解した。笑った人を小さな家族の父親ととらえることにより、彼がロバートの暴力の標的となる可能性は非常に小さくなった。

　ユナボマーと呼ばれている Theodore Kaczynski（セオドア・

カジンスキー）やバージニア工科大学で銃乱射事件を起こした Cho Seung-Hui（チョ・スンヒ）は、重大な暴力事件を犯した精神異常者の例である。二人とも、孤立して一人で長い期間を過ごしたことがあった。カジンスキーはモンタナの山小屋に一人で住んでいたし、チョ・スンヒは民族の違いが理由の一つとなってクラスメートから孤立していた。彼らは二人とも自発的に、非常に短い期間だが精神科医に診てもらっていた。しかし、二人とも、差し迫って危険であるとはみなされず、治療も続かなかった。ポールやレイチェルのように、ほとんどの精神病患者は暴力的ではないし、しばしば暴力行為を行うのは精神病患者ではなく、むしろ覚醒剤を服用した精神病質者である。しかしながら、統合失調症者の中には奇妙な、複雑に計画された暴力行為を犯す人もいる。彼らの多くは自殺するので、確かな診断が下せないことがしばしばある。カジンスキーの場合、裁判を待って刑務所にいた間の彼の自殺計画は防がれた。そのため彼は精神鑑定を受け、その結果が公表された。結局、彼は連邦政府の精神病院に収容された。Regan（レーガン）大統領と連邦政府の役人二人を狙撃した John Hinckley（ジョン・ヒンクリー）もまた、後日、裁判中に統合失調症の診断を受けた。彼の孤独はロバートのようであった。彼は自宅に住み、精神科医に診てもらっていたが、家族にもわからないように暴力行為の計画を立てていた。

　暴力行為の計画は秘密で立てられるにも関わらず、これらの人々が計画を完全に隠し続けていられることはめったにない。彼らは直接尋ねられれば全ての計画を否定するだろうが、必ず、計画を驚くべき方法で公にする。コロンバイン高校で銃を乱射した

Eric Harris（エリック・ハリス）やチョ・スンヒの教師たちは、彼らが授業で暴力的な内容の作文を書いたとスクールカウンセラーへ報告していた。コロンバイン高校銃乱射事件のハリスとDylan Klebold（ディラン・クレボルド）の二人はウェブサイトを作っていた。カジンスキーはニューヨークタイムズ紙とワシントンポスト紙に投書を送った。ヒンクリーは女優のJody Foster（ジョディ・フォスター）に手紙を書き、彼女はそれを当局に転送した。

　医師と家族の仕事は患者が洩らす計画の徴候を見逃さないこと、そして患者と協力して暴力を減らすことである。ロバートのように、直接聞かれると患者は一般的に暴力的な空想の重要性やそれに夢中になっていることを否定するだろう。大切なのは対話を行い、可能な限り言葉で表現させることで、行動に至るまで秘密をもたせないことである。空想が明らかになれば、セラピストは暴力の対象となっている人をできるだけ現実の人間にするように試みることができる。コロンバイン高校を襲う準備をしていた時、ハリスは小学校に一緒に通っていた生徒を見かけ、彼に家に帰るように話した。その生徒はその警告が本気であることに気付き、警察に通報しようとした。その生徒は、前年にハリスのウェブサイトに載っていた標的リストに自分の名前を見つけていた。当時警察は動かなかったので、彼は自らハリスを知ろうとし、親しい関係を確立しようとした。このことが彼の命を守る働きかけとなったのである。

　この種の働きかけは1回のみでは有効ではない。なぜなら暴力的な空想が徐々に表れ出るのには時間がかかるし、それから標的

を現実の人にするのにも時間がかかるからである。また、暴力がいつ起こるかという予測できない要素がある。ヒンクリーにとって、きっかけは、両親からの彼の気質についての言葉であった。ハリスにとっては、尿検査で検出された抗うつ薬のために、海兵隊への入隊を断られたことであった。これらの出来事は、おそらくカテコールアミンの増加によるものであり、それが興奮を高めるきっかけとなり、彼らの暴力計画が実行へと進展する。

　メタンフェタミン使用者は、社会における最も暴力的なグループの一つである。興奮性の精神障害を起こす作用をもっているメタンフェタミンはドパミンやノルアドレナリンを増加させ、暴力行為を誘発する。したがって、その解決策は長期間の治療であり、精神療法を用いて暴力的な計画を発見し、十分話し合うことや、薬物療法を用いて暴力行為の発生につながるようなカテコールアミンの急増を予防することである。学校での暴力行為のほとんどは春に起こっている。これは日中が長くなることでカテコールアミンが増加するという、松果体が調節している生物リズムのためである。

　合衆国における公民権尊重の風潮は、急性の暴力的な患者に対するごく短期間のものを除いて、強制的な治療をしにくくしている。より長期にわたる強制的治療が適正であるかどうか、精神科での記録はあいまいであり、それがこの妨げの一つである。警察が注目するような暴力事件を含めて、何の前触れもなく起こる単発の暴力行為はまれである。早期の暴力行為は、たとえそれらがささいな破壊行為のようであっても、精神疾患を発症する可能性を疑うべきである。もし精神病の疑いがあれば、薬物治療の評価

や長期にわたる精神療法を含めて裁判所の指示により外来治療が開始されなければならない。その治療は必ずしも強制的である必要はないが、数日、数週間といった単位でなく、数カ月から数年の単位で長期的に行われるべきである。薬物治療には多くの副作用があることから、治療を指図することは問題を含む。しかしながら、ロバートの場合と同様に、患者が通常の生活に戻る、治療しなくてもよい状態に戻る、といった目標をもって取り組めば、理解も深まり、薬物の助けを借りずに12カ月から24カ月にわたってずっと暴力行為を回避することは不可能であるということに気付く。そしてこの認識がコンプライアンス[訳注2]の向上を招く。ロバートは現在、薬を飲むことを決して忘れない。なぜならそれを飲み忘れることは、結果として、花屋で仕事ができなくなってしまうことであると自分でわかっているからである。精神医学は、裁判官がこの目的のために強制治療を命令できるような治療計画のモデルを示す必要がある[1]。現在はそうした治療計画もない状態であるから、裁判官は当然のことながら、比較的軽度の暴力行為を犯した人に長期の治療を命令することを嫌う。さらに、その治療計画が有効であることを確かめるために、そのプログラムの効果と費用が精査されることになるだろう。

統合失調症患者と話す場合には、病気そのものを理解する必要がある。レイチェルの家族の場合のように、家族の中には病人に

訳注2）コンプライアンス
　コンプライアンス（compliance）とは、「（要求・命令などに）従うこと、応じること」を意味する。すなわち、医療現場においては、患者が医師の処方を守って服薬する（服薬遵守）ことをいう。

対してより好意的な人とそうでない人がでてくる。彼女の兄のフレッドは、感覚情報処理機能の障害はないが、いつも特に彼女に対して批判的である。フレッドをはじめ、家族のうち彼女に好意的でない者は、彼女がすることではなく、むしろ彼女がしないことに批判的である。フレッドは彼女の陽性症状を受け入れることはできるが、陰性症状を受け入れるのには非常に抵抗がある。もしレイチェルが自分と同じように一生懸命に努力すれば、彼女は働けるであろうし、彼らの母親の多大な労力を使わずに子供の世話をすることもできるであろうし、金銭面で父親にあまり依存しないですむであろうとフレッドは考えていた。英国において、頻繁に再発する患者について研究がなされ、逆説的になるが、家族と一緒に住んでいる患者は、一人で暮らす患者よりも再発しやすいことが明らかになった[2]。家族について調査を行うと、フレッドのような批判的な態度が再発しやすさに関係しているとわかった。もう一つの逆説は、これらの家族は、再発が少ない統合失調症の子供のいる家族よりも、より長い時間（1週間に20時間以上）家族で一緒に過ごしているというものであった。これらの家族は一つの部屋に集まってテレビを囲んで多くの時間を過ごし、ほとんど屋外での趣味をもたなかった。彼らは、複数家族が合同で行う心理教育プログラムによく反応を示したが、それは当初、統合失調症の陽性症状と陰性症状について家族を教育するために作られたものである。彼らは、グループ内で互いに社会的関係を築き、世界を広げた。これは、ポールの母親と私が、ポール個人に対してしようとしたことと同じことである。

　統合失調症患者と話しにくい話題はめったにないが、もしそれ

がある場合には同調することが重要である。多くの患者に、自分の生活と兄弟や学校の友人が得た生活について考える時がくる。そして彼らは、何が自分に起こったのか、どうして起こったのかと疑問に思う。その疑問が、母親が自分を怒った時になぜ自分は現実の世界との関わりをなくしたかというようなことであれば、遺伝子や神経伝達物質について説明すれば、助けになる。レイチェルならそうした疑問をもつかもしれない。しかし、そうした説明は彼女が自分の人生をスーザンの人生と比較した時には役に立たない。統合失調症では多くの理由で自殺が起こるが、その割合は発症後の最初の５年間では約10%である。自殺を命ずる声に反応する患者がいるが、それは心の中に生じた彼らの苦痛の現れである。精神が正常に戻った瞬間に、自分が人生の中で失った全てのものに落胆して自殺する患者もいる。セラピストや家族にとって、それは判断に迷う瞬間である。なぜならば、患者が私の心を読み、私の落胆が彼らの落胆を刺激するのではないかと思うからである。統合失調症患者は他人が落胆するわずかなそぶりに対して人並みはずれた鋭い感覚をもっている。私の忍耐と関心がなくなる時もある。それはたいていの場合、私自身の生活の中でのいろいろな事情による。たとえ全てがうまくいっていても、私は翌日にレイチェルやポールの母親からの電話を受ける。レイチェルは私が彼女にいらいらしているのかどうか知りたがる。ポールの母親も同様に心配する。私は自分自身が元に戻ったと感じるまで待ち、それから彼女に電話して、彼女の治療に対して気持ちをなくしたわけではなくて、自分の研究にも気がかりなことがあったのだと伝える。家族は子供を救うために、時として自分たちに実

際できる以上の労力と費用を必要とする極端に欲張りな計画を立てることがある。私は患者の家族と自分自身に向かって次のように忠告する。統合失調症患者は、一度だけの英雄的な助けではなく、長年にわたって継続する関係を必要としている。

第10章
統合失調症の発生過程

　これまでに述べた、現在行われている治療法や研究段階の実験的な治療は、統合失調症における神経生物学と心理学に基づいて、発症頻度の高い成人期に行われてきた。その結果、レイチェルやポールのような人々の人生を変えてきたが、この治療は、予防や治癒というよりは社会復帰に効果がある。しかし、彼らを含め全ての患者の人生は無限の可能性をもってはいるが、これらの治療法によって障害を軽減することはあっても、完全に治すことは決してできないようである。統合失調症罹患者の脳の異常は、わずかではあるが、病気を発病するずっと前、胎児期・幼若期に、脳の神経細胞と神経回路の発達に大きく関与するCHRNA7などのわずかな遺伝的変異が影響しているようである。

　科学の最先端分野の研究の一つに脳の自己構築機構についての研究がある。脳は身体の他の部分と同様に、単細胞として始まるが、脳細胞を発達させるためだけでなく、脳が出生とともに機能し始め、その後20年をかけて発達していくために、脳細胞どうしを正確に関連付けるための多くの情報をDNAはもっている。脳が完全に発達した時どのように機能しているのかを明らかにすることは難しいが、ましてや単細胞からどのように発達していくか

を明らかにすることはとても難しい。完全な答えは明らかになっていないが、脳細胞が互いの電気的活動に影響を及ぼすという特有の機能を利用して、ある細胞が他の細胞から分泌されたホルモンに応答し、身体中に働きかけるという原理を使い相互作用しているようだ。これらの相互作用がどのように働いているのか、また統合失調症ではどのように不具合が生じているのかを説明するため、再び海馬の抑制性の介在神経細胞であるコリン作動性神経の例を用いてみることとする。

　精子と卵子が結合し、新たに誕生するヒトの最初の細胞を形成した後、接合子と呼ばれる新たな細胞は、すぐに分裂し始めて、いくつかの細胞から成る小さな塊を形成する。これらの細胞は最初は全て同じだが、新たに誕生するヒトの体の中で特定の役割を担うために、それぞれの細胞が変化または分化し始める。あるグループは将来の表皮細胞の特性を帯び始める。細胞分裂と細胞分化は続き、外胚葉と呼ばれる将来の皮膚となる一部から、神経芽細胞と呼ばれる最初の神経細胞が生じ始める。それらは外胚葉層を離れて将来脊髄と脳になる神経管という管を形成し始め、まず、表面にα7-ニコチン受容体を発現する。CHRNA 7遺伝子は接合子を含む全ての細胞のDNAに存在し、いつでもメッセンジャーRNAに転写されα7-ニコチン受容体を発現することができる。しかしながら、いつ、どこで遺伝子をオンとするかオフとするか[訳注1)]は、適切な時期に性質の異なる細胞を発達させるために重要なメカニズムの一つである。遺伝子には、メッセンジャーRNAを合成するためのエクソンとイントロンだけでなく、プロモーターと呼ばれる第一エクソンの直前のDNA領域がある。プ

ロモーターはRNAに転写されず、むしろRNAに結合するタンパク質の受容体としての機能を果たす。プロモーターが結合すると、二本鎖のDNAをねじり開いてスペースを作るので、メッセンジャーRNAにエクソンを写すタンパク質が鎖のうち一つに結合できるようになる。そして、メッセンジャーRNAにDNAのエクソンをコピーする仕事を開始する（図10-1）。CHRNA 7プロモーターはそれぞれ異なるシグナルタンパク質と作用する多くのサイト、A、C、G、Tからなる特定の塩基配列をもつヌクレオチド[訳注2]をもっている。これらのシグナルペプチドの多くは神経細胞のみで作られている。したがって、一つの細胞が、α7-ニコチン受容体の合成を含め、脳に特異的であるシグナルペプチドを作ることによって、脳細胞として働き始める。その最も早期に現れるサインの一つが、その細胞表面に発現するα7-ニコチン受容体である。

　発達段階で起こる、異なるシグナルタンパクと受容体の発現は特定の細胞で起こるというだけでなく、起こるべき時も決まっている。遺伝子は必要とされない時にはほとんど働かないが、規則

訳注1）遺伝子のオン/オフ
　ヒトの体は約60兆個の細胞からできているが、その一つ一つの細胞が、それぞれ全ての遺伝子をもっている。ただし、皮膚や筋肉、神経などそれぞれの細胞では、ある特定の遺伝子だけがオンになり、それ以外の遺伝子はオフのまま抑え込まれている。そのような遺伝子発現のオン・オフの調節を、DNAに巻き付いたクロマチンタンパク質が行っている。

訳注2）ヌクレオチド（Nucleotide）
　ヌクレオチドとは、ヌクレオシドにリン酸基が結合した物質である。ヌクレオシドは五単糖の1位にプリン塩基またはピリミジン塩基がグリコシド結合したもの。DNAやRNAを構成する単位でもある。

的順序をはずれて働く遺伝子はしばしば病気の原因となる。例えば、悪性腫瘍は、正常ならば初期発生で働くだけのはずが、その後も遺伝子のオンを伴い、機能をもたない組織を形成している。一方で、先天性口蓋裂は組織が顔面の中心線に到達するよう指示する遺伝子が必要な時間内にオンされなかった時に起こる発育異常である。ヒトの発達の最初の2、3週間以内の脳細胞におけるα7-ニコチン受容体の発現はこの原理の例外であると考えられている[1]。なぜなら表面にα7-ニコチン受容体をもつ脳細胞にアセチルコリンシナプスを導く軸索は、8カ月以上経って出生の直前になるまで到達しないからである。であるから、その受容体はアセチルコリン作動性神経が発現するよりも早い段階で形成されていると考えられている。

他と異なる DBA マウスからの手掛かり

我々は、α7-ニコチン受容体の数が異なる動物を調べ、これらの違いが脳の全体的な発達に何らかの影響があるのかどうかを検討した。なぜなら、α7-ニコチン受容体の発現は海馬の抑制性介在神経細胞できわだって多いので、追跡していくのによい指標となるためである。α7-ニコチン受容体の数が正常であるマウスにおいては、介在神経細胞は海馬のCA3領域の細胞層の隅から隅までと、尖端樹状突起とCA1領域の細胞層に分布する。DBAマウス（毛皮が茶色く先は白く色あせていることに由来してこう呼ばれる）は、海馬のα7-ニコチン受容体が他のマウスの半分の数しかない。このマウスでは、CA3領域にほとんど介在神経細

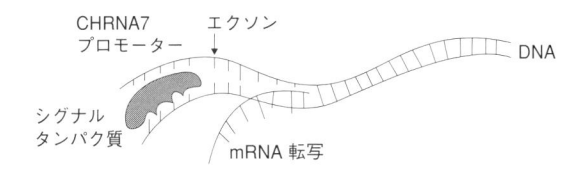

図10−1 シグナルタンパク質は遺伝子発現の第一段階であるDNAのmRNAへの転写を制御する。mRNAはその遺伝子のDNAにコードされたとおりに特定のタンパク質を作り、それが細胞機能を導く。シグナルタンパク質は遺伝子のプロモーターの特定の場所に結合する。なぜならその遺伝子コードの小さい部分の形状に適合するからである。DNAはタンパク質のコードを含む遺伝子のエクソンがmRNAに転写されるようにねじれをほどく。

胞はなく、CA1領域では介在神経細胞はその領域を移動し、細胞層の極めて端に行きついている[2]。これらの変化はわずかながら、問題を引き起こしている。成人期のこの変化は出生前後の発達段階をより詳細にみても確認できる。マウスの妊娠期間はたったの3週間程度だが、発達段階でのα7−ニコチン受容体の発現はDBAマウスでは他のマウスより1日後に始まり、そして少ない。

α7−ニコチン受容体の発現におけるこの問題は、マウスのCHRNA7遺伝子におけるDNA多型[訳注3]に関連している。二つのDBA遺伝子をもつマウスはCHRNA7の発現が普通のマウスの約半分である。もしDBAマウスを普通のマウスと交配すれば、その子孫はDBAのCHRNA7と正常なCHRNA7を一つず

訳注3）多型
多型は、表現型多型と遺伝的多型に分けられる。表現型多型とは二つ以上の異なる表現型が同じ種の集団の中に存在する状態を指す。遺伝的多型とは同じ生物種の集団のうちに遺伝子型の異なる個体が存在すること、またはその異なる遺伝子・DNA配列のことをいう。

つもち、正常なCHRNA 7の発現は普通のマウスの約3/4となる。

　上記のように、α7-ニコチン受容体は神経細胞移動の早期に発現するため、α7-ニコチン受容体の変化は神経細胞移動における変化に関連していることがわかる。明らかになっていないのは、α7-ニコチン受容体がどのように活性化されているかということである。α7-ニコチン受容体を活性化させる化学物質はアセチルコリンだけではない。コリンでも活性化させることができるが、かなり高濃度でなくてはならない[3]。コリン濃度は胎児のいる羊水と胎児自身の中では高く、この濃度はα7-ニコチン受容体を活性化させるのに十分なレベルで、脱感作はあまりされないようである。そのため、アセチルコリンが受容体を活性化している場合に比べて長期にわたり活性化することができる。コリンまたはアセチルコリンが受容体を活性化すると、受容体分子がねじれて開き、カルシウムイオンやその他のイオンが細胞内に入ることができるようになり、細胞が移動できる。別のニコチン受容体であるα1-ニコチン受容体でも同じようなことが起こり、この受容体が活性化されると筋肉細胞へカルシウムが流入し、筋線維を収縮させることができる。

　カルシウムイオンは神経細胞の移動を助けるだけでなく、神経細胞が互いに応答し合うのにも役立つ。神経細胞は互いに結合してシナプスを形成するための突起を形成し始める（最初の軸索と樹状突起）。これらは将来の抑制性介在神経細胞なので、それらのシナプスでは抑制性神経伝達物質のGABAが使われる。しかしながら、発達の早い段階では、神経細胞はとても高い内部負電

荷をもっており、そのためGABAの役割は抑制性でなく興奮性である。細胞間のネットワークが形成され始めるにつれ、ニコチン受容体が活性化すると細胞を活性化させる。そしてそれらの細胞は隣接する細胞にGABAを放出し、それらの細胞は次々と活性化し、ネットワーク全体として盛んに活動し始める。新しい脳が働き始めるのである。成人期においても、神経細胞は自身の役割を維持するために活性化が必要である。通常それらを活性化させる神経細胞が死んでしまったために刺激を受けることがなくなった神経細胞は、突起を失って丸い細胞になり、平凡な細胞に戻る。

　マウスでもヒトでも、胎児期のほとんどの間を通じて、神経系はこの発達の状態である。出生直前に別の変化が生じるが、これもまた α7-ニコチン受容体に導かれたものである。学習装置としての海馬の中心はCA1で、錐体の興奮性神経細胞が数多く並んでおり、おそらく脳の全ての細胞層で最も密接した直線的な配列である。胎児期後期、CA1錐体神経細胞は α7-ニコチン受容体で覆われている。この期間に、グルタミン酸受容体という新しい受容体が細胞上に形成される。これらは成人の脳で興奮性の受容体になり、GABA受容体は抑制性受容体になる。グルタミン酸受容体にはいくつかの種類があり、アセチルコリン受容体のいくつかがニコチンにより活性化されるためにニコチン性と呼ばれるのと同じように、グルタミン酸受容体も特異的に活性化する実験用薬剤に由来して命名されたものがある。

　グルタミン酸受容体の第一の型はNMDA（N-メチル-D-アスパラギン酸）受容体[訳注4]と呼ばれる。NMDAはこの種の受容体

を活性化させる実験用薬剤の一つである。NMDA受容体もα7-ニコチン受容体と同様にカルシウムイオンを神経細胞内に流入させ、ゆっくりした興奮性の活性化を引き起こす。このことにより神経細胞は、グルタミン酸により活性化されるカルシウムイオンチャネルをもつNMDA受容体と、コリンにより活性化されるカルシウムイオンチャネルをもつα7-ニコチン受容体の両方を有するシナプスをもつことになる。α7-ニコチン受容体の活性化はさらに、グルタミン酸受容体の別の種類であるカイニン酸受容体の発現にも必要とされる。カイニン酸受容体は細胞内にナトリウムイオンのみを流入させる。α7-ニコチン受容体はすぐにほとんどの部分で消失し、カイニン酸受容体が神経間の速い神経伝達を担い、NMDA受容体はカイニン酸受容体の強い刺激の後にのみ活性化されるようになる。これは神経細胞が多くの入力情報を受けているということを意味している。この時点では、NMDA受容体の活性化が細胞応答における長期的な変化を引き起こしている。この変化が、第6章で議論したように、学習の神経生物学的な基盤となる。

訳注4) NMDA (N-Methyl-D-Aspartic acid) 受容体
　NMDA受容体はグルタミン酸受容体の一種。記憶や学習、また脳虚血などに深く関わる受容体であると考えられている。他のグルタミン酸受容体サブタイプであるAMPA受容体やカイニン酸受容体と異なり、NMDA (N-メチル-D-アスパラギン酸) をアゴニストとして選択特異的に受容することから分類された。NMDA受容体に作用する薬剤として、全身麻酔薬 (ケタミン)、鎮咳薬 (デキストロメトルファン)、抗痙攣薬 (ディゾシルピン：MK-801)、抗パーキンソン薬 (アマンタジン)、抗ウイルス薬 (メマンチン：メマンチンは中等度，重度のアルツハイマー病 (AD) の治療薬としてEUとアメリカで承認されている) がある。

DBAマウスはCA1領域の錐体神経上にα7-ニコチン受容体を発現しない。したがって、それらはNMDA受容体のみをもつ胎児期の海馬にとどまり、カイニン酸受容体をもつ成人期の海馬へ移行しない。おそらく脳の発達におけるこの移行のステップがないために、DBAマウスは学習が他のマウスよりもかなり遅い。

　さて、胎児が出生間近になるにつれて、神経系は学習を始めるのに十分なまでに発達する。α7-ニコチン受容体は神経系の構築を助けるという役割を完了する。実際、発達中のα7-ニコチン受容体の発現は成人期よりも約10倍高い。したがって、統合失調症がCHRNA7の多型によって引き起こされるという点を考えると、ダメージは将来の患者が生まれる前に起こっているようである。

　しかしながらまだ、α7-ニコチン受容体には発達中の最後の役割がある。海馬よりずっと下の中脳の中にある内側中隔核からのコリン作動性神経は介在神経細胞に到達しているが、それらは介在神経細胞が作る神経成長因子（NGF）[訳注5]というタンパク質によってこの領域に引き付けられる。コリン作動性神経のアセチルコリンを放出するシナプスは、NGFを取り込み細胞核へNGFを送り返すこともする。そのNGFはコリン作動性神経にとってとても重要で、それなしではコリン作動性神経は死滅してしまう。もし我々がα7-ニコチン受容体の持続した活性化をブロックした

訳注5）神経成長因子（NGF : Nerve Growth Factor）
　神経細胞の分化・成長・増殖や大脳の神経細胞の活性化作用に関わるタンパク質。

とすると、介在神経細胞はNGFだけでなく、脳由来神経栄養因子（BDNF）[訳注6]という関連因子を作る。このことにより、α7-ニコチン受容体をもつ海馬介在神経細胞と、アセチルコリンを作る内側中隔核が、生物学的に互いに依存するようになる。発達の早期においては、α7-ニコチン受容体は抑制性介在神経細胞と主な興奮性神経細胞が相互に作用することを助ける役割があった。そしてこの段階では、脳のより古い領域（脳幹網様体・脳幹網様体から中脳までの範囲）が、海馬に信号を送れるようにするという役割をもつ（図10-2）。これらの脳の原始的な領域は、海馬に注意を払うべきものを知らせる働きをする。この独自の能力は新生児が最も重要な生理的要求をするのに役立つ。

　死後の統合失調症のヒトの海馬では、α7-ニコチン受容体の発現が低下しており、さらに介在神経細胞に関連した様々な神経化学物質の発現の低下もみられる[4]。ちょうどDBAマウスでみられたように、いくつかの介在神経細胞は海馬と大脳皮質のすぐ下の白質にとどまっているようであり、それは介在神経細胞がまだこれらの領域に移動していないことを示唆している。また、DBAマウスでもみられたように、統合失調症のヒトの脳ではNMDA受容体からカイニン酸受容体への変化が不完全である[5]。これらがみな、精神病の生涯を終え、今や亡くなっているヒトの脳の中で、はるかに前、生まれる前の段階で起きていたこ

訳注6）脳由来神経栄養因子（BDNF：Brain-Derived Neurotrophic Factor）
　標的細胞表面上にある特異的受容体 TrkB に結合し、神経細胞の生存・成長・シナプスの機能亢進などの神経細胞の成長を調節する、脳細胞の増加には不可欠な神経系の液性蛋白質である。

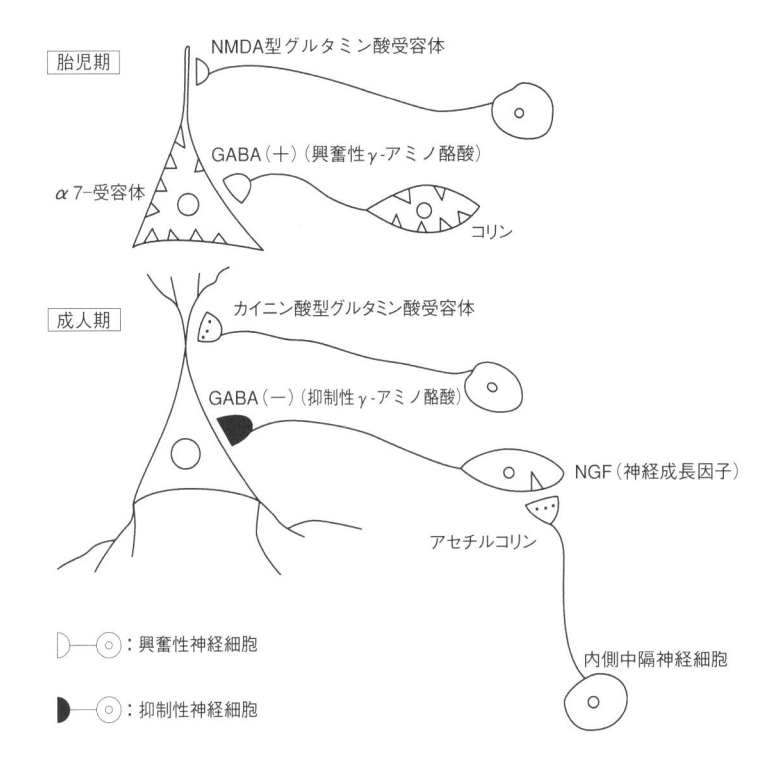

図10−2 胎児期の間、α7-ニコチン受容体は興奮性と抑制性の神経細胞の両方に広く発現している。これらの発現は、他のシナプス経路の発達を助ける。例えばGABA経路の興奮性から抑制性への転換や、グルタミン酸受容体の、胎児期の原初のNMDA型からカイニン酸型への転換などである。コリン作動性神経支配がまだ形成されていないため、羊水中のコリンがα7-ニコチン受容体の活性化因子である。成人期では、α7-ニコチン受容体の発現は抑制神経細胞に限局される（図中に描かれていないいくつかのシナプス前終末も同様である）。内側中隔核に由来するコリン作動性線維から受容体の活性化因子がくる。α7-ニコチン受容体は神経細胞の表面に小さなV字型の切れ込みとして描かれている。

とを反映しているというのは驚くべきことである。もし、統合失調症の予防を試みるならば、予防をする時は胎児期だと思われる。

　もちろん私たちは、胎児の脳の発達を妨げる事柄をいくつも思いつく。ニコチンの影響は明らかである。なぜならニコチンは胎児の α7-ニコチン受容体を簡単に働かなくさせる。喫煙者がタバコから得る一時的な興奮は、高用量のニコチンを急激に摂取したことによるものである。胎児は胎盤によって部分的に保護されているので、ニコチンの流入をゆっくりと受け、主に受容体の鈍化が起こる。動物モデルでは、ニコチンはグルタミン酸シナプスの成熟を抑制し、胎児期の NMDA 型のままに留める[6]。妊娠中に母親が喫煙していた人は、思春期まで注意と情緒の障害が続く。

予防における最初の試み

　よい効果が出るような働きかけを考えることはたいへん興味深い。α7-ニコチン受容体のみに作用する薬剤により改善を試みることはできるが、薬剤はしばしば意図せぬ副作用をもつ。我々はヒトの発達にわずかにでも障害を与えるものを特に警戒する。コリンは胎児期の発達中に α7-ニコチン受容体を活性化する物質であり、通常はヒトの体内に豊富に存在する。コリンはほとんどの細胞の細胞膜に不可欠な要素で、それゆえ全ての肉類やほとんどの乳製品、大豆など多くの食品に豊富に含まれており、健康食品ストアで大豆抽出物など比較的純粋な形で購入でき、マルチビタミン剤にも含まれるようになってきている。妊娠中のみコリンが

不足することが考えられる。胎児が新しい細胞を作るためにはコリンを非常にたくさん必要とするので、妊婦はその需要に対応できなくなることが多い。細胞が作られるにつれ、α7-ニコチン受容体を活性化するために循環中のコリン濃度は下がり得る。この問題はα7-ニコチン受容体を十分にもっていない胎児において特に影響が著しいと考えられた。

そこで我々のグループは、統合失調症の遺伝的リスクをもつ新生児にコリンの補給が有効であるかどうかのテストとして、DBAマウスの発達に効果があるかどうかを研究した。雌マウスには受胎から離乳までの間、通常摂取量の倍のコリンが補給された。その後、仔については普通の食餌で成熟マウスになるまで育てられた。DBAマウスのα7-ニコチン受容体数は減少しており、プレパルス抑制[訳注7]がみられない。しかしながら、妊娠中と授乳期間中にコリン補給餌を受けていたDBAマウスではプレパルス抑制がみられた。

この効果は神経管欠損と口蓋裂の予防のための葉酸補給と似ていると考えられている。これらの病気は統合失調症と同じく遺伝に基づいている。全ての例が予防されるわけではないが、遺伝的欠損があった場合でも、葉酸補給は神経管欠損と口蓋裂を予防で

訳注7）プレパルス抑制（Prepulse Inhibition：PPI）
　プレパルス抑制とは、突然の音刺激に対する驚愕反応が、その直前に驚愕を引き起こさない弱い同種の刺激を差し挟むことにより抑制される現象をいい、感覚運動情報制御機能（sensorimotor gating）を反映する指標の一つと考えられている。PPIは、ヒトでもモデル動物でも、測定し、数値化することが可能な生物学的指標である。PPIの低下は、統合失調症などの精神疾患の患者や未発症の同胞で認められることが報告されている。

きる。両親はこれらの欠点を伝搬するリスク遺伝子があるかどうかの検査を受けることはない。なぜなら遺伝的原因がわからないかもしれないし、それが胎児において初めて起こる遺伝的変異である可能性もあるからである。40歳以上の男性はより統合失調症の子供をもうけやすい可能性がある。なぜなら精子細胞は思春期から常に分裂を続けているため、年を重ねるほどより多くの細胞分裂が起きており、多くの遺伝的エラーを生じる可能性があるからである。いくつかある女性による用心深い設計の一つの例といえるが、女性は出生前に全ての卵子を形成しているので、加齢は重大なリスクとはならない。これと同様に、我々は統合失調症の遺伝的リスクについて両親を検査することはせずに、常に安全で、この病気に対する手助けが必要な両親にとっては効果がある治療を考えていく。

　妊娠中のコリンの補給は、統合失調症によいという理由ではなく、この補給を受けた子供たちは学習能力と記憶力がよりよいという予備的な実験報告を看板にして、すでにインターネット上で広く宣伝されている[7]。コリンなどを含む自然食品が病気の予防や治療ができると宣伝されるのでない限りは、米国食品医薬品局は天然物の宣伝や販売の規制をすることを米国連邦議会により禁止されている。我々はコリンが統合失調症のリスクを軽減するかどうかを検討するために、実験的な治療を行う認可を食品医薬品局から得た。問題なのは、統合失調症は発症まで遅ければ30年かかることと、発症するのは人口の１％未満であるということである。答えがわかるまでには、多くの新生児を治療し、長い間待たなくてはならない。

多くの遺伝子の関連

　CHRNA 7 だけでなく他にも多くの遺伝子が統合失調症に関連しているということを第5章で述べた。神経生物学的疾患の一つとして、統合失調症を考える例として CHRNA 7 を取り上げた。この疾患において CHRNA 7 は唯一、神経伝達物質受容体として作用する候補遺伝子であるが、他のほとんどの遺伝子は脳の発達や成長に直接的に関連している。一つの例は第8染色体に位置するニューレグリン1（NRG 1）[訳注8]である。ニューレグリンはニコチン受容体の組立に必要な分子として発見された。さらにニューレグリンは、グルタミン酸受容体の組立においても広範な役割をもっている。海馬の解剖標本において、ニューレグリンの減少は α7-ニコチン受容体数の減少と関連していた。また別の遺伝子、DISC 1（disrupted-in-schizophrenia-1）は統合失調症死後脳の組織を顕微鏡で調べた研究や、統合失調症の家系を細胞遺伝学的に調べた研究から発見された。組み換えの間に時々、対になった2本の染色体がアームを交換する代わりに、全く異なる染

訳注8）ニューレグリン1（NRG 1）
　統合失調症の最も顕著な症状は妄想と幻覚であるが、症状が出そろう前に軽い精神異常の行動があり、全体的な認知不全もある。ニューレグリン1（NRG 1）遺伝子の変異体をもつ人は、変異体をもたない人よりも精神病の症状を起こしやすく、知能指数（IQ）も低い傾向がある。ニューレグリン1遺伝子は統合失調症に関連するとされている。さらに、その危険なニューレグリン1変異体をもつ人は、fMRI（機能的核磁気共鳴画像法）で測定してみると、脳の前頭葉と側頭葉の活動が弱いことがわかった。この結果、統合失調症の行動や神経的な前兆には、遺伝要因が大きくかかわっているのではないかと考えられている。

色体と交換が起こる。これは平衡転座と呼ばれる。例えば、統合失調症の家族歴がないのにこの病気を発病したあるイタリア人家族において第15染色体のCHRNA 7領域と第18染色体の間に平衡転座がみられた。DISC 1において、転座は第1染色体と第11染色体が関連し、この転座のある家族のメンバーに統合失調症が遺伝する。転座部位でDISC 1遺伝子の配列が分断されている。DISC 1はこれまでは知られていない遺伝子であったが、神経細胞の移動に関連する遺伝子であるNUDELと相互作用している。第5章で述べたように、組み換え中に起こる欠失がCHRNA 7に影響を与える可能性がある。

 第13染色体上のG72もこれまで知られていない遺伝子であったが、D-アミノ酸酸化酵素にそのG72がコードするタンパク質が結合し、D-セリンの濃度を制御することによって、最終的にNMDAグルタミン酸受容体の活性化を制御する。第1染色体上のDISC 1に近接する位置にRGS 4（Gタンパク質シグナル調節因子4）の遺伝子配列がある。多くの他のホルモンや神経伝達物質による外部からのシグナルと同じように、α7-ニコチン受容体の活性化のようなシグナル伝達を、Gタンパク質は、細胞機能を変化させる特定のタンパク質を活性化するシグナルに変える。まだ確認されてはいないが、これらの遺伝子全てが相互作用し神経発達に及ぼしている影響が、統合失調症で認められるのは見事である。CHRNA 7を含むほとんどの遺伝子は、統合失調症だけでなく双極性障害においても同様に、リスクの一部となる。これらの二つの疾患には、特筆すべき重複した症状がみられる。それは、多くの双極性障害患者は精神病の症状を示し、統合失調症患

者は双極性障害のような気分の変動の症状を示すということである。

　もう一つの未解決の問題は、統合失調症においてこれらの関連遺伝子の機能を変える原因となる特定のDNAの変化が見つけられていないことである。CHRNA 7に関して、我々はプロモーター領域の機能を変える多型を見つけたが、他の研究グループではこれらの多型でも染色体の結合価[訳注9]が保存されていることを発見した。さらに我々は多型が病気のリスクを増加させることを見いだしたが、他民族の多型を解析した研究者は、リスクとは無関係であることを報告した。このようなあいまいな状態は、第5章でのレイチェル一家にみたように、病気を遺伝するDNAの変化はすでに起こっているが、まだ発症していないという場合にも起こる。変異遺伝子が病気との関連を示しても、それは必ずしも同じ症状を示すとは限らない。この問題は関連遺伝子のどれにも起こり、他の多くの一般的遺伝的疾患でもみられることから、一部の理論家は、一般的には特定の遺伝子が特定の疾患に関与する

訳注9）染色体の結合価
　体細胞分裂では、元の細胞（母細胞）と同じ細胞（娘細胞）ができる。そのためには、体細胞分裂の前に核内の遺伝子（DNA）を複製し、染色体数を2倍にしておく必要がある。これは、細胞分裂に先立つ間期と呼ばれる時期に行われ、細胞分裂の前期には、遺伝子が複製された状態の染色体がくっついている。顕微鏡などで見ると、X字型に見える。減数分裂は、精子や卵細胞を形成する際に行われ、精子や卵細胞は、このあと受精するため、染色体数を半分にしておかなければならない。そのため減数分裂では、2回続けて分裂が行われる。2回目の分裂は体細胞分裂と同じ過程を経るが、第1分裂では実際に染色体数を減らす分裂が行なわれる。染色体数を減らすために、相同染色体が対合し、二価染色体が形成される。少なくとも相同染色体の1本は、精子や卵細胞に取り込まれるようにする必要がある。

が、これらの遺伝子が示す症状は様々な家族によってそれぞれ異なる可能性があるということを提示している。例えば、マルファン症候群において変異株はどれもFNB1に起こるが、100種以上の変異株がみられ、共通するものは1、2家族にしかみられない。

発達過程

現在、統合失調症のリスクをもつ新生児がいるとする。そのような新生児はどのようにみえるだろうか？ ホームビデオが普及したおかげで、25年後に統合失調症を発症するであろうと思われる新生児の出生時からの多くの映像があり、そして、もちろん統合失調症を発症しないと思われる新生児の映像も数多くある。発症が予測される新生児はそうでない新生児よりも、ぐったりと締まりがない様子で、活動的でない。ただしこれらは通常でもよく観察される変化であり、必ずしも統合失調症の診断には用いられない。実際のところすでに脳が影響されていることはわかるが、挙動の観点で言えば、新生児なら通常できるようなことにすぎず、ほんの少し動いて筋を緊張させようとしているのがみてとれるくらいである。

統合失調症の進行は生涯を通してこの特徴をもっていると思われる。病気は個々の成長段階に関連して発症する。成長していくにつれて統合失調症の症状は順次明らかになっていき、成人早期までは完全には症状が発現しない。明らかになっていないのは、全ての病変が出生児にすでに存在していて単に成長の過程で現れるのかどうかということ、追加的なケアが可能である重大な段階

があるかどうかということである。患者の成長は特に家族にとって過酷である。なぜなら、彼らは異変が頻繁に起こるので、しばしば助けが必要になるからである。善意の小児科医やスクールカウンセラーや精神科医からも、「成長の度合いを量る範囲は広く、多くの正常な子供もこれらの不自然な特徴を示すことがある」と報告されている。

　しかしながら、それぞれの成長段階において子供は正常から一層離れていく。ぐったりとしていた幼児は6歳の頃にはいくらか内気で、かつ攻撃的になり、学校の担任から異常とみなされる。学習困難があり、特に男児の場合では、小児科医がADHDとして精神刺激薬による治療を始める。12歳の頃には、時に同じような社会的問題をもつ気の合う者がいる場合もあるが、友達はほとんどいなくなる。女児のほうがいくらか状況はよいが、小児期後期には男女とも兄弟姉妹と比べると怒りが原因でトラブルとなることが多い。一部の女児は非常に攻撃的になる。男児では凶器に興味を示すことが比較的よくみられるが、同じように興味を示したり、キッチンナイフをふりまわしたりするような女児は通常はかなりまれである。

　子供は一般的に精神病に対する防御力をもっている。例として、多くの大人で精神病を引き起こす麻酔薬であるケタミンがある。この薬はシグマ受容体に作用し、ドパミンとノルアドレナリンを遊離し、NMDA受容体を遮断するため、精神疾患を引き起こす。元々は麻酔薬として合成されたが、高頻度で精神病の症状を起こすために現在販売禁止となっているフェンサイクリジンと、ケタミンは似ている。通常、12歳未満の子供は、12歳以上の

子供と比べて、精神障害の危険度は低いことが多い。そのため、12歳未満の子供には、他のほとんどの麻酔薬より安全なので、ケタミンが治療薬としてしばしば使われる。

しかしながら、この防御は絶対的なものではなく、早ければ 4 歳で統合失調症の最初の症状として幻覚を起こし始める子供もいる。ある子供は、私の同僚の Randy Ross（ランディー・ロス）に、自分の頭に耳をあてて「ぼくの中のいろんな声を聞いて」と言った。こういったことはまれであり、統合失調症を発症するのはたいてい思春期後期または成人早期であることから、こういった子供たちの症状が統合失調症と関係しているとは考えられていなかった。しかしながら、これらの子供たちには、しばしば二親性の、統合失調症のカラーが強い家族歴がある。精神病に対し子供は比較的高い防御力をもっているにもかかわらず、明らかに高い遺伝的リスクをもつ子供では統合失調症の発症が早い。病気の発症において遺伝的リスクが大きいという典型的な例である。子供たちは特に治療の後には統合失調症の症状がなくなることがある。思春期や成人期における治療経過の早い時期にも寛解状態になる可能性があるが、ほとんどの場合一時的なものである。一般的に、早期に発症した子供たちは、生涯病気を持ち続ける。

10代になると、子供はしばしば抑うつ状態になり、他の人との接触を望まず、強迫的になる。常に、自分に非常に悪い何かが起こることを心配して怖がり、奇妙な「儀式」によってそれを避けようとする。例えば、真剣に聖書を読んだり、非常に激しく手を洗ったり、ものを食べなかったりといったことである。しばしば抑うつ状態と強迫観念（恐れ）のために薬物治療が行われる。大

人の同じ症状に効果的であることから、抗うつ薬が使われる。精神刺激薬によるADHDへの治療も継続する。両親はますます困惑する。子供は数種の薬を服用するようになるので、何度も家族としてどう対応するのか話し合いが開かれる。しかし、子供がこの状況を脱するだろうという励ましの言葉はむなしく思われる。時々、患者は薬を全てやめると、症状がよくなったようにみえることがある。それは、精神刺激薬は学習障害を改善していたが、同時に、子供を興奮させたり幻覚をもたらしていたことが考えられ、抗うつ薬でもまた同じことが起きていた可能性があるからである。統合失調症の遺伝家系の場合でも、まだ、このような子供が慢性の統合失調症になる確率は、低く、おそらく20％程度である。

そしてハリー・スタック・サリヴァンが懸念した被害妄想のように劇的なものではないが、精神病症状の急な進展を引き起こす出来事が起こる。それは一年中を通して起こり得る出来事である。例えば引っ越しや別居はよくあることで、それにより人は自分を支えていた家族や友達、コミュニティーとの交流を失う。たいていの若者が兵役や学業、仕事のために引っ越しをするので、珍しいことではない。しかしながら、統合失調症を患っている人にとっては、これらが原因となり、より明らかな精神病が発症する。我々がポールの人生に介入したのはこの時期である。自宅に戻ることにより一時的に症状が改善するかもしれないが、たいてい1年以内に再発する。

小児から思春期、若年成人への成長について明らかにできれば、同じように成長に伴う病気の進行についてもうまく説明でき

るが、ここに至るまでの様々な過程の重要性についてはまだ説明できない。神経遮断薬の副作用がリスペリドンの導入に伴い少なくなってきたので、リスペリドンを早期に服薬すると精神病の進行を防ぐことが期待されている。この薬理的処置におけるリスク／ベネフィットについて多くの研究が行われた。まず、子供たちが統合失調症と分類され、次に、病気が慢性化する確率が5分の1である時に、副作用の少ない薬が処方された。最新のエビデンスでは精神病の進行を遅らせるかもしれないが、予防はしないということが示唆されている。

　現在数カ国で実験的に行われている取り組みとして「getting to know you（あなたを知ってもらうこと）」と呼ばれているものがある。ノルウェーとオーストラリアで行われている二つのプログラムは、公的に大きな規模で働きかける活動を行っており、教師や家族、クラスメートに統合失調症の早期の症状を見つけるよう呼びかけている[8]。統合失調症が疑われた人が早期にカウンセリングを受けるのに役立っている。これは、未治療の精神病期間があることは神経生物学的または精神医学的に損失であること、また、治療施設へ早期に連絡すれば、病気が確定診断された時に、より時宜にかなった治療につながるという推測による。このプログラムに参加した各国の若者では自殺率が減少したとノルウェーのグループは報告した。またこのプログラムは暴力的な空想をもつ子供たちと早期にかかわりをもてるようにするためにも展開できるかもしれない。もちろんこのようなプログラムを実施するには、万人に質の高い健康管理を提供する体制が必要条件となる。

統合失調症を後に発症する可能性のある子供たちを、出生から成人期までの間で、予め確実に診断する方法はない。有益と考えられるのは、当たり前のようであるが、健康を重んじることである。なぜなら、統合失調症を後に発症する子供たちにおいて、頭部外傷や脳の疾患が多くあることが報告されている。小児期の頭部外傷はよく起こることとはいえ、その影響は深刻である。損傷は自動車事故によるものから髄膜炎まで様々である。シートベルトや自転車用のヘルメットがよい予防策であるのと同様に、重篤な髄膜炎を起こすありふれた原因菌（インフルエンザ菌や髄膜炎菌）に対する予防接種はよい予防策である。アメリカにおける統合失調症の発症率の増加は薬物乱用の増加によって生じているわけではないが、薬物乱用もまた素因となりうる。そしてまた、脆弱な人においては精神刺激薬が精神病を誘発することがあるが、精神刺激薬を ADHD に対して一般的に使用しても発生率は増加しない。とはいえ、統合失調症の子供では、思春期に進行していく重要な神経生物学的変化に、異常があるようである。例えば、思春期の間に大脳皮質の全体にわたり神経細胞が減少するが、統合失調症の子供においては減少が加速しているようである。何がこの減少を起こしているのか、それを止めることができる医療があるかどうかはまだわかっていない。

　30歳を過ぎると統合失調症の発症率は劇的に減少する。男性ではごくまれで、女性では産後に精神病が続くと、一部の患者ではそれが統合失調症の初期症状となる場合がある。また、女性は妊娠に関係なく35歳から40歳の間で第二の小さな発症のピークを迎える。これらの女性はしばしばうつ病を罹患していると考えられ

ているが、妄想が続き、たまに起こる幻覚から統合失調症と考えられる。最後に、老齢期では聴力障害がこの病気の最後のきっかけとなる。

　ある92歳の老人は理屈っぽくはあったが、ずっと親切で寛大であった。様々な事業を営み、生涯の友をつくり、89歳で妻を亡くすまでは大家族の家長として役目を務めてきた。そして、その後一人暮らしになったが家族とは連絡を取っていた。姪に統合失調症の家族歴があった。80歳代後半から次第に聴力障害が進行して、次第に息子たちに対して怒ることが多くなった。新しいアパートでは地下室から拷問の声を聞き、それが頭から離れなかった。そのことを説明する時に彼は泣いた。アルツハイマー型認知症を示唆する皮質の萎縮や記憶障害の兆候はなかった。幻聴を軽減するために神経遮断薬で治療されたが、薬によってバランス感覚をなくし、腰を骨折した。手術するには体力が十分でないと考えられ、晩年は養護施設で絶え間なく叫び続けている女性の隣の部屋で過ごした。彼は彼女を若い男だと思っていた。それで彼女を嫌っていた。この老人は私の祖父であった。

第11章
神経生物学における最後の知見
—最終的な考察—

　本書の目的は、統合失調症に関する生物学的研究について紹介することであり、統合失調症に罹患した状態について、より広義にはヒトの脳はどのように働いているかについて、生物学的研究から得られる情報をみていくことである。現在、統合失調症は軽微な生物学的異常が集積した結果であり、一つ一つの異常は重篤な障害を引き起こさないが、それらが組み合わされば精神病を発症する可能性があると考えられている。統合失調症を発症すると、その病気は患者の世界観を変化させ、患者自身にも、あるいはそれを治療したいと願っている介助者にも、こうした変化を容易に元に戻すことはできない。

　私は、誰もが同じように思考の異常に陥ることがあると考えている。我々の世界に関するいかなる理論も、統合失調症における感覚情報処理機構の異常のような認知の誤りや、妄想のような歪んだ確信に曝される。しかし、現実がそのような異常な世界から引き戻してくれると、あなたは主張するかもしれない。本当に助けが必要であるような緊急事態の場合には、統合失調症患者も正常に戻ることができる。しかし、そうでない場合は、すぐに妄想や幻覚状態に戻る。統合失調症患者と真剣に会話すれば、自分自

身が精神病なのではないかと疑わずにはいられない。

我々と統合失調症との間を隔てる神経生物学的な防波堤は存在しない。存在するとすれば、強力な抑制性の神経系あるいは高度に統合されたドパミン作動性神経系である。しかし、これらは全ての人において正常に機能しているわけではなく、統合失調症患者では機能していないようである。統合失調症型（schizotypy）や統合失調症の発症につながるというポール・ミールが命名したSchizotaxia遺伝子は、より複雑な遺伝学によって後ろだてされている。遺伝学によれば、ほとんどのヒトは、複数の研究で統合失調症の発症リスクであることが示された遺伝的素因を少なくとも一つはもっている。

統合失調症患者は、このように精神状態が不安定であることを自覚しているが、誇り高く、そして恐怖感の少ない時期にはたいてい人間味にあふれた生活をしている。彼らのその勇気こそが、共に取り組むにあたり、彼らを魅力的にしている。統合失調症と診断されていない我々にも、統合失調症の治療原則は役に立つ場合がある。第一には、将来もずっと正気でいられると当然のように思ってはならない。誰もが、いかなる時も、神から試練を与えられる可能性がある。第二には、物事の捉え方や、最も強く心に抱いている信念をもう一度見直すことは有益である。そして第三には、突拍子もなく、馬鹿げたことだと思われることには、すばらしい価値のある発想や現実が混在しているかもしれない。我々の世界には新しい発想などはほとんど存在せず、ほんの数秒間でも海馬に新しい発想を抱くことができる人は、より優れた物の見方ができる。我々の中にこのような能力を残していくために、ヒ

第11章 神経生物学における最後の知見―最終的な考察― 285

トという種属は、これまで1,000世代にもわたっていくつかの遺伝的変異を伝えてきた。我々の100人に1人は統合失調症を発症し、その人たちはこのような変異と変異に伴うリスクに対して大きな代償を払ってきた。そのため、このような代償をできる限り賢明に活かすことは、罹患していない我々に課せられた責務である。

　統合失調症患者に興味や関心をもつのは、我々の思考が、合理的なものでも非合理的なものであっても、患者と同じ神経機構を使っており、彼らと同じ人間としての不安を反映している、というだけではない。我々が知っている世界は、実は自分自身の心の中で作り出したものではないかという疑いは、妄想と現実の間に境界が存在するという気楽な想定を打ち砕くものである。バークリー司教と同じく、我々はこのようなジレンマを解決することはできない。なぜなら、どんな論理的検証も、我々の疑念と同じく、実存の不確かさに属するものだからである。これまで誤って現実と名付けていた自閉的幻想を壊すような、もっと厳しい現実が突然に、おそらく無理やり侵入してくるかもしれないという不安をもって、我々は生きていかなければならない。フロイトとサリヴァンは、被害妄想が、宗教的回心のように、精神病の悪化に伴って不安をかき立てる根源であるとした。我々は、自分たちの現実を論理的に検証することができないのと同様に、精神病患者の信念を惑わされたものとして簡単に片付けることはできない。逆に、統合失調症患者の絶対的な信念は、我々にとって羨ましいものだと思う。なぜなら、統合失調症患者は、我々が想像することしかできない神を実際に目にしているかもしれないからである。

神経生物学からの最後の教訓

　私にとってCHRNA 7 遺伝子の変異体およびα7-ニコチン受容体の発現は、本書の焦点となる重要な位置付けにある。我々がラットを用いて調べているこの原始的で古典的な受容体は、今日の人々の生命において特別な役割を果たしているという形跡が存在する。霊長類の脳では大脳新皮質が著しく発達している。これは、現在の齧歯類[訳注1]の先祖である小型哺乳類においても認められる。爬虫類、鳥類およびカエルのような両生類の脳は脳幹がその大部分を占めているが、齧歯類は主に海馬が発達している。ヒトにとって、多数の脳溝および脳回[訳注2]をもつ大脳皮質は、情報を分類するのに重要な領域である。ヒトは、海馬がなければ現在のことが学習できず、前頭葉皮質[訳注3]を失うと判断力や自らの行為の結果を予測する能力が欠落する。側頭葉皮質[訳注3]を失った場合にはまた別の重大な障害が生じ、あらゆる情欲（食欲、闘争欲、性欲）を抑えることができなくなる。頭頂葉皮質[訳注3]を失った場合には、複雑な事柄を理解する能力を失う。後頭葉皮質[訳注3]が障害されても視覚は保たれるが、見ている対象の価値を理解する能力（視覚認知力）が失われる。

訳注1）齧歯類
　　齧歯目の哺乳類の総称。鑿（のみ）形をした一対の門歯を有し、犬歯はない。リス、ネズミなど。
訳注2）脳溝、脳回
　　脳溝は脳表面のしわの凹み部分。脳回はしわの隆起部分。参考資料の図11-1参照（p.303）
訳注3）前頭葉皮質、側頭葉皮質、頭頂葉皮質、後頭葉皮質、視床、運動野、脊髄
　　参考資料の図11-2参照（p.303）

大脳新皮質は、明らかに人間として考えるための領域である。しかし、大型コンピューターと同様に、大脳新皮質にもその能力にみあった中央処理装置が必要である。大脳新皮質にとっての中央処理装置は視床[訳注3]であり、全ての感覚情報は視床を通過してから大脳新皮質の一次知覚野に至り、そこで初めて視覚、聴覚、触覚を分析する。視床は、大脳皮質の運動野[訳注3]からも情報を集め、滑らかに指を動かすための情報を脊髄[訳注3]に送る。また視床は、前頭葉皮質などの他の脳領域にも多数の線維を投射している。視床の周囲には、単層の抑制性神経細胞が存在し、鞘（神経核）を形成している[1]。この神経核の樹状突起は脳幹網様体の樹状突起と同様に、絡み合っているため、視床網様核[訳注4]と呼ばれるが、神経核というよりは鞘である。視床から投射する軸索は視床網様核に側枝を伸ばし、視床網様核の神経は抑制性の軸索を視床へ送り返す。これは、抑制性フィードバックループのもう一つの例である。視床網様核の基本構造は、齧歯類とヒトとの間で違いはない。異なる点は、α7-ニコチン受容体の発現であり、齧歯類では発現していたとしてもほんのわずかであるが、霊長類では強く発現している。ヒトの海馬におけるα7-ニコチン受容体の発現は齧歯類とほぼ同等であるが、視床網様核では齧歯類を上回り、視床網様核はα7-ニコチン受容体が最も顕著に発現している脳部位である。統合失調症では、視床網様核におけるα7-ニコチン受容体の発現が低下している[2]。

訳注4）視床網様核
　視床を覆うように存在する。厳密には背側視床（狭義の視床）ではなく腹側視床に属する。

本書でこれまでに詳述した海馬モデルは、ヒトにとっては極めて不完全であるという全く正当な議論がある。なぜならヒトは、ほとんどの精神機能に原皮質の海馬ではなく、大脳新皮質を用いているからである。新皮質は6層構造になっており、二つの主要な錐体細胞層および多種の抑制性神経細胞が存在している。神経細胞の突起は複数の領野に重複して出入りしており、相互的神経連絡が密に存在する。新皮質は、独立した三つの単層から構成されている海馬と比べて、複雑な情報を処理するには非常に優れていることは違いない。しかし、古典的なイオンチャネル内蔵型受容体[訳注5]と最も原始的な神経伝達物質が、このような新皮質の抑制性神経の活性化に関与しており、統合失調症ではその発現が低下している。

神経生物学のこの最後の展開では、ヒトにとって脳内の情報の流れを調節することが極めて重要であり、コリン作動性神経系による抑制性介在神経の刺激がそれらを調節する主要な機構であることが示唆されると私は考える。したがって、本書で検証してきたような単純な感覚現象が、脳の使い方、ヒトが脳をもつこと、それゆえヒトが人間であることの意味の大部分を占めている。すでに述べたが、本書の副題 "Schizophrenia as a Neuronal Process（統合失調症は神経生物学的過程である）" は、サリヴァンの成書の題名 "Schizophrenia as a Human Process（邦題：『分裂病は人間的過程である』）" に基づいたものである。我々が生物学に

注5）イオンチャネル内蔵型受容体
　Na（ナトリウム）イオンやK（カリウム）イオンを透過するチャネルを内蔵している受容体。ニコチン受容体など。

第11章　神経生物学における最後の知見―最終的な考察―　289

関わる場合には、人間性の本質を見失う可能性があるということに常に注意しておく必要がある。つまり、ヒトは、単なる脳の反射機構とフィードバックループの総和を超えた存在である。しかし、ヒトの脳を詳細に調べると、齧歯類に比べヒトでは抑制機能が高まっていることがわかる。したがって、遺伝的に決定された変異体がヒトの行動に重要な役割を果たしていることは驚くべきことではない。

　奇抜に思われるかもしれないが、神経生物学的知見をもう一つ紹介して、本書の議論を締めくくりたい。本書は、統合失調症に関する議論を哲学的および認識論的観点から始めたが、最後にニコチン受容体の役割についてもう少し詳述して終わろうと思う。これは進化論的重要性をもつことである。少なくとも地球上においては、人類の思考能力の発達は、他に類を見ないものである。交尾期のオスの競争的行動を除いて、自殺や同種内での闘殺をほとんど行わない他の多くの種属と比較して、ヒトが重篤な行動障害を発現する率は、この発達に伴って、非常に高くなったと思われる。進化が絶えず優れた脳を選択していくのであれば、行動障害を生じやすい脳ではなく、そのような障害から保護される脳を選択していくはずであると考えることができるだろう。しかし進化は膨大な能力を維持する特性のほうを選択したようである。それは、情報を蓄積し、その情報を整理し、未来を予測し、そして、これまで見たことも聞いたこともない新しい物語を創作する能力である。だがこの膨大な能力は驚くほど不安定であり、過剰な内的、外的情報によって容易に破綻する。感覚情報処理機構は原始的な齧歯類の脳の海馬も保護していたが、ホモ・サピエンス

（人類）になる霊長類の大脳皮質が急速に大きくなるのに適応して急速に拡大する必要があったようだ。そのため、進化に伴って、視床が新皮質をコントロールするのを補助するため、極めて原始的なシステム、すなわち、最も古い神経伝達物質とその古典的なイオンチャネル内蔵型受容体をもち出した。これは無謀なその場しのぎの解決策のように思われる。ヒトがラットよりも、より洗練された方法で情報を処理することができるのなら、なぜヒトは高度に発達した大脳皮質における感覚情報処理機構としてラットの機構と同じようなシステムを使うのだろうか。

　実際に我々は、多くのヒトは感覚情報処理機構が機能しなくても、情報を処理することができる、あるいは少なくとも、CHRNA 7 遺伝子の機能異常によって部分的にその機能が障害されていても対応することができるということを学んだ。このような欠損がどのような影響を及ぼすかについては、全て明らかにされているわけではない。ある人は精神病に罹患し、別の人は無限の好奇心と創造性をもち、また中にはその両方を兼ね備える人もいる。おそらく Albert Einstein（アルバート・アインシュタイン）の息子や Søren Kierkegaard（セーレン・キルケゴール）の母が精神を病んでいたのは偶然ではないかもしれない。進化はヒトに多彩な能力をもたらした。これは、卵子と精子が作られる時の対立遺伝子の任意の組み合せに基づいているようである。ヒトは多くの点で脆い存在である。ヒトの生命は単細胞から始まり、無防備な状態で生まれ、容易に精神病に罹患する脳をもって生きている。このような脆弱性は少数の不運なヒトに限られたものではなく、誰もがもっているのである。

文献

はじめに

1. P. S. Churchland, *Neurophilosophy: Toward a Unified Science of the Mind-Brain* (Cambridge, MA: MIT Press, 1989).

第1章

1. Jewish Publication Society, *Tanakh—The Holy Scriptures* (Philadelphia: The Jewish Publication Society, 1985).
2. *The Trial of Jeanne d'Arc*, translated into English from the original Latin and French documents by W. P. Barrett (New York: Gothman House, 1932), 51; http://www.fordham.edu/halsall/basis/joanofarc-trial.html.
3. Eugen Bleuler, *Dementia Praecox oder Gruppe der Schizophrenien* (Leipzig: Deuticke, 1911), chap. V, 56–57. English version: *Demenia Praecox or the Group of Schizophrenias* (New York: International Universities Press, 1950).
4. Karolinska Institute. The Nobel Prize in Physiology or Medicine, 2000. http://noble.prize.org
5. Arthur Schopenhauer, *The World as Will and Idea*, 1818, ii, 199: Essays, "On Noise." Translated by Will Durant, *The Story of Philosophy* (New York: Simon and Schuster, 1953), 230.

6. Sigmund Freud, "The Case of Schreber," vol. XII, *The Standard Edition of the Complete Psychological Works of Sigmund Freud*, trans. James Strachey (London: The Hogarth Press, 1958), 90.
7. Harry Stack Sullivan, *Schizophrenia as a Human Process* (New York: WW Norton and Company, 1962), 243–244; the remarks were comments following a speech he made after delivering a paper published in 1931.
8. Jean Delay and Pierre Deniker (1952), trans. Murray Jarvik, 166. L. S. Goodman and A. Gilman, *The Pharmacological Basis of Therapeutics* (New York: Macmillan, 1965).
9. Paul E. Meehl, "Schizotaxia, Schizotypy, Schizophrenia," *American Psychologist* 17, no. 12 (1962): 827–838.
10. Bishop George Berkeley, *Treatise Concerning the Principles of Human Knowledge* (Dublin: Jeremy Pepyat, 1710), 22–23; http://plato.stanford.edu/entries/berkeley.
11. Plato, *The Republic*, trans. Benjamin Jowett (New York: The Colonial Press, 1901), http://ww.fordham.edu/halsall/ancient/plato-republic.txt.

第 2 章

1. E. Robins and S. B. Guze, "Establishment of Diagnostic Validity in Psychiatric Illness: Its Application to Schizophrenia," *American Journal of Psychiatry* 126 (1970), 983–987.
2. Donald Broadbent, *Perception and Communication* (Oxford, England: Pergamon, 1958).
3. P. H. Venables, "Input Dysfunction in Schizophrenia," *Progress in Experimental Personality Research* 72 (1964): 1–47.
4. D. Hawkins and L. Pauling, *Orthmolecular Psychiatry: Treatment of Schizophrenia* (San Francisco: W. H. Freeman and Co., 1973).
5. P. G. Zimbardo, S. M. Andersen, and L. G. Kabat, "Induced Hearing Deficit Generates Experimental Paranoia," *Science* 212 (1981): 1529–1531.
6. R. Freedman, M. Waldo, P. Bickford-Wimer, and H. Nagamoto, "Elementary Neuronal Dysfunctions in Schizophrenia," *Schizophrenia Research* 4 (1991): 233–243.

第3章

1. E. Robins and S. B. Guze, "Establishment of Diagnostic Validity in Psychiatric Illness: Its Application to Schizophrenia," *American Journal of Psychiatry* 126 (1970), 983–987.
2. Donald Broadbent, *Perception and Communication* (Oxford, England: Pergamon, 1958).
3. P. H. Venables, "Input Dysfunction in Schizophrenia," *Progress in Experimental Personality Research* 72 (1964): 1–47.
4. D. Hawkins and L. Pauling, *Orthmolecular Psychiatry: Treatment of Schizophrenia* (San Francisco: W. H. Freeman and Co., 1973).
5. P. G. Zimbardo, S. M. Andersen, and L. G. Kabat, "Induced Hearing Deficit Generates Experimental Paranoia," *Science* 212 (1981): 1529–1531.
6. R. Freedman, M. Waldo, P. Bickford-Wimer, and H. Nagamoto, "Elementary Neuronal Dysfunctions in Schizophrenia," *Schizophrenia Research* 4 (1991): 233–243.

第4章

1. R. Freedman, C. Wetmore, I. Stromberg, S. Leonard, and L. Olson, "Alpha-Bungarotoxin Binding to Hippocampal Interneurons: Immunocytochemical Characterization and Effects on Growth Factor Expression," *Journal of Neuroscience* 13 (1993): 1965–1975.
2. Bernard Katz, *Nerve, Muscle, and Synapse* (Blacklick, Ohio: McGraw-Hill, 1966).

第5章

1. S. S. Kety, D. Rosenthal, P. H. Wender, and F. Schulsinger, "Mental Illness in the Biological and Adoptive Families of Adopted Schizophrenics," *American Journal of Psychiatry* 128 (1971): 302–311.
2. R. Freedman, H. Coon, M. Myles-Worsley, A. Orr-Urtreger, A. Olincy, A. Davis, M. Polymeropoulos, J. Holik, J. Hopkins, M. Hoff, et al. "Linkage of a Neurophysiological Deficit in Schizophrenia to a Chromosome 15 Locus," *Proceedings of the National Academy of Sciences* 94 (1997): 587–592.
3. H. Stefansson, D. Rujescu, S. Cichon, A. Ingason, S. Steinberg, R. Fossdal, E. Sigurdsson, T. Sigmundsson, J. E. Buizer-Voskamp, T. Hansen, et al. "Large Recurrent Microdeletions Associated with Schizophrenia," *Nature* 455 (2008): 232–236.
4. J. Stone for the International Schizophrenia Consortium, "Rare Chromosomal Deletions and Duplications Increase Risk of Schizophrenia," *Nature* 455 (2008): 237–241.

第6章

1. Jonathan Edwards, *Sinners in the Hands of an Angry God* (New Kingston, PA: Whitaker House, 1997).
2. H. S. Sullivan, *Schizophrenia as a Human Process* (New York: W. W. Norton, 1962).
3. Sylvia Nasar, *A Beautiful Mind: A Biography of John Forbes Nash, Jr., Winner of the Nobel Prize in Economics* (New York: Simon & Schuster, 1998).
4. W. A. Falls, M. J. Miserendino, and M. Davis, "Extinction of Fear-Potentiated Startle: Blockade by Infusion of an NMDA Antagonist into the Amygdala," *Journal of Neuroscience* 12 (1992): 854–863.
5. D. C. Javitt and S. R. Zukin, "Recent Advances in the Phencyclidine Model of Schizophrenia," *American Journal of Psychiatry* 148 (1991): 1301–1308.

6. G. Marsicano, C. T. Wotjak, S. C. Azad, T. Bisogno, G. Rammes, M. G. Cascio, H. Hermann, J. Tang, C. Hofmann, W. Zieglgansberger, M. V. Di, and B. Lutz, "The Endogenous Cannabinoid System Controls Extinction of Aversive Memories," *Nature* 418 (2002): 530–534.

第 7 章

1. M. F. Green, "What are the Functional Consequences of Neurocognitive Deficits in Schizophrenia," *American Journal of Psychiatry* 153 (1996): 321–330.
2. G. E. Hogarty, N. R. Schooler, R. Ulrich, F. Mussare, P. Ferro, and E. Herron, "Fluphenazine and Social Therapy in the Aftercare of Schizophrenic Patients: Relapse Analyses of a Two-Year Controlled Study of Fluphenazine Decanoate and Fluphenazine Hydrochloride," *Archives of General Psychiatry* 36 (1979): 1283–1294.
3. Richard Warner, *Recovery from Schizophrenia: Psychiatry and Political Economy,* 3rd edition (New York: Psychology Press, 2004).
4. Elliot S. Valentstein, *Brain Control: A Critical Examination of Brain Stimulation and Psychosurgery* (New York: Wiley, 1973).
5. C. M. Harding, G. W. Brooks, T. Ashikaga, J. S. Strauss, and A. Breier, "The Vermont Longitudinal Study of Persons with Severe Mental Illness, II: Long-Term Outcome of Subjects Who Retrospectively Met DSM-III Criteria for Schizophrenia," *American Journal of Psychiatry* 144 (1987): 727–735.
6. P. R. May, A. H. Tuma, W. J. Dixon, C. Yale, D. A. Thiele, and W. H. Kraude, "Schizophrenia: A Follow-Up Study of the Results of Five Forms of Treatment," *Archives of General Psychiatry* 38, no. 7 (1981): 776–784.
7. Jean Delay and Pierre Deniker (1952), translated by Murray Jarvik, in L. S. Goodman and A. Gilman, *The Pharmacological Basis of Therapeutics* (New York: Macmillan, 1965), 166.
8. Solomon H. Snyder, *Drugs, Madness, and the Brain* (London: Hart-Davis, MacGibbon, Ltd. 1975).

第 8 章

1. J. Kane, G. Honigfeld, J. Singer, and H. Meltzer, "Clozapine for the Treatment-Resistant Schizophrenic: A Double-Blind Comparison with Chlorpromazine," *Archives of General Psychiatry* 45 (1988): 789–796.
2. J. A. Lieberman, T. S. Stroup, J. P. McEvoy, M. S. Swartz, R. A. Rosenheck, D. O. Perkins, R. S. Keefe, S. M. Davis, C. E. Davis, B. D. Lebowitz, et al., "Clinical Antipsychotic Trials of Intervention Effectiveness (CATIE) Investigators: Effectiveness of Antipsychotic Drugs in Patients with Chronic Schizophrenia," *New England Journal of Medicine* 353 (2005): 1209–1223.
3. T. P. George, M. J. Sernyak, D. M. Ziedonis, and S. W. Woods, "Effects of Clozapine on Smoking in Chronic Schizophrenic Outpatients," *Journal of Clinical Psychiatry* 56 (1995): 344–346.
4. A. Olincy, J. G. Harris, L. L. Johnson, V. Pender, S. Kongs, D. Allensworth, J. Ellis, G. O. Zerbe, S. Leonard, K. E. Stevens, et al., "Proof-of-Concept Trial of an α7-Nicotinic Agonist in Schizophrenia," *Archives of General Psychiatry* 63 (2006): 630–638.

第 9 章

1. R. Freedman, R. Ross, R. Michels, P. Appelbaum, L. Siever, R. Binder, W. Carpenter, S. H. Friedman, P. Resnick, and J. Rosenbaum, "Psychiatrists, Mental Illness, and Violence," *American Journal of Psychiatry* 164 (2007): 1315–1317.
2. J. Leff, N. N. Wig, H. Bedi, D. K. Menon, L. Kuipers, A. Korten, G. Ernberg, R. Day, N. Sartorius, and A. Jablensky, "Relatives' Expressed Emotion and the Course of Schizophrenia in Chandigarh: A Two-Year Follow-up of a First-Contact Sample," *British Journal of Psychiatry* 156 (1990): 351–356.

第10章

1. J. A. Court, S. Lloyd, M. Johnson, M. Griffiths, N. J. M. Birdsall, M. A. Piggott, A. E. Oakley, P. G. Ince, E. K. Perry, and R. H. Perry, "Nicotinic and Muscarinic Cholinergic Receptor Binding in the Human Hippocampal Formation during Development and Aging," *Developmental Brain Research* 101 (1997): 93–105.
2. C. E. Adams, J. A. Stitzel, A. C. Collins, and R. Freedman, "Alpha7-Nicotinic Receptor Expression and the Anatomical Organization of Hippocampal Interneurons," *Brain Research* 922 (2001): 180–190.
3. M. Alkondon, E. F. R. Pereira, W. S. Cortes, A. Maelicke, and E. X. Albuquerque, "Choline Is a Selective Agonist at Alpha7 Nicotinic Acetylcholine Receptors in Rat Brain Neurons," *European Journal of Neuroscience* 9 (1997): 2734–2742.
4. R. Freedman, M. Hall, L. E. Adler, and S. Leonard, "Evidence in Postmortem Brain Tissue for Decreased Numbers of Hippocampal Nicotinic Receptors in Schizophrenia," *Biological Psychiatry* 38 (1995): 22–33.
5. R. H. Porter, S. L. Eastwood, and P. J. Harrison, "Distribution of Kainate Receptor Subunit mRNAs in Human Hippocampus, Neocortex and Cerebellum, and Bilateral Reduction of Hippocampal GluR6 and KA2 Transcripts in Schizophrenia," *Brain Research* 751 (1997): 217–231.
6. V. B. Aramakis, C. Y. Hsieh, F. M. Leslie, and R. Metherate, "A Critical Period for Nicotine-Induced Disruption of Synaptic Development in Rat Auditory Cortex," *Journal of Neuroscience* 20 (2000): 6106–6116.
7. S. H. Zeisel, "The Fetal Origins of Memory: The Role of Dietary Choline in Optimal Brain Development," *The Journal of Pediatrics* 149 (2006): S131–S136.
8. I. Melle, J. Olav, S. Friis, U. Haahr, I. Joa, T. K. Larsen, S. Opjordsmoen, B. R. Rund, E. Simonsen, P. Vaglum, and T. McGlashan, "Early Detection of the First Episode of Schizophrenia and Suicidal Behavior," *American Journal of Psychiatry* 163 (2006): 800–804.

第11章

1. M. E. Scheibel and A. B. Scheibel, "Specialized Organizational Patterns within the Nucleus Reticularis Thalami of the Cat," *Experimental Neurology* 34 (1972): 316–322.
2. J. Court, D. Spurden, S. Lloyd, I. McKeith, C. Ballard, N. Cairns, R. Kerwin, R. Perry, and E. Perry, "Neuronal Nicotinic Receptors in Dementia with Lewy Bodies and Schizophrenia: Alpha-Bungarotoxin and Nicotine Binding in the Thalamus," *Journal of Neurochemistry* 73 (1999): 1590–1597.

参考資料

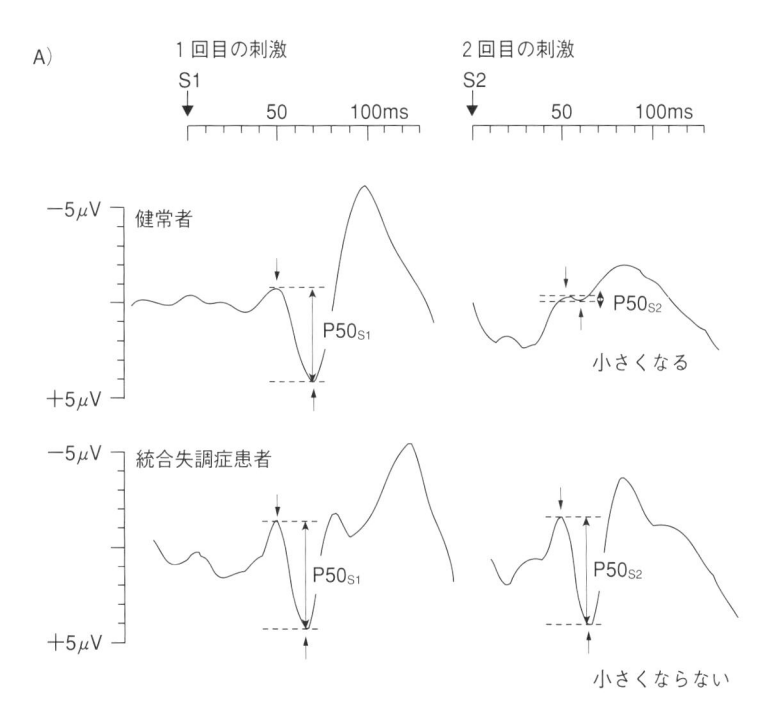

図3−1 健常者および統合失調症患者の頭部表皮から脳波の誘発電位を記録した。A) 両者とも1回目の刺激（S1）に対してP50誘発電位（P50$_{S1}$）が認められた。健常者では2回目の刺激（S2）に対する反応（P50$_{S2}$）がほとんど抑制されているが、統合失調症患者では抑制されていない。B) 1回目（P50$_{S1}$）に対する2回目（P50$_{S2}$）の反応の抑制率を算出した。健常者では約90％の抑制率が認められるが、統合失調症患者では抑制率が著しく減少している。算出式：$[(P50_{S1} - P50_{S2})/P50_{S1}] \times 100$

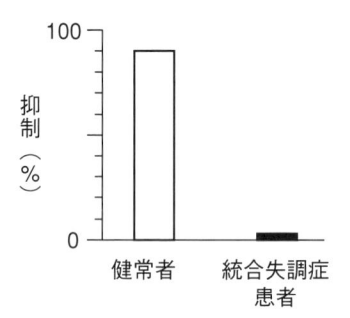

B)

抑制（％）

100

0

健常者　統合失調症患者

父親（茶髪） 母親（茶髪）
Aa Aa

A：茶色の髪の遺伝子
a：赤色の髪の遺伝子

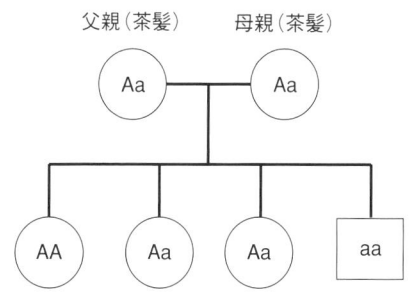

子供：AA（茶髪） Aa（茶髪） Aa（茶髪） aa（赤髪）

図5−1 メンデルの法則

表5−1 統合失調症を発症する確率

一卵性双生児でもう一人が統合失調症の場合	約50%
両親が共に統合失調症の場合	約40%
二卵性双生児でもう一人が統合失調症の場合	約15%
親あるいは兄妹が統合失調症の場合	約10%
叔父、叔母あるいは祖父母が統合失調症の場合	約3%
無作為に発症する確率	約1%

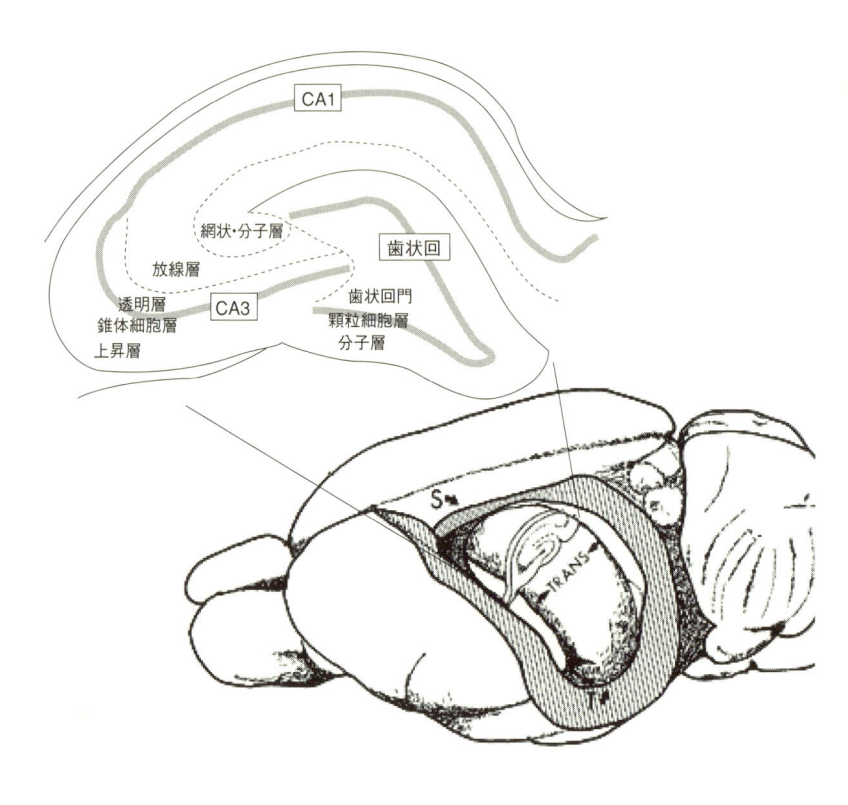

図6-1 ラットにおける海馬

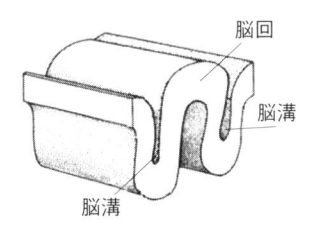

図11−1 脳溝と脳回

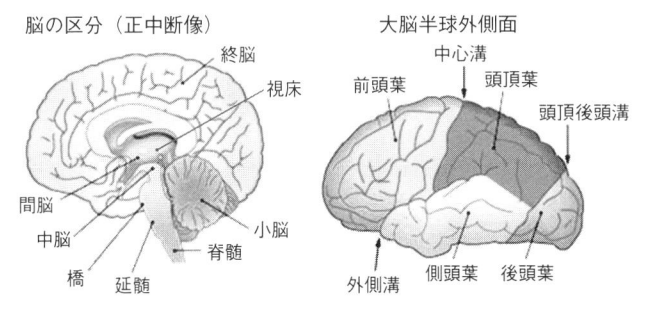

脳の区分（正中断像）
終脳
視床
間脳
中脳
橋
延髄
小脳
脊髄

大脳半球外側面
中心溝
前頭葉
頭頂葉
頭頂後頭溝
外側溝
側頭葉
後頭葉

大脳皮質の機能の局在（諸中枢）
運動野
中心溝
味覚野
体性感覚野
聴覚野
視覚性言語中枢
視覚野
運動性言語中枢（ブローカ）
外側溝
聴覚性言語中枢（ウエルニッケ）

図11−2 ヒトの脳区分・部位と機能の局在

監訳者あとがき

　本書は、著者が担当した統合失調症患者、ポールとレイチェルの病状や治療経過、家族との関係など日常生活を含めた彼らの自己の物語を縦軸に、統合失調症の発症にかかわる生物学的な異常についてを横軸にして、脳の働きと統合失調症について、患者家族を始め、一般読者、医学・薬学・看護などを志す学生や医療関係者に向けて書き下ろされている。特定非営利活動法人医薬品適正使用推進機構の活動と教育の一環として、弟子たちと分担して翻訳を担当し、小生が監修したが、正気と狂気とを区別できるのか、両者の違いを哲学的に、生物学的に説明できるのか、自分の実在の実体はあるのか、など考えさせられた。著者は医師として人として、心からポールとレイチェルの幸せを願い、彼らの生涯にわたって、最善を尽くしてきた。ポールとレイチェルについての詳細な物語は、彼らが自分の家族であるかのような親近感を覚えさせ、感情移入が起きるほど楽しく読むことができた。この物語は、統合失調症患者と暮らす家族や介護者に、多くの支援と示唆を与えることと思う。

　本書は、統合失調症の発症に関して生物学的に説明しよう

と試みている。人の脳はどのように働いているのか、同じ神経を使っているのに、正常の脳が作り出す新しい物語や未来の予測と統合失調症の妄想や幻覚とはどう違うのか、統合失調症ではどの生物学的機序が破綻しているのかについて紹介している。「我々の内なる狂気」という本書のタイトルに示されているように、我々は正常だと思っているが、我々の脳も軽微な生物学的異常をいくつかもっており、環境要因などが重なれば、我々も容易に思考の異常をきたし、統合失調症が発症してもおかしくない脆弱性を示す。統合失調症はストレスをはじめとする環境要因と軽微な生物学的異常が集積した結果であり、一つ一つの異常は重篤な障害を引き起こさないが、それらが組み合わされば精神病を発症する可能性があると考えられる。

　進化の過程でヒトは、情報を蓄積し、その情報を整理し、未来を予測し、さらに、新しい物語を創作する能力を獲得した。しかしこの能力は、内的、外的情報が過剰になると容易に破綻し、統合失調症のような妄想や幻覚を引き起こす。昔から、気違いと天才は紙一重などといわれてきたが、著者が述べているように、統合失調症の患者の突拍子もなく、馬鹿げたことと思われる妄想には、すばらしい価値のある発想や現実が混在している可能性がある。我々もずっと正気でいられると当然のように思ってはならない。誰でも、統合失調症を発症する可能性がある。

　著者は、この正気と狂気を分ける生物学的異常は、過剰な情報をカットする感覚情報処理機構の破綻によっており、そ

の原因として、α7-ニコチン性アセチルコリン受容体遺伝子（CHRNA7）の機能異常により、コリン作動性神経系が抑制性介在神経の刺激をすることができなくなり、その結果、過剰な情報を抑制することができなくなったことによっているのではないかと紹介している。しかし、統合失調症の発症には種々の遺伝子の変異が報告されており、また、環境要因も発症に重大な影響を及ぼしている。したがって、一つの遺伝子の変異によっては発症の全てを説明できない。今後は、すでに報告されている遺伝子変異や環境要因と、著者らの提案したCHRNA7遺伝子とが、どのように相互に発症にかかわっているかの研究が進むことが期待される。

　著者は最後に「ヒトは多くの点で脆い存在である。ヒトの生命は単細胞から始まり、無防備な状態で生まれ、容易に精神病に罹患する脳をもって生きている。このような脆弱性は少数の不運なヒトに限られたものではなく、誰もがもっている」と述べている。本書のサブタイトルは「統合失調症は神経生物学的過程である」だが、胎児期から始まる統合失調症の発症の過程を考えると、胎児の遺伝子治療など、神の領域にまで踏み込まなくてはならない。これが実現できるのはまだまだ先であろうから、現在、根本的治療は難しい。この脆弱な脳を狂気に至らせないためには、小生は、発症要因の一つであるストレス社会をなくし、人と人が理解しあい、互いにいたわりあうような社会を形成することではないかと思う。我々は、そのような人間関係を構築するために、まず自分の周りから始めることが肝要であると考える。

最後にこの翻訳にあたり、編集等にご尽力いただきました星和書店の佐々木悠さん、近藤達哉氏、一般読者としての視点から、種々ご助言いただいた、秘書の並河真紀さんに深謝致します。

2010年12月

本書は、特定非営利活動法人医薬品適正使用推進機構（NPO J-DO）の活動の一環として翻訳した。訳者となった会員のほか、2010、2011年会費納入会員：網岡克雄、荒井恵二、石原俊樹、伊藤由紀、岩田久、岡田啓、城戸充彦、木村裕治、小堀栄行、小松修一、榊原幹夫、笹征史、佐藤信範、佐藤光源、菅原郁夫、関壮史、髙尾精一、高橋濵夫、恒川庸蔵、中尾誠、中川三千代、仲程通次郎、中村光浩、成瀬忠亮、新田淳美、林俊宏、樋口光司、福地坦、松原和夫、松原英夫、御手洗昭子、武藤久司、森本和滋、山田成樹、山村恵子、アクテリオンファーマ、エポカマーケティング、スギ薬局、スズケン、高園産業の支援による。

さくいん

4A障害　8
5HT2受容体　220
9・11攻撃　153
ADHD　204, 277
Bateson, G.　114
BDNF　268
Berkely, G.　27
Bleuler, E.　8
Broadbent, D.　46
CA3　77, 95
Carlsson, A.　19
CATIE臨床試験　221
CHRNA7　135
COMT　147
CT　25
D2受容体　208
DBAマウス　262
D-アミノ酸酸化酵素　274
D-セリン　274
Delay, J.　18
Deniker, P.　18
disrupted-in-schizophrenia-1（DISC1）　273
DMXB-A　229
DNA　109
——多型　263
DSM　33
Edwards, J.　161
EEG　68
FBN1　147

FDA　221
Freud, S.　12
G72　274
GABA　67, 203, 264
——受容体　265
Goethe　12
Gタンパク質　274
HVA　210
Kraeplin, E.　6
LSD　49, 90
Mead, M.　114
Meehl, P.　22
Mendel, G.　111
Moniz, E.　194
MRI　25
N40波　77
NGF　267
NIMH　221
NMDA（N-メチル-D-アスパラギン酸）　171, 265, 266
NRG1　273
NUDEL　274
P20波　77
P50　73, 206
——抑制　73
Pauling, L.　54
PET　25
RGS4　274
Robbins, E.　33
Schopenhauer, A.　11

Sherrington, C. 11
Sullivan, H. S. 14
Turing, A. 28
Venables, P. 50
X染色体 125
Y染色体 125
α1-ニコチン受容体 264
α4-サブユニット 103
α7-ニコチン受容体作動薬 227
α7-ニコチン性アセチルコリン受容体 93
γ-アミノ酪酸（GABA） 67

〈あ行〉

悪性腫瘍 262
アセチルコリン 89, 92, 203, 264
　　　——受容体 90
アセチルコリンエステラーゼ 93
　　　——阻害剤 99
アドミニストレイター 242
アナバシン 228
アナログ方式 63
アナンダマイド 89
アヘン 202
アリピプラゾール 220
亜類型 38
アルコール 48
アルツハイマー病 25, 119
アンフェタミン 104, 207
イオンチャネル内蔵型受容体 288
一塩基遺伝子多型 136
一次知覚野 287
一卵性双生児 22, 116

一酸化窒素 95
一致率 118
遺伝 109
　　——連鎖 135
遺伝子 22
　　——欠損 134
　　——多型 126
　　——ノックアウト 142
　　——変異 24, 116
　　——変異体 109
　　——マッピング 23
　　——連鎖 133
　　対立—— 128
遺伝的素因 284
遺伝的浮動 148
遺伝的変異 285
遺伝病 116
意欲喪失 35, 179
医療倫理学 113
陰性症状 35
イントロン 136, 260
インフルエンザ菌 281
うつ 123
運動障害 217
運動野 287
疫学 112
エクソン 136, 260
エステル化 185
エディプス理論 153
エドワーズ 161
エピソード 188
エピソード記憶 239
エビデンス 280

塩基対　127
炎症性腸疾患　115
遠心性神経　64
オートシナプス　209
オピオイド　89
　　——受容体　90
オランザピン　220

〈か行〉

カールソン　19
快感消失　179
介在神経　66
改宗　161
外側毛帯　80
解体型　38
カイニン酸　171
　　——受容体　171, 266
海馬　77
外胚葉　260
過感受性　218
下丘　80
蝸牛核　80
蝸牛有毛細胞　78
学習能力　169
覚せい剤　202, 204, 207
確率　117
下垂体　213
家族療法　16, 115
カタトニー　10
活動電位　62
カテコールアミン　203
カリウムイオン　62
カリフォルニア言語学習テスト　181

顆粒細胞　81
カルシウムイオン　83, 264
がん　119
寛解　191, 278
感覚細胞　78
感覚情報　41
感覚情報処理機構　283
　　——欠損　51
感覚情報処理障害　46, 61, 181, 205
環境的ストレス　24
環境要因　24, 116
感情転移　32
感染症　117
貫通線維　81
冠動脈疾患　223
カンナビノイド　89
　　——受容体　175
鑑別不能型　38
既視現象　84
喫煙　102, 223
喫煙者　270
気分障害　6
偽薬　196
求心性神経　64
嗅内皮質　81, 95, 206
驚愕反応　91
強制治療　254
強迫観念　1, 195, 278
強迫性症状　226
強迫的観念　249
拒絶症　3, 237
筋硬直　186
筋ジストロフィー　110

筋線維　264
緊張型　38
緊張病　10, 45
筋肉細胞　78
クエチアピン　220
組み換え　125
グルタミン酸　66, 203
　　――受容体　66, 265
クレペリン　7
クロザピン　192, 219
クロライドイオンチャネル　67
クロルプロマジン　17, 193, 217
啓示　163
ゲーテ　12
桁警戒テスト　180
ケタミン　277
結合価　275
齧歯類　286
幻覚　8
幻聴　6, 34
抗うつ薬　174, 202, 279
好奇心　290
抗コリン薬　50
後シナプス抑制　85
抗精神病薬　1, 104
拘束衣　193
拘束帯　193
抗体　172
行動障害　289
後頭葉皮質　286
抗ドパミン作用　211
抗ヒスタミン作用　17
抗ヒスタミン薬　17

抗不安薬　202
幸福感　208
興奮　58
　　――性神経　66, 69
コカイン　90, 104
黒質　213, 215
コラーゲン　147
コリン　264
　　――作動性神経　91
コルチゾール　131
コンプライアンス　254

〈さ行〉

再活性化　93
再発　188
　　――予防　187
細胞体　61
細胞分化　260
細胞分裂　260
細胞膜　270
作業療法　198
サリヴァン　14
残遺型　38
残遺症状　187
産後　163
シェリントン　11
視覚　287
　　――認知力　286
軸索　62, 264
シグマ受容体　277
思考吹入　34
思考奪取　247
思考能力　289

自己防衛　151
自殺率　163, 280
思春期　162
視床　194, 287
　　　——下部　213
　　　——網様核　287
歯状回　77, 95
ジスキネジア　104, 218
　　　遅発性——　218
実在性　59
実存　285
シナプス　18, 63, 264
　　　——後肥厚　62
　　　——小胞　93
　　　——前終末　62
自発性　245
ジヒドロキシフェニルエチルアミン　203
ジプラシドン　220
自閉症　8, 141
社会精神医学　182
社会的・職業的治療法　187
社会復帰　259
若年性糖尿病　115
集中力　231
樹状突起　63, 206, 264
受精　125
腫瘍　124
受容体　62, 171, 202, 265
上オリーブ複合体　80
松果体　253
正気　28
消去　175

情緒　270
情動障害　8
小胞　62
情報処理　40
情欲　286
ショーペンハウアー　11
食欲　286
触覚　287
進化　289
心気症　116
心筋炎　223
神経回路　56, 61, 74, 202
神経芽細胞　260
神経ガス　99
神経管　203, 260
神経筋接合部　78
神経細胞　61
　　　——移動　264
神経遮断薬　18
神経症　32
神経成長因子　267
神経生物学　58, 177, 259
神経堤　204
神経伝達　62
　　　——物質　18, 62, 202
神経病理　25
真性糖尿病　223
振戦　213
心臓病　119
診断　123
診断と統計マニュアル　33
新薬　192
心理学　177, 259

心理療法　1, 21
錐体神経細胞　82, 265
髄膜炎　281
　　　——菌　281
スキゾフレニア　8
スクシニルコリン　100
ストレス　40, 117
ストレスホルモン　40
精子　125
　　　——細胞　272
精神作用薬　202
精神刺激薬　277
精神遅滞　115, 166
精神病　151
精神病質者　251
精神分析　177, 199
精神療法　115, 183, 200, 242
性染色体　125
成長　273
性的対立　12
青斑核　214
生物学的研究　283
性欲　286
脊髄　260, 287
接合子　260
セラピスト　242
セロトニン　89
　　　——5HT3受容体　224
　　　——再取り込み阻害薬　226
　　　——受容体　90, 220
前シナプス抑制　85
染色体　109
　　　——短腕　135

　　　——長腕　135
　　　第1——　274
　　　第8——　273
　　　第11——　274
　　　第13——　274
　　　第15——　135
　　　第22——　147
喘息　115
先天性口蓋裂　262
前頭皮質　76
前頭葉　194, 204
　　　——白質切截術　194
　　　——皮質　286
躁うつ病　33
双極性障害　7, 33, 141
創造性　290
早発性痴呆　7
躁病期　174
側頭葉　204
　　　——皮質　286

〈た行〉

胎児期　259
体重増加　222
苔状線維　95
　　　——シナプス　81
耐性　208
大腸がん　134
大脳新皮質　79, 286
大麻　89, 202
脱感作　99, 224, 264
タバコ　48, 98
短期記憶　82

単純統合失調症　166
遅延想起　181
知的機能　166
知的障害　166
治癒　193, 259
注意　270
注意欠陥　181
注意欠陥障害　9, 44
注意欠陥多動性障害　204
チューインガム　223
中間表現型　134
チューリング　28
聴覚　287
聴覚性誘発電位　134
長期学習　181
長期増強　83, 171
腸ポリープ　134
聴力障害　282
治療環境　198
治療効果　177
治療法　177
チロシン　203
鎮静　185
作り話　151
低血圧　185, 214
適応反応　161
デジタル方式　63
デポ剤　185
転換　162
てんかん発作　66, 193
電気痙攣療法　194
伝染病　112
動機づけ　55, 157

統合失調感情障害　37
同性愛　152
闘争欲　286
頭頂葉皮質　286
頭部外傷　281
糖尿病　119
ドニカー　18
ドパミン　18, 89, 202
　——D2受容体　19
　——仮説　177
　——受容体　90
トリフルオペラジン　185
ドレイ　18

〈な行〉

ナイアシン　54
内耳　78, 80
内側膝状体　80, 95
内側中隔核　91, 95, 267
ナッシュ　167
ナトリウムイオン　62
ナトリウムチャネル　66
ニコチン　90, 270
　——受容体　92
ニコチンパッチ　223
二重盲検プラセボ対照試験　196
乳腺刺激ホルモン　213
入力機能障害　55, 57
ニューレグリン1　273
二卵性双生児　116
人間性　289
認知行動療法　177, 183
認知障害　239

忍容性 222
ヌクレオチド 261
　　──塩基 126
ネットワーク 65
脳 260
脳回 286
脳外傷 117
脳幹 286
　　──網様体 90, 287
脳弓－海馬采 96
脳溝 286
脳波 25, 68
囊胞性線維症 110
脳由来神経栄養因子 268
ノルアドレナリン 89
　　──受容体 90

〈は行〉

パーキンソン病 19, 213
パーキンソン様症状 186
バークリー 27
破壊行為 248
破瓜病 166
発育異常 262
発火率 207
白血球減少 223
発達 273
パラノイア 13, 160
　　──様妄想 36
バルビツレート 45
ハロペリドール 217
ハンチントン病 110
被害妄想 163, 279

引っ越し 279
必須アミノ酸 203
ヒトゲノム 109
表現型 112, 132
病態生理 177
表皮細胞 260
病歴 235
不安 123
フィードバック 70
　　──ループ 206
フィードフォワード 84
フィゾスチグミン 99
フェンサイクリジン 173, 277
不確実性 124
副作用 182
腹側被蓋野 204
不随意運動 104
不妊手術 22, 112
プラセボ 196
フルフェナジン 185
フルフェナジンデカノエイト 186
フロイト 12
ブロイラー 8
ブロードベント 46
プロモーター 260
プロラクチンホルモン 213
分化 260
平均誘発電位 72
平衡転座 274
米国国立精神保健研究所 221
米国食品医薬品局 221
ベイトソン 114
別居 279

ベナブルス 50
ペルフェナジン 221
ヘロイン 90
ベンゾジアゼピン 45
忘却 169
防御力 277
暴力行為 249
ポーリング 54
ホモバニリン酸 205
ホロコースト 112

〈ま行〉

麻酔薬 277
マッピング 125
マリファナ 2, 38, 89
マルチプル・レア・バリアント仮説 141
マルファン症候群 147
ミード 114
ミール 22
ミエリン 64
無症候性 124
メタボリックシンドローム 222
メラニン形成細胞 215
メンデル 111
妄想 1
妄想型 38
妄想症 13, 160, 237
妄想性精神病 208
毛帯経路 95
網様体 95
モニッツ 194
門脈循環 213

〈や行〉

薬剤性 36
薬物乱用 281
薬物療法 177
有効性 222
優性 111
　　──遺伝 113
　　──形質 111
優生学 113
誘発電位 77, 206
有病率 198
養育環境 121
養子縁組 163
幼若期 259
陽性強化 170
陽性症状 35
抑うつ状態 278
抑制 58
抑制性介在神経 67, 208
抑制性神経 69
予後 123
予防 259
予防接種 281

〈ら行〉

卵子 125
乱用 103
乱用薬物 175
リスク／ベネフィット 280
リスクファクター 133
リスペリドン 220
リハビリテーション 185
リポジトリ 129

両価性　8
リン酸化　172
臨床試験　196
劣性　111
　　　――遺伝　113
　　　――形質　111
連合学習　86
連合障害　8
ろう屈症　45
老年期痴呆　7
ロビンス　33
ロボトミー　194

◇訳者◇

特定非営利活動法人医薬品適正使用推進機構(NPO J-DO)翻訳委員会

- **鍋島俊隆** (なべしま としたか)
  はじめに，第1, 2, 3, 7, 8, 10章，謝辞，あとがきを担当。

- **山田清文** (やまだ きよふみ)
  名古屋大学医学部附属病院 教授，第1, 4, 5, 6, 9章を担当。

- **吉尾　隆** (よしお たかし)
  東邦大学薬学部 臨床薬学研究室 教授，第2, 7, 10章を担当。

- **永井　拓** (ながい たく)
  名古屋大学医学部附属病院 准教授，第3章を担当。

- **溝口博之** (みぞぐち ひろゆき)
  名古屋大学 環境医学研究所 近未来環境シミュレーションセンター 助教，第4章を担当。

- **中島　晶** (なかじま あきら)
  名古屋大学大学院 医学系研究科 特任講師，第5章を担当。

- **間宮隆吉** (まみや たかよし)
  名城大学大学院 薬学研究科 薬品作用学研究室 助教，第6章を担当。

- **平松正行** (ひらまつ まさゆき)
  名城大学薬学部 薬学科 薬品作用学研究室／大学院 総合学術研究科 生体機能制御学研究室 准教授，第8章を担当。

- **亀井浩行** (かめい ひろゆき)
  名城大学薬学部 薬学科 病院薬学研究室 准教授，第9章を担当。

- **野田幸裕** (のだ ゆきひろ)
  名城大学薬学部 薬学科 薬学教育開発センター 医薬連携実習部門（病態解析）／大学院 薬学研究科 臨床薬学専攻 病態解析学コース 病態解析学Ⅰ教授，名古屋大学医学部客員教授，第11章を担当。

◆著者◆

ロバート・フリードマン (Robert Freedman, M.D.)

コロラド大学精神科 教授，復員軍人センター 統合失調症臨床・神経生物学研究所医学局長，American Journal of Psychiatry 編集長，ハーバード大学卒業

◇監訳者◇

鍋島 俊隆 (なべしま としたか)

医薬品適正使用推進機構 理事長，名城大学 比較認知研究所 所長，大学院薬学研究科 教授，名古屋大学，アレキサンドル・イワン・クザ大学（ルーマニア）名誉教授，日本神経精神薬理学会学術賞（1994），日本薬学会学術貢献賞受賞（1995），ASHP Donald E. Francke Medal 受賞（2008），東海テレビ文化賞（2008），日本医療薬学会功績賞（2008）ほか

専門分野は，神経精神薬理学

主な著書：『脳と心に効く薬を創る（岩波科学ライブラリー98）』（岩波書店，2004），『NEW 薬理学』（南江堂，分担執筆），『実験薬理学 実践行動薬理学』（金芳堂，2010，分担執筆）など

◇和訳顧問◇

ウィリアム・ペトルシャック (William Petrushack)

椙山女学園大学 文化情報学部 教授

我々の内なる狂気
統合失調症は神経生物学的過程である

2011年5月10日　初版第1刷発行

著　者　　ロバート・フリードマン
監訳者　　鍋　島　俊　隆
発行者　　石　澤　雄　司
発行所　　㈱星　和　書　店
　　　　　〒168-0074　東京都杉並区上高井戸1-2-5
　　　　　電　話　03（3329）0031（営業部）／03（3329）0033（編集部）
　　　　　FAX　03（5374）7186（営業部）／03（5374）7185（編集部）
　　　　　URL　　http://www.seiwa-pb.co.jp

Ⓒ2011　星和書店　　　　　Printed in Japan　　　　ISBN978-4-7911-0771-1

- 本書に掲載する著作物の複製権・翻訳権・上映権・譲渡権・公衆送信権（送信可能化権を含む）は㈱星和書店が保有します。
- JCOPY（㈳出版者著作権管理機構　委託出版物）
  そのつど事前に㈳出版者著作権管理機構（電話03-3513-6969，
  FAX03-3513-6979，e-mail：info@jcopy.or.jp）の許諾を得てください。

自閉症考現箚記

石坂好樹 著

A5判
208p
2,800円

脳と心的世界
主観的経験のニューロサイエンスへの招待

M.ソームズ、O.ターンブル 著
平尾和之 訳

四六判
528p
3,800円

こころのくすり 最新事情

田島治 著

四六判
160p
1,800円

神経病理学に魅せられて

平野朝雄 著

四六判
148p
1,800円

サイコパス
冷淡な脳

J.ブレア、D.ミッチェル、K.ブレア 著
福井裕輝 訳

四六判
264p
2,800円

発行：星和書店　http://www.seiwa-pb.co.jp　価格は本体(税別)です

アスペルガー症候群の天才たち 自閉症と創造性	フィッツジェラルド 著 石坂好樹、花島綾子、 太田多紀 訳	四六判 592p 3,300円
ニューロフィードバック シンフォニー イン ザ ブレイン	ジム・ロビンス 著 竹内伸 監訳 竹内泰之 訳	四六判 352p 2,400円
精神病治療の開発思想史 ネオヒポクラティズムの系譜	八木剛平、田辺英 著	四六判 296p 2,800円
精神病理学とは 何だろうか〈増補改訂版〉	松本雅彦 著	四六判 376p 3,800円
すぐ引ける、すぐわかる 精神医学最新ガイド	R.W.ロゥキマ 著 勝田吉彰、 吉田美樹 訳	四六判 596p 2,700円

発行：星和書店　http://www.seiwa-pb.co.jp　　価格は本体（税別）です

[改訂版] 精神疾患100の仮説

石郷岡純 編

B5判
400p
4,500円

てんかんと精神医学
てんかん学における精神医学の関与

細川清 著

A5判
360p
5,680円

Schizophreniaの分子病態
内在性D-セリンおよび発達依存的
発現制御を受ける遺伝子の意義

西川徹 著

B5判
48p
2,600円

統合失調症100のQ&A
苦しみを乗り越えるために

リン・E・デリシ 著
功刀浩、堀弘明 訳

四六判
272p
1,800円

セロトニンと神経細胞・脳・薬物
セロトニンを理解し、新薬の可能性を探る

鈴木映二 著

A5判
264p
2,200円

発行：星和書店　http://www.seiwa-pb.co.jp　価格は本体（税別）です